深圳经济特区中医药系列标准与规范（第二册）

中药饮片与方剂编码规则及其应用

（2011 年版）

主编　廖利平

中国中医药出版社
·北京·

图书在版编目（CIP）数据

中药饮片与方剂编码规则及其应用／廖利平主编．—北京：中国中医药出版社，2012.6
（深圳经济特区中医药系列标准与规范）
ISBN 978 - 7 - 5132 - 0829 - 1

Ⅰ．①中⋯　Ⅱ．①廖⋯　Ⅲ．①饮片－中药炮制学－编码规则－深圳市②方剂－中药配伍－编码规则－深圳市　Ⅳ．①R283.64 - 65②R289.1 - 65

中国版本图书馆 CIP 数据核字（2012）第 048518 号

中 国 中 医 药 出 版 社 出 版
北京市朝阳区北三环东路 28 号易亨大厦 16 层
邮政编码　100013
传真　010 64405750
北京联兴盛业印刷股份有限公司印刷
各地新华书店经销

*

开本 880 × 1230　1/16　印张 14.5　彩插 0.5　字数 366 千字
2012 年 6 月第 1 版　2012 年 6 月第 1 次印刷
书　号　ISBN 978 - 7 - 5132 - 0829 - 1

*

定价　43.00 元

网址　www.cptcm.com

社长热线　010 64405720
购书热线　010 64065415　010 64065413
书店网址　csln.net/qksd/

深圳经济特区中医药系列标准与规范（第二册）

中药饮片与方剂编码规则及其应用

（2011 年版）

主　编　廖利平

副主编　易炳学　黎志文　林晓生　曾长龙　翁思妹

深圳市卫生和人口计划生育委员会提出并归口

深圳市市场监督管理局发布

内 容 提 要

无规矩不成方圆。立规定矩，"规"就是《深圳经济特区中医药条例》，"矩"就是《深圳经济特区中医药系列标准与规范》。《深圳经济特区中医药系列标准与规范》（2011 年版），分为三册，第一册是《中医、中西医结合医疗机构设置标准与行政许可实施办法》，第二册是《中药饮片与方剂编码规则及其应用》，第三册是《中药处方与调剂技术规范》。本书为第二册《中药饮片与方剂编码规则及其应用》（以下简称《编码规则及其应用》），主要内容包括《中药饮片与中药方剂编码规则 第 1 部分》（1298 个中药饮片编码）、《中药饮片与中药方剂编码规则 第 2 部分》（703 个中药方剂编码）等两项深圳经济特区技术规范和《中药饮片在供应链管理中的编码与表示》等深圳市标准化指导性技术文件及其编制说明。

本《编码规则及其应用》由深圳市市场监督管理局在《深圳市人民政府公报》［2011 年第 15 期（总第 739 期），第 39 期（总第 763 期）］发布实施，深圳市卫生和人口计划生育委员会提出并归口。它不仅是《深圳经济特区中医药条例》的重要配套技术标准和规范，而且是深圳中医药行业的重要技术标杆，既凸显中医药特色、地位和作用，又是维护人民群众的合法权益、保障安全用药与有效的行为准则。在特区内从事中医药活动的单位和个人，应当遵守本《编码规则及其应用》。因此，本《编码规则及其应用》不仅是深圳医疗单位、医药生产经营企业、卫生行政、中医药行业管理、药品监督、市场监督管理部门的标准，而且可作为中医药信息化管理、中药物流产业链、医药科研院校及有关培训机构的工具书。

前　言

中医药是中华民族优秀传统文化瑰宝，是我国重要的卫生资源、优秀的文化资源，有潜力的经济资源和具有原创性的科技资源。在现代医学高度发达的今天，对于深圳中医药工作者而言，如何以科学发展观为指导，正确认识中医药传承、创新与发展的重要性和必要性，最重要的是遵循中医药发展的客观规律，有效利用现代科学技术手段，建立起符合中医药特点的中医药标准和规范，提升中医药服务能力与水平，探索中医药文化走向世界的途径和渠道，不断推进中医药事业的科学发展，是实现有质量的稳定增长、可持续的全面发展，打造深圳质量，建设幸福广东的重要使命和责任。

《深圳经济特区中医药系列标准与规范》（以下简称《标准与规范》）编写的总体思路有两条：一条是保民生用药安全与有效这个"底线"。以标准化和规范化为切入点，认真遵守职业操守，严格执行药品标准，正本清源，传承中药加工炮制工艺和技术，发挥中医药的特色和优势，保证民生用药安全与有效，让老百姓吃上放心药。另一条是自主创新中医药发展模式，走出"国门"。以数字化和信息化为平台，以中药编码、中药方剂编码技术规则为切入点，拓展中医药国际市场，让中医药走向世界。两者的有机结合是中医药的传承与发展、创新与发展的融合。为此，我们集中力量研究探索中医馆和中医坐堂医诊所的新的医疗机构分类准入标准，拓宽中医药的服务路径和平台；在中医药数字化、标准化和规范化，尤其是以数字化作为切入点开创性地提出并研究了一整套中药饮片编码和中药方剂编码规则。在中药饮片数字编码段中，承载了中药来源、用药部位功效、加工炮制方法、规格要求等信息；在中药方剂编码段中，以数字语言承载了中医辨证论治、理法方药、临证加减、中药调剂、医疗技术水平以及医疗管理质量信息。经过艰苦研究和积极探索，终于形成了我国乃至全球首个城市推出并实施的"地方标准"——中药饮片和中药方剂编码规则。编码规则的形成，使中药饮片和方剂的保护和传播克服了不同地域、方言、不同国籍语种的差异及其物流、传播交流方面的困难，实现了"一物一名"、"一名一码"，物、名、码统一，从此拥有了固定统一、全国唯一的"身份证"代码，既有利于指导医生规范合理用药，提高处方质量，也有利于减少因同名异物、异物同名和炮制方法不同等因素引起的民生安全用药与有效的问题，更有利于中医药技术、知识的传播与交流，中药贸易产品的流通，全面提升中医药服务的能力和水平，拓展中医药传承、创新与发展的新路子。

标准影响世界，技术改变生活。中医药系列的标准化、规范化是提质增效的基础性工作，也是保护和传播中医药文化、造福全人类的全局性、战略性工作。开展这项全新的工作，关键在于实现数字化。只有实现数字化，才能实现标准化、规范化，才能推动实现信息化。因此，我们首先以数字化来确定中药饮片和方剂的编码规则，同时又将它贯穿于中药物流产业链，与政府监管、医院信息化、贸易信息的公开、公平、公正和透明度紧密联系在一起。并恰逢其时地推出并实施中医药系列标准与规范。这对于加强行业管理和职业道德建设，推动企业转型升级，全面提升中医药服务能力水平以及社会满意度，将会产生重大而深远的影响。

《标准与规范》推出与实施，得益于深圳市委市政府始终坚持自主创新，出台新政策、新举措形成的政策环境和社会土壤。从"深圳速度"向"深圳质量"跃升，把速度优势转化为质量优势，已成为这座城市发展的新标杆、经济特区的新担当。毋庸置疑，这对于深化医药卫生体制改革，全面提升中医药领域的服务质量与能力，惠及城市民生福祉也带来了契机。深圳市卫生和人口计划生育委员会按照深圳市委、市政府提出的"把创新发展、深圳质量贯穿到经济社会发展的各领域和全过程"，结合进一步贯彻落实《国务院关于扶持和促进中医药事业发展的若干意见》、《中华人民共和国药典》和《广东省中药饮片炮制规范》的精神，依据《深圳经济特区中医药条例》有关规定，参照有关省市地方中药饮片炮制规范，在2005年原深圳市卫生局组织编写的《中药处方与调剂规范》良好的基础上，又组织中医药专家起草制定了本《标准与规范》，作为《深圳经济特区中医药条例》的重要配套技术标准和规范，分别在《深圳市人民政府公报》发布，这对于全面提升中医药领域服务质量，推动中医药事业的发展，具有引领和示范作用。

《标准与规范》的问世，得到了卫生部副部长、国家中医药管理局局长王国强，国家中医药管理局副局长于文明等领导和有关专家的充分肯定；得到了国家标准化管理委员会、国际标准化组织/中医药技术委员会有关领导和专家的指导和赞赏；得到了国家中医药管理局政策法规与监督司、医政司、国际合作司、科技司领导的重视与支持；得到了广东省卫生厅党组书记、卫生厅副厅长、广东省食品药品监督管理局党组书记、局长陈元胜，广东省卫生厅副厅长、广东省中医药局局长彭炜等有关领导和专家的重视与指导；得到了中华中医药学会、中国中药协会、世界中医药学会联合会等有关领导和专家的重视与指导；得到了广州中医药大学、广东省中医药学会以及有关单位领导和专家的重视与支持。在此，一并表示衷心的感谢！

深圳市卫生和人口计划生育委员会

2012 年 2 月 22 日

《深圳经济特区中医药系列标准与规范》
编 写 说 明

30 年前，"深圳速度"成为一个时代的标志。

30 年后，"创新发展"、"深圳质量"拉开了一个新时代的序幕……

中国自主创新需要提高质量。"深圳质量"是新时代深圳发展的新标杆，它将必然推动深圳自主创新。创造"深圳质量"，促进"经济更有效益，民生更为幸福，文化更具品位，城市更有魅力，生态更加美好"，实现"从优秀到卓越"的跨越。这既是深圳人的共同追求，更是中国各族人民的美好憧憬。《深圳经济特区中医药系列标准与规范》（2011 年版）（以下简称《标准与规范》）就是在这种背景下应运而生。

无规矩不成方圆。立规定矩，"规"就是《深圳经济特区中医药条例》，"矩"就是深圳出台的《标准与规范》。本《标准与规范》依据《深圳经济特区中医药条例》有关规定，结合贯彻落实《国务院关于扶持和促进中医药事业发展的若干意见》、广东省委省政府和深圳市委市政府对新医改工作的部署和要求，恰逢新版《中华人民共和国药典》（2010 年版一部）和《广东省中药饮片炮制规范》（2011 年版第一册）的发布与实施，并参照有关省市地方中药饮片炮制规范，在 2005 年原深圳市卫生局组织编写的《中药处方与调剂规范》的基础上，2011 年深圳市卫生和人口计划生育委员会起草制定了《标准与规范》。本《标准与规范》分为《中医、中西医结合医疗机构设置标准与行政许可实施办法》、《中药饮片与方剂编码规则及其应用》、《中药处方与调剂技术规范》三册。本《标准与规范》出台的目的：一是随着深圳经济社会不断发展，人民对中医药服务的需求不断增加，关注民生用药安全有效越来越被重视；二是结合贯彻落实《国务院关于扶持和促进中医药事业发展的若干意见》，广东省委、省政府和深圳市委、市政府对新医改工作的部署和要求，促进中医药事业发展亟需建立起中医药质量标准与规范的保障体系；三是作为《深圳经济特区中医药条例》和《中华人民共和国药典》等药品标准的配套文件和重要技术支撑；四是根据深圳市"十二五"发展纲要等有关政策提出的从深圳速度向深圳质量跃升，把速度优势转化为质量优势的要求，尤其是按照深圳市委、市政府把"创新发展、深圳质量贯穿到经济社会发展的各个领域和全过程"的要求。深圳质量如何体现？深圳精细化管理如何得以实现？为响应深圳市委、市政府的重要战略目标转移，2012 年深圳市卫生和人口计划生育委员会提出"以实施重点学科建设，提升医疗水平；以加强职业精神建设，提升人民群众的满意度"两大提升工程。因此，我们推出本《标准与规范》，具有一定的现实意义和指导意义。就此，我们就《标准与规范》编写起草背景、适用范围和技术特点三个方面作如下说明。

一、编写背景

深圳中医药发展如火如荼。2006 年 5 月，深圳市人民政府召开了全市中医药工作会议，市领导在大会上首次明确提出，深圳要做中医药强省的排头兵，全面贯彻广东省委、省政府《关于建设中医药强省的决定》。国医大师邓铁涛先生寄予"深圳的中医药工作成为广东省中医药强省之先锋，全中国的模范"的嘱咐和勉励。老一辈中医药学家深情而又亲切的叮嘱，是对我们的殷切期望！深圳中医药同仁要团结一致，抢抓机遇，勇立潮头，为实现中医药强省、中医药强市"三年一小变，五年一大变"的战略目标作出应有的贡献。"十一五"期间，深圳中医药工作取得了令人瞩目的成效，主要体现在：一是中医药立法实施新医改全国首创。2010 年 7 月 1 日，《深圳经济特区中医药条例》正式实施。二是中医资源配置有较大改善。目前，深圳市有中医医疗机构 292 个，其中中医医院 4 个，中西医结合医院 3 个，中医门诊部 11 个，中医诊所 231 个，中医"坐堂医"诊所 43 个。三是有力推进"三名三进工程"，拥有深圳市中医院和宝安区中医院 2 所广东省中医名院，名科和特色专科 47 个，放心药房 29 个，名优中医 67 名，一批名优中医下社区，中医科普著作走进市民文化大讲堂，为中医药发展营造了良好的氛围。四是首次启动了师承教育工作，中医临床与经典高级研修班，为期两年的西学中培训班等，相继完成国家、省、市继续教育 100 多个项目。五是深圳市中医科研成果斐然，取得国家、省、市科技进步奖多项。六是中医医疗服务能力得到很大提升。全市中医执业医师（含助理执业医师）2617 人，比 2005 年底的 834 人增长 213.79%。市、区 4 家中医院总诊疗人次由 2005 年的 241.4 万人次，增长为 2010 年的 511 万人次，增长了 111.7%，年均增长 16.2%；2010 年市、区 36 家综合医院总诊疗人次 4836.9 万人次，比 2005 年 2448.8 万人次增长了 97.5%，年均增长 14.6%；出院总人次由 2005 年的 1.7 万人次，增长到 3.4 万人次，增长了 100%，年均增长 14.9%；市、区 36 家综合性医院出院人数 2010 年比 2005 年增长了 41.3%，年均增长 7.2%。这标志着人民群众对中医药服务需求大于大卫生的需求。

（一）特色优势更加凸显。随着医学模式向生物－心理－社会－环境医学模式的转变，疾病谱的变化等因素，现代医学理念，由治愈疾病向预防疾病和提高健康水平方向做了调整，中医药学的整体观，以及注重"望、闻、问、切"四诊合参的个性化、人性化贯穿整体医疗服务的全过程，这与现代医学的理念、目的相一致，这与转变了的医学模式相吻合，更加凸现了中医药的特色与优势。2011 年，深圳生产总值首次突破 1.1 万亿，全口径财政收入超过 4000 亿元，其中，地方财政一般预算收入 1339 亿元，增长 21%。出口总额 2440 亿美元，实现了 19 年的连冠。在经济总量高位突破的同时，经济社会发展总量全面提升，卫生事业、中医药行业也得到了长足发展，为未来中医药事业的发展提供了更加良好的条件并奠定了坚实的基础。

（二）传承创新得到强化。《国务院关于扶持和促进中医药事业发展的若干意见》(2009) 22 号文明确要求："……加强中医药行业管理。加强中医药行业统一规划，按照中医药自身特点和规律管理中医药。推进中医药信息化建设，推进中医药标准化建设，建立标准体系，推动我国中医药标准向国际标准转化……"中医药标准化工作正如吴仪同志在 2007 年全国中医药工作会议上强调指出的，"要把中医药特色和优势以标准、规范的形式固定下来，在此基础上推广开去"。李克强副总理在 2010 年全国中医药工作会议批示中指出："……新的一年，医药卫生体制改革发展任务艰巨，是医改关键之年。希望你们深入贯彻落实科学发展观，把满足人民群众对中医药服务的需求作为中医药工作的出发点，推进中医药继承与创新，提升中药产业技术水平，增强对基层的服务能力，在医药卫生体制改革中发挥特有的作用，努力开创中医药事业持续健康发展的新局面！"2011 年全国中医药工作会议上，李克强在批示中指出，过去五年，中医药改革发展取得明显成绩，维护和增进了群众健康。希望在新的一年，深入贯彻落实科学发展观，顺应人民群众对中医药服务的新期待，深入参与医药卫生体制改革，遵循中医药发展规律，突出特色优势，加快传承创新，强化标准化建设，为提高全民健康水平而努力奋斗。

（三）追求质量深入人心。"十二五"期间，我国进入了全面建设小康社会的关键时期，更加注重以人为本，更加注重保障和改善民生，国家"十二五"规划纲要提出，把基本医疗卫生制度作为公共产品向全民提供，并将支持中医药事业发展作为完善基本医疗卫生制度的重要内容，充分体现了中医药在发展全局中的重要地位，为中医药事业发展注入了新的动力。2011 年，深圳市两会政府报告中提出："科学谋划经济发展方式转变"、"进一步完善大部制改革，优化行政管理体制，激活政府活力"、"提高城市的精细化管理水平，为创造深圳质量提供制度保障"、"支持中医药事业的发展"。与此同时，深圳市委、市政府提出的"创新发展、深圳质量、精细化管理"，更加注重追求质量、改善民生。中医药行业的发展如何把握这个大好形势和大好政策机遇，迎接挑战，是值得我们深思的！经过五年的中医药立法历程，于 2010 年 4 月，深圳市第四届人民代表大会常务委员会第三十六次会议通过了《深圳经济特区中医药条例》，并于 2010 年 7 月 1 日起正式实施，依法保障了中医药事业的发展，加快了中医药标准化、规范化的进程。

现就出台本《标准与规范》的重要性必要性阐明如下：

第一，鉴于卫生部新的《处方管理办法》和新版《中华人民共和国药典》及系列法律规章的颁布实施，对我们的工作提出更高的要求。

新的《处方管理办法》于 2007 年 5 月 1 日起施行。《处方管理办法》的出台，受到业内外人士的广泛关注，这是我国首次以法规的形式明确规定处方标准。《处方管理办法》的实施，对少数不规范的处方行为起到了很好的约束作用，将使医疗活动中的处方和调剂更加法制化、规范化，在很大程度上限制了处方和调剂中的不良行为，使处方管理有章可循，有据可查，有法可依，有助于医院提高管理水平，使处方管理走上法制化、规范化的轨道，更是对医疗行为进行规范化的重要体现。

2010 年版《中华人民共和国药典》的主要特点就是大幅增加中药饮片标准的收载数量，初步解决了长期以来困扰中药饮片产业发展的国家标准较少、地方炮制规范不统一等问题。

国家中医药管理局的《医院中药房基本标准》（国中医药发〔2009〕4 号），2009 年 3 月 16 日印发，2009 年 3 月 16 日起施行；

国家中医药管理局的《医院中药饮片管理规范》（国中医药发〔2007〕11 号），2007 年 3 月 12 日印发，2007 年 3 月 12 日起施行；

国家中医药管理局的《医疗机构中药煎药室管理规范》（国中医药发〔2009〕3 号），2009 年 3 月 16 日印发，2009 年 3 月 16 日起施行；

国家中医药管理局 2008 年印发《小包装中药饮片医疗机构应用指南》；

国家中医药管理局的《关于中药饮片处方用名和调剂给付有关问题的通知》（国中医药发〔2009〕7 号），2009 年 3 月 25 日发布；

《广东省中药饮片炮制规范》（2011 年版第一册）除了收载 2010 年版《中华人民共和国药典》有关内容外，还收载了 2010 年版未收载而广东省生产、经营、使用中常见常用的中药饮片 70 种，是 2010 年版《中华人民共和国药典》的重要补充和对 1984 年版《广东省中药炮制规范》的发展提高，体现了广东省应用中药饮片的特色。

第二，深圳新一轮大部制改革和新医改工作的推进，对我们的工作提出更高的要求。深圳市卫生和人口计划生育委员会成为大部委，药监局归口市卫人委，卫生、计生和药品监督及相关政策法规的出台统一为一个出口。改革后，卫生行政部门的主要职能有四项：一是依法承担卫生政策法规制定及监管、发展规划编制及监管、行业标准制定及监管、医疗服务质量监管、卫生服务绩效评估、卫生行业信息发布及其卫生机构、医务人员、医疗技术准入管理等职能；二是对医院管理机构、公立医院和民营医疗机构的工作进行业务指导和行业监管；三是履行公共卫生服务、社区卫生服务和卫生监督管理工作职能；四是负责卫生系统的党的建设和群团工作。

我市新一轮体制改革形成大部制，新医改工作的推进。2005年版《中药处方与调剂规范》不能满足和适应新形势下的新变化、新任务的工作要求；同时从适应范围来说，原由卫生行业现扩展到全市中医药行业的行为规范要求，推动了我们修订《中药处方与调剂规范》的工作，以适应中医药行业发展的需要。

第三，《深圳经济特区中医药条例》的颁布实施，对我们的工作提出更高的要求。《深圳经济特区中医药条例》，将"中药处方与调剂"纳入了法制化管理。如第一章第三条"发展中医药应当遵循继承与创新相结合、中医中药协调发展的原则"；第三章第三十一条"中医医疗机构及其执业医师应当遵守中药处方与调剂有关规范的要求，按照诊疗常规开展诊断治疗"；第四章第三十五条"中药的调剂发药应当由中药专业技术人员操作"；第四章第三十六条"中药的采购、检测、验收、贮存保管、炮制、煎煮、制剂以及中药处方和调剂应当遵守中药处方和调剂的有关规定"。因此，有规章制度做依据，推动我们尽快制定相应配套的中医药系列技术标准和规范。

第四，振兴中医药事业任重道远。深圳中医药事业发展取得了令人瞩目的成绩，但是，与全国的中医药发展态势相比，还是相对滞后的，与广东省委、省政府提出的中医药强省的要求还有差距，与深圳的经济社会发展及市委市政府提出的转变经济发展方式、由深圳速度向深圳质量提升的要求还是有不足的，结合当前中共深圳市委王荣书记在我市就医药卫生改革中重大体制机制问题调研中强调，"如何顺应社会建设发展要求，加快医疗卫生事业发展，建立现代医疗卫生体制机制，实现医疗卫生服务能力与建设国际化现代化先进城市的目标相匹配"，我们还要破解难题。主要表现在：一是在中医医疗服务能力上与上海、北京、广州等地相比有差距。二是在中医院服务规模上与深圳周边城市东莞、佛山等地相比有差距。三是与香港特别行政区中医发展有差距。截至2010年12月，香港特别行政区拥有注册中医6241名；表列中医2772人；有限制注册中医66名。目前，深圳市拥有中医执业医师（含中西医结合及助理执业医师）2617人，中医的执业人数远远不及香港，只有香港中医执业医师总人数9079人的28.82%。四是现有中医药领域的服务与我市人民群众日益增长的对中医服务的需求有差距。五是中医药管理体制高位截瘫，与我市快速发展的中医药态势不相匹配。尤其是：①从机构改革层面，我市中医药管理体制上下不对口。②从机构设置层面，滞后于周边经济社会发展相同的省市。③从管理功能层面，职能分散，多头管理，难以满足国家中医药管理局提出的"中医医疗、教学、科研、保健、文化、产业"六位一体的中医药服务功能。④保健养生市场管理不到位，甚至缺位，鱼目混珠，以假乱真，市场混乱。六是中药产业弱化，工业落后，与深圳经济发展不相匹配等。由此说明，政府提供的中医药服务产品不足，供需矛盾突出，市场发展有要求。

第五，从中医药继承与发展的角度，中医的传承、中药流通环节，以及市场监管的复杂性和艰巨性，对我们的工作提出更高的要求。

围绕中医药继承与发展的规范化建设，实行全行业管理，保障人民群众的用药安全有效，针对中药处方、调剂、采购、贮藏养护、饮片给付、煎煮如何保持中医药的特色与优势，保障人民群众用药安全与有效问题，我们认为要着力以中医药技术标准化、规范化建设作为切入口，指导行业发展的微观面。

客观来说，中药处方、调剂、采购、贮藏保管、饮片给付、煎煮工作的规范化建设，长期以来一直没有得到应有的重视，随意化趋势严重，规范化要求不足，影响了中医临床疗效的发挥，甚至导致一些不良反应的发生。特别是中药材、中药饮片以劣充优、以假充真，是行业和市场流通环节监管的难点。因此，加强和规范中医药全行业管理，遵循职业技术操守，确保人民群众用药安全与有效，应起草制定中医药系列标准与规范，以加强社会管理，繁荣文化产业，全面提升中医药行业服务水平，维护和保障市民健康权益。微观表现在以下几个方面：

一是我国南北各地中药饮片调剂技术服务与饮片规格（炮制品）给付习惯不一，由中医药部门形成一个标准化的行业服务规范，以此形成中医药行业服务标准；

二是解决各地煎煮中药方法不一、技术要求不一，从由口头或者书面交待，形成一种行业服务规程，向中药从业人员提出明确的要求，应该向服务对象交待煎煮方法和技术要求，以此确保使用中药的安全与有效；

三是解决各地、各层次中医药人员素养与习惯不一，也就是业内人士存在业务水平与能力差距等问题，从而使中药处方与饮片调剂服务的每一个环节都能依照规范操作，以确保人民群众使用中药安全与有效；

四是统一中药处方书写文件标准，规范中药处方的书写与饮片给付规格的要求和职业操守，使中医师开具的中药处方中的每味中药，能与药房药师调剂处方应付的饮片规格形成一种契约和规则，使之符合中医理法方药要求，以凸现和发扬中医药特色，提高中医药临床治疗效果，保证中药调剂和配方的准确性，确保中药使用安全与有效，保护人民群众切身利益。

第六，从中医药创新与发展的角度，数字化、信息化建设，对我们的工作提出更高的要求。

由于中药饮片的质量充分体现中医学特色和优势，其质量的优劣直接影响中医药临床疗效与老百姓的用药安全。中药饮片的临床使用，承载着中医辨证论治、理法方药、临证加减、中药调剂、医疗技术与水平以及医院管理的重要医疗质量信息，直接影响到老百姓对中医药的信任与感情。它不仅是医改工作的重要内容，而且是落实好民生民计工作的具体体现。目前中医药代码开发利用信息平台不被重视，没有取得重大突破，中医药数字化、信息化、标准化建设非常滞后，已成为中医药发展的瓶颈。

数字化是国民经济和社会信息化的重要组成部分，特别是进入21世纪，数字化、信息化已成为中医药现代化的重要标志，也作为民生工程加以推动。中药方剂和中药饮片数字化建设，是实现中医药信息化、标准化、现代化管理的重要抓手和路径。

实现中医药数字化，是一项中医药自主创新性、基础性、前瞻性和战略性的工作，是深圳质量提出的必然要求，是顺应民生的实际需要，是中医药走向世界的必经之路。我们研究并出台中药饮片编码、中药方剂的编码以及中药饮片在供应链管理中的编码表示与应用等系列中医药技术标准和规范，目的在于：一是推进新医改政策的贯彻落实，促进中医药管理工作科学化、标准化和规范化建设；二是以中医药数字化、信息化、标准化建设为平台，创新中医药发展与管理新模式；三是继承和发扬中医药特色，规范处方书写及调剂行为，确保人民群众用药安全与有效；四是为使用环节以及中药物流领域等方面提供方便实用的操作服务指南。

我们推出深圳市中医药系列标准与规范的重要性与必要性，归纳起来，主要有三个层面：一是人民群众有需要；二是行业发展有需求；三是上级重视有要求。具体表现在：

一是人民群众有需要：老百姓对中医中药有深厚的感情，离不开中医中药。在岭南地区，老百姓常年依据时令季节和个人体质不同，煲"老火汤"来调节人体的阴阳平衡和养生保健。中医药具有浓烈的乡土文化气息，具有很好的传承，是老百姓的民俗习惯，深受老百姓的欢迎。我们应该尊重传统文化和民俗习惯。

二是行业发展有需求：从生产、经营、销售、使用等流通渠道、市场流通层面来看，问题众多。医院的内涵建设有待于加强，中医中药的特色不浓，中医医疗行为欠规范，管理渠道欠顺畅，政策法规规章滞后，中医药人员素养习惯不一，医师书写中医中药处方习惯不一，严重影响医疗质量和安全。随着人民群众法律意识和健康意识增强，人民生活水平提高，对行业规范有更高要求。中药处方和调剂是中医药标准化与规范化的重要内容，是影响中医药特色和疗效的重要因素，也是决定中医医疗安全的关键环节。中药标准化、规范化对于保证中药产品的安全有效、质量可控具有重要意义。

三是上级重视有要求：党中央、国务院高度重视中医药事业的发展，广东省委、省政府提出建设"中医药强省"，深圳市人民政府在中医药强市的会议上提出"敢当中医药强省的排头兵"。深圳市委、市政府从"深圳速度"向"深圳质量"跃升，转型升级，提出新要求，推出中医药系列标准与规范，标志着深圳经济特区中医药人敢做新担当。

综上所述，党中央、国务院和各级党委、政府对中医药事业高度重视，是中医药事业前所未有的发展机遇，并为中医药事业的发展提供了政策及法律依据。中医药的地位无可取代，中医药的优势不可替代，中医保健、中药产业的前景广阔，潜力巨大；深圳的经济社会发展为理顺中医药管理体制提供了坚实的基础，具有体制改革"先行、先试"，"想干事、敢干事、快干事"的政策优势；深圳毗邻港澳，具有对外传播的优势，深圳市卫生和人口计划生育委员会及时推出与实施中医药系列标准与规范，有利于全面提升中医药领域服务的质量，将在全国起到引领和示范作用，并有利于将中医药推向世界，为世界人民健康谋福祉。

二、适用范围

我们依据《深圳经济特区中医药条例》起草制定了《深圳经济特区中医药系列标准与规范》，分为三册，第一册为《中医、中西医结合医疗机构设置标准与行政许可实施办法》、第二册为《中药饮片与方剂编码规则及其应用》，第三册为《中药处方与调剂技术规范》。《标准与规范》由深圳市卫生和人口计划生育委员会提出并归口，是深圳中医药行业的重要技术标杆，既凸显中医药特色、地位和作用，又保障医生安全用药与有效，维护人民群众的合法权益。《标准与规范》作为《深圳经济特区中医药条例》的重要配套技术标准和规范，在特区内从事中医药活动的单位和个人，都应当遵守执行，一以贯之。因此，本《标准与规范》不仅是深圳医疗单位、医药生产经营企业、卫生行政、中医药管理、药品监督、市场监督管理部门的行业标准，而且可作为信息化管理及医药科研院校、培训机构、家庭健康备用的工具书。

三、技术特点

（一）《中医、中西医结合医疗机构设置标准与行政许可实施办法》（2011年版）主要内容包括：中医馆和中医坐堂医诊所的基本标准；中医馆和中医坐堂医诊所的设置行政许可实施办法；中医、中西医结合医疗机构设置规范；中医、中西医结合诊所和门诊部的设置行政许可实施办法；中医、中西医结合医院的设置行政许可实施办法；其他相关文件（包括香港、澳门特别行政区医师在内地短期行医执业注册等）等部分。适用于中医、中西医结合医疗机构的申办、准入和市场监督管理。

其特点：拓展与提高中医药行业服务能力与覆盖率。

中医坐堂医诊所率先"破冰"，并由试点到法律层面的准入；"中医馆"和"中医坐堂医诊所"的设置，为全国医疗机构增设了一类新的准入标准，探索出中医、中药自身客观发展的规律，这项制度的设置并以法规的形式固定下来，得到了全国人大教科文卫委、法工委，国务院法制办，卫生部和国家中医药管理局等有关单位和领导的充分肯定。卫生部副部长、国家中医药管理局局长王国强作出批示："《深圳经济特区中医药条例》是实施医改、落实国务院《关于扶持和促进中医药事业发展的若干意见》的重大举措，既体现了国家的要求，又具有特区特色，对全国具有很好的指引、示范和借鉴意义。"

（二）《中药饮片与方剂编码规则及其应用》（2011年版）主要内容包括《中药饮片与中药方剂编码规则 第1部分》（1298个中药饮片编码）、《中药饮片与中药方剂编码规则 第2部分》（703个中药方剂编码）等2项深圳经济特区技术规范和《中药饮片在供应链管理中的编码与表示》等深圳市标准化指导性技术文件。

其特点：凸显中医药自主创新与发展。

中医药饮片与方剂编码特点：唯一性、科学性、可扩展性、兼容性、稳定性。它将中药来源、药用部位、功效、加工炮制方法、规格及要求等，作为特殊意义的编码信息，形成中药饮片和中药方剂的编码规则，将繁琐杂乱的中药名用简明的数字编码标识表达，克服了不同国籍语种、地域方言的差异，实现了"一物一名"、"一名一码"，物、名、码统一，使中药饮片1298味和方剂703首拥有了固定的、唯一的"身份证"代码。

制定中药饮片在供应链管理中的编码表示与应用技术标准，规定了中药饮片产品、规格、产地、单位、等级、生产日期、批次号、数量等产品标识内容信息的编码与表示，分别制定了中药饮片零售贸易项目、非零售贸易项目和物流单元的条码表示并举例说明。对中药饮片在供应链管理中的编码表示及其应用的研究，改革并突破了传统的中药贸易监管、交流模式，大大推进了中药的创新和发展，特别是大大提升了中药饮片供应链的管理水平，有利于构建中药饮片在供应链的可追溯系统和体系。

总之，《中药饮片编码规则》、《中药方剂编码规则》和《中药饮片在供应链管理中的编码与表示》为中医药标准化、规范化、信息化闯出了一条新路，诠释了《中华人民共和国药典》和《中药加工炮制规范》有关中药饮片的规格和炮制技术与要求，将特定的信息以数字化编码来确定其规则，对中药品质的标准落到了实处，提高了药品标准的执行力。第一，弘扬和传承发展了中医药文化，为人民群众用药安全筑起了一道"防火墙"，为中医药实现信息化管理开辟了一条新的路径。第二，方便政府监管，尤其是为海关监管提供数字化、信息化的高效服务，也为服务客户提供更具透明度的信息。并且，中药饮片特有的信息编码可作为技术壁垒，实现贸易保护，提升我国中药饮片进出口份额。第三，为物流产业链信息化提供新的技术支撑，尤其是中药饮片在供应链管理中的编码与表示这项指导性技术文件。第四，为中医药走向世界，拓展国际市场开辟了新路子，为世界人民健康谋福祉作出了新的贡献。《中药饮片编码规则》、《中药方剂编码规则》和《中药饮片在供应链管理中的编码与表示》这三项技术标准与规范，为实现中医药数字化、信息化指明了方向，开启并引领着中医药标准化、规范化新的航标，填补了我国乃至世界中药物流贸易、政府监管、消费透明度、贸易公平公正以及技术规范上的空白。

（三）《中药处方与调剂技术规范》（2011 年版），主要内容包括《中药处方与中药调剂规范（第 1 部分：中药处方）》、《中药处方与中药调剂规范（第 2 部分：中药调剂）》等 2 项深圳经济特区技术规范和《中药采购规范》、《中药养护规范》、《中药方剂给付饮片规范》、《中药饮片煎煮规范》等 4 项深圳市标准化指导性技术文件及编制说明等 6 个部分，并将《中药饮片与中药方剂编码规则　第 1 部分》、《中药饮片与中药方剂编码规则　第 2 部分》等 2 项深圳经济特区技术规范贯穿于其中。

其特点：凸显中医药传承与发展。

《中药处方与中药调剂规范（第 1 部分：中药处方）》对中药处方的总体要求、内容和书写要求进行了规范。同时，对中药处方权、调配资格、调配资格管理，贵重药品处方、毒麻处方和协定处方的管理等进行了规范。

《中药处方与中药调剂规范（第 2 部分：中药调剂）》对中药调剂的资质要求、调剂室的布局和设施、中药饮片斗谱编排和中成药分类摆放、中药调剂操作流程、特殊中药饮片的调剂管理等进行了规范。

《中药采购规范》对中药采购人员的资质要求及职业道德要求，中药采购操作规程和工作规范，采购品种审核和价格核定，药品阳光招标采购，采购渠道，供货商 GMP、GSP、GAP 等认证，入库验收的程序及质量标准进行了规范。

《中药养护规范》对中药养护人员的资质要求、中药养护的基本仓储条件、设备设施、管理制度等方面进行了规范。

《中药方剂给付饮片规范》对中药调剂人员的资质要求及具体的中药方剂给付饮片进行了规范。"以法统方，以方统药"，对解表、泻下、和解、清热、祛暑、温里、补益、固涩、安神、开窍、理气、理血、治风、治燥、祛湿、祛痰、消食、驱虫、涌吐、治痈等 20 类703 首常用中药方剂给付的饮片及其代码进行了规范。

《中药煎煮规范》对医疗机构和药品零售企业中药煎药室（以下称煎药室）的管理进行了规范，对煎药室的设施与设备要求、人员资质要求、一般中药饮片与特殊中药饮片的煎煮方法等作了规定，并对上述 703 首常用中药方剂的具体操作进行了规范。

汇涓流而成大海，积小善而成大德。昔先贤有言："临证如临敌，用药如用兵。"方剂配伍，讲究君臣佐使，处方调剂，讲究主次分明。如是，则方为有制之师，药为克病之剂，用之临床，才能发挥应有的疗效。有时临床治疗无效，非独医理不清，医道不明，医术不高，而是饮片质劣、炮制不当，处方与调剂失宜；煎药鲁莽造次，水火不良，火候失度，则药亦无功，煎药之法，最宜深讲。这既是其中的重要原因，也是不良反应发生的首要因素。

所以，处方与调剂是中医辨证论治精髓的具体体现，是中医理法方药的终端环节，也是影响中医临床疗效能否正常发挥、安全性能是否得到保障的关键。无论在医生"望、闻、问、切"四诊合参、辨证论治个性化诊疗过程中，还是在中药的生产、储藏、采购等流通环节以及调剂给付、煎煮和服用方法等末端环节都涉及医疗质量和用药安全。尤其在推进深化医药卫生体制改革中，我们恰逢其时地推出《标准与规范》，体现了深圳市委、市政府提出的"创新发展，深圳质量"贯穿到经济社会发展各领域和全过程，更加注重追求质量，改善民生，惠及民生的要求。

标准影响世界，技术改变生活。我们制定深圳市中医药系列标准与规范，目标是为中医药标准化、规范化建设起好步，开好头，抛砖引玉，期望在深圳更有后来人，推出更多的续册，乃至于全国如雨后春笋般地将推出更多中医药系列标准与规范。若能达到此目的，我们将倍感欣慰。本《标准与规范》对中医药技术标准化、规范化进行了初步尝试和探索，以数字化、标准化、规范化、信息化为手段，传承与创新中医药发展和管理的新思路、新内容、新模式、新制度。错误之处，恳请卫生行政、中医药管理、药品监督、市场监督管理部门及物流产业的领导、专家和同仁提出宝贵意见，以便再版时修订、完善与提高。

深圳市卫生和人口计划生育委员会

2012 年 2 月 22 日

《中药饮片与方剂编码规则及其应用》
编 写 说 明

　　数字化是国民经济和社会信息化的重要组成部分，特别是进入 21 世纪，数字化、信息化已成为中医药现代化、标准化、规范化的重要标志，并且是打造民生工程，走出国门的重要举措。诚然，中药饮片和方剂编码规则是实现中医药数字化、标准化、信息化、规范化的重要基础性工作，也是创新中医药发展新思路、新模式、新内容的必然要求。

　　党中央和各级政府以及社会各界高度关注中医药数字化、信息化、标准化、规范化建设，国务院《关于扶持和促进中医药事业发展的若干意见》要求："加强中医药行业管理……按照中医药自身特点和规律管理中医药。推进中医药信息化建设，建立健全综合统计制度。推进中医药标准化建设，建立质量标准体系，推动我国中医药标准向国际标准转化。"温家宝总理在《2011 年国务院政府工作报告》强调："大力发展中医药和民族医药事业，落实各项扶持政策。"两会审议通过的《国民经济和社会发展第十二个五年规划纲要》第三十四章第六节将"支持中医药事业发展"单独列出。中共中央政治局常委、国务院副总理李克强同志在 2011 年全国中医药工作会议作出重要批示："深入贯彻落实科学发展观，顺应人民群众对中医药服务的新期待，深入参与医药卫生体制改革，遵循中医药发展规律，突出特色优势，加快传承创新，强化标准化建设，为提高全民健康水平而努力奋斗。"中共深圳市委、深圳市人民政府做出《关于提升城市发展质量的决定》，提出转变经济发展方式，由深圳速度向深圳质量提升，加强社会管理。深圳市卫人委提出以数字化、信息化为切入点，加强行业的规范化、标准化建设，旨在全面提升中医药行业的管理与服务水平。

　　为了深入贯彻落实科学发展观，顺应人民群众对中医药服务的新期待，深入参与医药卫生体制改革，遵循中医药发展规律，突出特色优势，加快传承创新，强化标准化建设，提高全民健康水平，我们制定了《中药饮片与方剂编码规则及其应用》，《中药饮片与方剂编码规则及其应用》的颁布，填补了中药物流产业信息化的空白，为转变中药产业发展模式，为政府监管的透明度、市场信息公开、公平交易、对外交流、技术壁垒、贸易保护、经济新的增长点和社会幸福发展指数，特别是对物流产业链的中药物流，维护和保障人民群众健康权益，推动中医药走向世界，具有十分重要的现实指导意义。

　　深圳质量如何体现？深圳精细化管理如何得以实现？中医药行业的发展如何在这个大的政策和框架下把握机遇，迎接挑战，是值得我们深思的！然而，标准是衡量客观事物的准则，我们依法起草、制定出台的中医药系列标准就是体现深圳质量，精细化管理的重要举措。

　　我们起草制定的《深圳经济特区中医药系列标准与规范》分为三册：第一册《中医、中西医结合医疗机构设置标准与行政许可实施办法》，第二册《中药饮片与方剂编码规则及其应用》，第三册《中药处方与调剂技术规范》。本册为《中药饮片与方剂编码规则及其应用》（以下简称《编码规则及其应用》），主要内容包括《中药饮片与中药方剂编码规则

第 1 部分》（1298 个中药饮片编码）、《中药饮片与中药方剂编码规则　第 2 部分》（703 个中药方剂编码）等两项深圳经济特区技术规范和《中药饮片在供应链管理中的编码与表示》等深圳市标准化指导性技术文件及其编制说明。其特点凸显中医药的创新与发展。

《编码规则及其应用》将繁琐杂乱的中药饮片和中药方剂用简明的数字编码标识表达，克服了不同国籍语种、地域方言的差异，实现了"一物一名"、"一名一码"，物、名、码统一，使中药饮片和方剂拥有了固定的、唯一的"身份证"代码。中药饮片和中药方剂分类编码是实现其信息化管理以及支撑 HIS 的重要基础性工作之一，能够协助医生规范书写中医处方，规范用药，减少因同名异物、异物同名、炮制方法不同等因素引起的错误给药；协助完成方药的自动划价、自动取药等工作；减少因划价员或药师理解偏差可能引发的错误给药。

中医药发展既面临机遇又面临挑战。机遇，如粤澳合作，横琴岛将成为特区中的特区，根据《粤澳合作框架协议》将启动中药科技产业园，我们制定的中医药系列标准与规范，尤其是《中药饮片与中药方剂编码规则　第 1 部分》（1298 个中药饮片编码）、《中药饮片与中药方剂编码规则　第 2 部分》（703 个中药方剂编码）等两项深圳经济特区技术规范和《中药饮片在供应链管理中的编码与表示》为中药科技产业园的产业升级和定位提供了智力支持和技术支撑。中医药产业合作是粤澳产业合作中最有特色的领域。澳门中医药具有研发基础和对外优势，广东中医药产业化优势明显，两地优势互补，相得益彰；同时，也面临着国外准入障碍、技术壁垒、洋中药竞争等严峻挑战。

标准联系世界，技术改变生活。以数字化对中药饮片、中药方剂进行编码规并应用到中药饮片在供应链管理中，突破了中医药生产发展模式。这一技术标准的推广和使用既是传承、创新与发展中医药的重要推手，又是适应于新时代、新发展的必然要求；既是打造现代中医医疗、中药产业、中药物流服务业，实现中医药数字化的必然结果，又是实现《中医医院信息化建设基本规范（试行）》的基本要求。这一创新与举措是实现中医药信息化、标准化、现代化管理的重要抓手和路径，踏上了科技突飞猛进、经济社会高速发展的时代。这不仅为中医药的信息化、规范化、标准化、科学化管理，增强中医药服务领域的透明度，确保人民群众的用药安全与有效，具有一定的现实指导意义；同时，为中药的生产、物流、使用等环节提供了全新的服务模式和发展憧憬。这有利于中医药科学普及，走进千家万户，并打入国际市场。《编码规则及其应用》的颁布，对处在重要发展机遇期的中医药事业来说，具有重要的现实意义，将会带来一场中医药产业信息化的革命，希望能引起各级政府和社会各界的高度关注与重视。

本《编码规则及其应用》由深圳市市场监督管理局在《深圳市人民政府公报》2011 年第 15 期（总第 739 期）、第 39 期（总第 763 期）发布实施，深圳市卫生和人口计划生育委员会提出并归口。它不仅是《深圳经济特区中医药条例》的重要配套技术标准和规范，而且是深圳中医药行业的重要技术标准，既凸显中医药特色、地位和作用，又能维护人民群众的合法权益、保障安全用药与有效。在特区内从事中医药活动的单位和个人，应当遵守本《编码规则及其应用》。因此，本《编码规则及其应用》不仅是深圳医疗单位、医药生产经营企业、卫生行政、中医药行业管理、药品监督、市场监督管理部门的标准，而且可作为中医药信息化管理、中药物流产业链、医药科研院校及有关培训机构的工具书。

本《编码规则及其应用》是以数字化、信息化为手段，对中医药技术标准化、规范化进行了初步尝试和探索。目的为传承与创新中医药发展和管理的新思路、新内容、新模式、新制度，期望在深圳乃至全国推出更多的中医药系列标准与规范。本书错误之处恳请卫生行政、中医药管理、药品监督、市场监督管理部门、物流产业等领导、专家和同仁提出宝贵意见，以便再版时修订提高。

《中药饮片与方剂编码规则及其应用》编辑委员会

2011 年 12 月 23 日

凡　例

　　本"凡例"是解释和正确使用《中药饮片与方剂编码规则及其应用》（2011 年版第一册）的基本原则，把与正文有关的共性问题加以规定，以避免在全书中重复说明。

编　排

　　一、《中药饮片与方剂编码规则及其应用》依据 GB/T 1.1—2009 标准化工作导则（第 1 部分）标准的结构与编写给出的规则编写。《中药饮片与方剂编码规则及其应用》凸显技术规范的重要性，在体例的编排上，首先将各个规范的主要内容排列在前面，如规范的适应范围、引用文件、术语和定义等正文内容；其次，将起草单位和主要起草人编排在规范正文内容后面；第三，将封面、目次、前言部分省去类同节约篇幅。

　　二、《中药饮片与方剂编码规则及其应用》（2011 年版），主要内容包括《中药饮片与中药方剂编码规则　第 1 部分》（1298 个中药饮片编码）、《中药饮片与中药方剂编码规则第 2 部分》（703 个中药方剂编码）两项深圳经济特区技术规范和《中药饮片在供应链管理中的编码与表示》等深圳市标准化指导性技术文件及其编制说明。

饮片名称

　　三、除了个别药材鲜用的情况，临床中药处方中应使用饮片名。原药材不能直接用于临床，必须经过炮制成为饮片后，才能供医生开方使用。凡临床医疗处方上出现的中药名，都默认为是饮片名。中药炮制生产使用的处方和中药制剂配制中前处理工艺过程中使用的处方例外。

　　四、饮片标准名必须使用现行《中华人民共和国药典》（以下称《中国药典》）上规定的法定名称，对现行《中国药典》上没有收载的品种，如果国家食品药品监督管理局局颁标准（包括还在生效的中华人民共和国卫生部部颁标准）和《全国中药炮制规范》或地方标准已收载的，使用局颁（部颁）标准或地方标准上收载的名称。以上标准均没有收载的品种，使用权威书籍（如《中药大辞典》）上记载的名称。

　　（一）如果《中国药典》将炮制品作为一种饮片品种单列的，则直接用《中国药典》饮片名。如"制川乌"、"炙甘草"、"炒瓜蒌子"、"胆南星"、"法半夏"、"熟地黄"、"煅石膏"等。

（二）如果《中国药典》没有将炮制品作为饮片品种单列，而在该品种"饮片"项下收载了炮制品名的饮片，直接使用炮制品名，如"净山楂"、"炒山楂"等。

（三）如果《中国药典》"饮片"项下未列出名称或未列出"饮片"项的，饮片名默认与药材名相同，如"丁香"、"人参叶"等。

五、饮片名称一般要符合下列规则：

（一）鲜药材直接作为饮片入药一般带有"鲜"字，如"鲜地黄"、"鲜芦根"等。

（二）如果饮片是由药材经简单的炮制方法（如"净制"、"干燥"、"切丝"、"切片"、"切段"、"捣碎"等）处理而成的，饮片名默认与药材名相同。如"丁香"、"丁公藤"、"九里香"等。

（三）有些品种在上述简单炮制基础上，还要进一步加工炮制（如"炒"、"烫"、"煅"、"制炭"、"蒸"、"煮"、"炖"、"酒炙"、"醋炙"、"盐炙"、"姜汁炙"、"蜜炙"、"油炙"、"制霜"、"水飞"、"煨"等）的饮片，其以炮制品作为饮片名。如"醋艾炭"、"制巴戟天"、"麸炒白术"。

（四）一般出现"生"字的饮片，有毒性含义，调剂人员应特别警醒。

方剂给付与炮制要求

六、中药方剂给付饮片分类排列中饮片的简要炮制方法，按以下顺序进行排列：

①列出简要相关的炮制方法，炮制方法相同的饮片排列在一起。炮制方法排列先后按现行《中国药典》附录"药材炮制通则"中炮制方法排列的先后次序，次序为：净制、切极薄片、切薄片、切厚片、切段（或切短段，或切长段）、切块、切丝、清炒（炒黄、炒焦）、麸炒、砂炒、蛤粉炒、滑石粉炒、米炒、土炒、酒炙、醋炙、盐炙、姜炙、蜜炙、油炙、烫法、制炭（或炒炭，或煅炭）、煅制（或明煅，或煅淬）、蒸、煮、炖、煨、焯、制霜、水飞、发芽、发酵等。用时捣碎、粉碎、研粉等在后面注明，不列入炮制方法中。

②"净制"、"切制"方法后只列主方中只需进行净制、切制，不需其他炮炙的饮片名。

③一种饮片涉及上述所列炮制方法（除净制外）中先后两种或多种方法时，该饮片以炮制最后一种方法归类，切制仅注明切制规格，如极薄片、薄片、厚片、段（短段或长段）、块、丝等。如"炙甘草"炮制方法为先切厚片再蜜炙，在"蜜炙"方法后表述为："甘草（厚片）"；"焯苦杏仁"炮制方法为先焯再炒制，在"焯"方法后表述为"苦杏仁（焯，用时捣碎）"。

④一种饮片可用上述所列炮制方法（除了净制、切制外）中两种方法中的任一种方法时，该饮片按第一种炮制方法分类，备选方法用圆括号标记在饮片名后。如"熟地黄"的炮制方法为酒炖或蒸，再切厚片或块，故列在"酒炖"方法后表述为"地黄（或蒸，厚片或块）"。

中药煎煮

七、中药煎煮规范中"煎用方法"项必须写明以下要点：用药剂量、煎煮溶媒、溶媒量、冷浸所需时间、特殊煎法、煎煮次数、用法等。

如无特殊说明，水煎煮时的用水为符合国家饮用标准的自来水。

煎煮时间从溶媒沸腾开始记时。

《中药饮片与方剂编码规则及其应用》编辑委员会

2011 年 12 月 23 日

目　　录

一、中药饮片编码规则

关于发布深圳经济特区技术规范中药饮片与中药方剂编码规则（第1、2部分）的通知

各有关单位：

为规范中药饮片和中药方剂的名称、品种和编码，促进中医药的标准化和信息化，增强中医药服务的透明度，保障中药用药安全，我局联合市卫人委组织制定了深圳经济特区技术规范《中药饮片与中药方剂编码规则（第1、2部分)》（编号：SZJG 38 — 2011）。该规范已经市政府同意，现予以发布，自2011年4月1日起实施。

特此通知。

深圳市市场监督管理局

二〇一一年三月九日

中药饮片编码规则

1 范围

本部分规定了中药饮片的分类与代码。

本部分适用于中药饮片的生产经营、临床用药、科研教学、统计和管理等工作的信息交换和信息处理。

2 规范性引用文件

下列文件对于本文件的应用是必不可少的。凡是注日期的引用文件，仅所注日期的版本适用于本文件。凡是不注日期的引用文件，其最新版本（包括所有的修改单）适用于本文件。

GB/T 7635.1 全国主要产品分类与代码

GB 12904 商品条码 零售商品编码与条码表示

GB/T 14467 中国植物分类与代码

SZJG/T 38.2—2011 中药饮片与中药方剂编码规则 第2部分：中药方剂编码规则

《中华人民共和国药典》（一部）2010年版

《广东省中药饮片炮制规范》（第一册）2011年

3 编码原则

3.1 唯一性

每一种饮片只对应一个编码。

3.2 科学性

选择中药饮片最稳定的本质属性或特征作为分类的基础和依据，分类与编码应体现中药饮片的基本属性和主要应用属性。

3.3 可扩展性

留有充分的扩展空间。

3.4 兼容性

应与相关标准协调一致。

3.5 稳定性

稳定性原则是指饮片标识代码一旦分配，只要饮片的基本属性没有发生变化，就应保持不变。即使该饮片停止生产和使用，其编码也应保留。

4 中药饮片编码规则

4.1 中药饮片代码结构

中药饮片代码为10层14位结构，用阿拉伯数字表示。如图1：

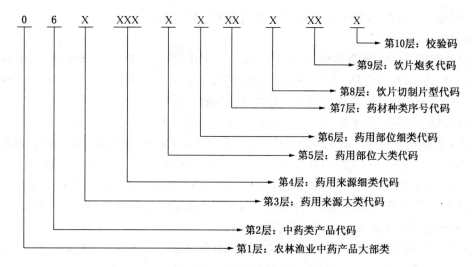

图1　中药饮片代码结构

4.2　中药饮片编码分层说明

第1层：农林渔业中药产品大部类代码："0"。

第2层：中药产品部类代码："6"。

第3层：药用来源大类代码：参照 GB/T 7635.1，其中植物类为"1"，动物类为"2"，矿物类为"3"。

第4层：药用来源细类（科属、族）代码：用3位数表示，取值范围为001-999。

植物类的来源参照 GB 14467，对菌藻地衣类进行了扩充。第1位数字表示植物所在的类，序号分配如下：0 表示菌藻地衣类植物，1 表示苔类植物，2 表示藓类植物，3 表示蕨类植物，4 表示裸子植物，5 和 6 表示双子叶植物离瓣花亚纲，7 表示双子叶植物合瓣花亚纲，9 表示单子叶植物；第2、3位数字为顺序号。其代码见附录表 A.1。

动物类和矿物类的细类以《中国药典》出现的顺序编号作为代码。其代码见附录表 A.2 和附录表 A.3。

第5层：药用部位大类代码：用1位数字表示，取值范围为1-9。"药用部位"类目是按植物、动物和矿物3个类别划分，例如植物类药材"药用部位"类目分为"根及根茎类"、"茎木皮叶类"、"花类"、"果实种子类"、"全草类"、"藻、菌、地衣类"、"植物类其他产品"等7个，其类目代码见附录表 A.4。

第6层：药用部位细类代码：用1位数字表示，取值范围为1-9。"药用部位"小类是按药用部位类目分别进行二级划分。如植物类药材"药用部位"中"花类"的小类类目分别为"花序类、单花类……"等6个，其类目代码见附录表 A.4。

第7层：药材种类序号代码：用两位数字表示，取值范围为01-99，按药材在代码表中出现的顺序依次编码。例如 01 代表来源于该科该药用部位的第1种药材。

第8层：饮片切制片型代码：用1位数字表示，取值范围为1-9。按饮片切制类型分类，见附录表 A.5。如果同一种饮片有两种切制规格，为做到一种饮片一个代码，以常用的规格作为代码，例如大黄，《中国药典》规定为切片或块，统一以"块"的规格作为饮片代码。

第9层：饮片炮炙代码：用两位数字表示，取值范围为00-99，按饮片炮炙的方法分类，如本层的第1位数字的1代表清炒，其中11代表炒黄，12代表炒焦；本层的第1位数字的2代表加固体辅料炒，其中21代表麸炒，22代表砂炒，23代表滑石粉炒，24代表蛤粉炒，25代表米炒，26代表土炒；本层的第1位数字的3代表炙法，其中31代表酒炙，32代表醋炙，本层的第1位数字的4代表制炭，其中41代表炒炭，42代表煅炭等，见附录表 A.5。

第 10 层：校验码：按 GB 12904 校验码计算方法算出，见附录 C。

4.3 饮片编码举例

根据中药饮片编码规则，麻黄的代码为"0、6、1、410、5、5、01、4、00、1"，蜜麻黄的代码为"0、6、1、410、5、5、01、4、35、3"，麻黄根的代码为"0、6、1、410、1、3、01、3、00、8"，这三种饮片都来源于同一种药材，但是药用部位、炮制方法和辅料不同。

前面 4 层 6 位数字相同，第 1 层为 0，代表农林渔业中药产品大类；第 2 层为 6，代表中药类产品；第 3 层为 1，代表为植物类药材；第 4 层为 410，代表来源于麻黄科；第 5 层有所不同，麻黄和蜜麻黄的药用部位均为草类的草质茎，依据附录表 A.4，第 5、第 6 层的数字代码分别为 5、5；然而麻黄根药用部位为根和根茎，与麻黄和蜜麻黄不同，依据附录表 A.4，麻黄根的第 5 层为 1，第 6 层为 5；第 7 层 3 种饮片均为 01，代表该来源该药用部位的第 1 种药材；第 8 层麻黄和蜜麻黄为 4，代表片型为段，而麻黄根为 3，代表厚片；第 9 层麻黄和麻黄根为 00，代表为生品，没有经过炮炙，蜜炙麻黄为 35，其中 3 代表炮制方法为炙法，5 代表所用辅料为蜜；第 10 层根据校验码计算方法，麻黄为 1，蜜麻黄为 3，麻黄根为 8。

5 编码维护和管理

5.1 编码维护和管理机构

深圳市卫生行政管理部门为中药饮片编码的管理部门，负责以下工作：

——拟定中药饮片编码规则、技术标准与方案、使用制度；

——组织实施饮片编码的编制、使用、修订、维护等工作；

——承担饮片编码的赋码、系统运行和管理等工作。

5.2 编码的维护和管理

5.2.1 修订、发布

编码的正常修订、发布，将根据中药应用、研究发展的实际情况，采用定期方式进行。

在特定情况下，如《中国药典》等进行修订时，如有必要应即时进行相应的修订、发布。

5.2.2 中药饮片代码的废止规则

因为特殊原因，某种药品不再作为中药使用，保留该中药饮片代码，但停止使用。

5.2.3 新的中药饮片代码的发布

对于多来源中药分裂成为两种或多种中药品种，保留其原代码，但停止使用，新分出的独立中药饮片品种按编码规则赋予新的编码。

5.2.4 建立中药饮片分类与代码管理系统

建立中药饮片分类与代码的赋码、查询、应用、管理系统软件，以便于中药饮片分类与代码的应用和推广。

附 录 A
（资料性附录）
中药饮片各层代码表

表 A.1 植物类药物来源（科）的分类代码（部分）

来源	代码（第4层）	来源	代码（第4层）	来源	代码（第4层）
灰包科	001	商陆科	527	凤仙花科	595
多孔菌科	002	马齿苋科	529	鼠李科	596
麦角菌科	003	石竹科	531	葡萄科	597
白蘑科	004	睡莲科	532	椴树科	599
木耳科	005	毛茛科	537	锦葵科	600
黑伞科	006	木通科	538	木棉科	601
马尾藻科	051	小檗科	539	梧桐科	602
松萝科	052	防己科	540	藤黄科	607
石松科	302	木兰科	541	龙脑香科	608
卷柏科	303	蜡梅科	542	柽柳科	611
木贼科	305	肉豆蔻科	544	堇菜科	614
紫萁科	313	樟科	545	旌节花科	616
海金沙科	317	罂粟科	547	瑞香科	623
蚌壳蕨科	319	十字花科	549	胡颓子科	624
鳞毛蕨科	345	景天科	555	石榴科	628
水龙骨科	356	虎耳草科	556	使君子科	633
银杏科	402	金缕梅科	558	桃金娘科	634
松科	404	杜仲科	559	锁阳科	641
柏科	406	蔷薇科	561	五加科	642
红豆杉科	409	豆科	563	伞形科	643
麻黄科	410	牻牛儿苗科	565	山茱萸科	644
三白草科	502	亚麻科	567	鹿蹄草科	703
胡椒科	503	蒺藜科	569	杜鹃花科	704
金粟兰科	504	芸香科	570	紫金牛科	705
杨柳科	505	苦木科	571	报春花科	706
胡桃科	507	橄榄科	572	柿树科	709
壳斗科	509	楝科	573	木犀科	712
榆科	510	远志科	575	马钱科	713
桑科	512	大戟科	577	龙胆科	714
檀香科	518	漆树科	583	夹竹桃科	715
桑寄生科	519	冬青科	585	萝藦科	716
马兜铃科	520	省沽油科	589	旋花科	717
蓼科	523	槭树科	591	紫草科	720
藜科	524	七叶树科	592	马鞭草科	721
苋科	525	无患子科	593	唇形科	722

续表

来源	代码（第4层）	来源	代码（第4层）	来源	代码（第4层）
茄科	723	桔梗科	741	百部科	928
玄参科	724	菊科	744	百合科	929
紫葳科	725	香蒲科	901	石蒜科	930
脂麻科	726	黑三棱科	903	薯蓣科	932
列当科	728	泽泻科	908	鸢尾科	933
苦苣苔科	729	禾本科	912	姜科	935
爵床科	731	莎草科	913	兰科	939
车前科	734	棕榈科	914	龙舌兰科	930
茜草科	735	天南星科	916	多来源	999
忍冬科	736	浮萍科	917		
败酱科	738	谷精草科	922		
川续断科	739	鸭跖草科	924		
葫芦科	740	灯心草科	927		

表A.2 动物类药物来源（科）的分类代码

来源	代码（第4层）	来源	代码（第4层）	来源	代码（第4层）
人科	001	猪科	022	树珊瑚科	043
蟾科	002	鹿科	023	海豹科	044
鳖蠊科	003	芫青科	024	矾花科	045
蚶科	004	帘蛤科	025	胶虫科	046
牛科	005	壁虎科	026	蝼蛄科	047
游蛇科	006	蜈蚣科	027	没食子蜂科	048
水蛭科	007	胡蜂科	028	虻科	049
鲍科	008	蜜蜂科	029	方蟹科	050
钜蚓科	009	蝉科	030	金龟子科	051
介壳虫科	010	蛏科	031	宝贝科	052
钳蝎科	011	蚕蛾科	032	蟋蟀科	053
牡蛎科	012	蟾蜍科	033	象科	054
龟科	013	鳖科	034	蚁科	055
马科	014	蝙蝠科	035	蚁蛉科	056
雉科	015	石首鱼科	036	刺猬科	057
眼镜蛇科	016	鼬科	037	甲虫科	058
蛙科	017	犬科	038	丽蝇科	059
鲮鲤科	018	海龟科	039	鲤科	060
海龙科	019	鼯鼠科	040	多来源	999
乌贼科	020	蚕蛾科	041		
螳螂科	021	淡水海绵科	042		

6

表 A.3　矿物类药物来源（族）的分类代码

来源	代码（第4层）	来源	代码（第4层）
卤化物类石盐族湖盐结晶体	001	化石	021
硫酸盐类矿物硬石膏族	002	硼酸盐类硼砂族	022
硫酸盐类矿物矾石经加工提炼制成	003	岩石	023
硫酸盐类矿物芒硝族	004	土块	024
硫化物类矿物辰砂族	005	铁屑	025
硫化物类矿物黄铁矿族	006	单斜晶矿物	026
红氧化汞	007	钢的铁屑	027
硅酸盐类矿物多水高岭石族	008	褐铁矿	028
变质岩类	009	硝石矿	029
硫酸盐类矿物水绿矾	010	氯化物矿石	030
碳酸盐类矿石方解石族	011	硅酸盐类矿物角闪族	031
氯化亚汞	012	铅石冶炉时的粗提物	032
碳酸盐类矿物方解石	013	软锰矿的矿石	033
氢氧化物类矿物	014	三方晶系矿物石英	034
自然元素类矿物硫族	015	火山岩类	035
硫化物类矿物雄黄族	016	多来源	999
氟化物类矿物莹石族	017		
硅酸盐类矿物滑石族	018		
氧化物类矿物尖晶石族	019		
氧化物类矿物刚玉族	020		

表 A.3　矿物类药物来源（族）的分类代码

表 A.4 药材药用部位属性分类类目代码表

大类（代码第5层）		细类（代码第6层）	
分类	代码	分类	代码
植物类			
根及根茎类	1	根类	1—2
		根及根茎类	3
		块根类	4
		根茎类	5
		块茎类	6
		鳞茎类	7
茎木皮叶类	2	藤茎类	1
		茎枝类	2
		茎刺、茎髓类	3
		木、心材类	4
		树皮类	5
		根皮类	6
		叶片类	7
		叶柄类	8
花类	3	花序类	1
		单花类	2
		花蕾类	3
		花托类	4
		雄蕊类	5
		雌蕊类	6
果实种子类	4	未成熟的果实类	1
		成熟的果实类	2—3
		果皮类	4
		宿萼类	5
		种子类	6
		种皮类	7
		种子其他类	9
全草类	5	全草类	1—2
		地上部分草类	5—6
藻、菌、地衣类	6	藻类	1
		菌类	2
		地衣类	3
植物类其他产品	9	孢子类	1
		树脂类	2

大类（代码第5层）			细类（代码第6层）	
分类		代码	分类	代码
植物类	植物类其他产品	9	植物油类	3
			植物加工品类	8
			植物其他类	9
动物类	动物全体类、去内脏动物体类	1	动物全体类	1
			去内脏动物体类	2
	动物皮类、角类、鳞甲、贝壳类	2	动物皮类	1
			动物角类	2
			动物鳞甲、贝壳类	3
	动物骨骼、脏器类	3	动物骨骼类	1
			动物脏器类	2
	动物产物类、动物加工品类等	4	动物产物类	1
			动物加工品类	2
			动物其他产品类	9
矿物类	矿物中药材等	1	矿物类中药材	1

表 A.5 饮片切制片型、炮炙代码

饮片规格代码（代码第8层）		炮炙（代码第9层）		
切制类型	代码	炮炙大类	炮炙小类	代码
净制（如清除杂质、除去非药用部位）	1	不炮炙		00
极薄片、薄片	2	清炒	炒黄	11
厚片、片	3		炒焦	12
段	4	加固体辅料炒	麸炒	21
块	5		砂炒（烫）	22
丝	6		蛤粉炒	23
碎末、粉	7		滑石粉炒	24
鲜药	8		米炒	25
其他	9		土炒	26
		炙	酒	31
			醋	32
			盐	33
			姜	34
			蜜	35
			油	36

续表

饮片规格代码（代码第8层）		炮炙（代码第9层）		
切制类型	代码	炮炙大类	炮炙小类	代码
		炙	甘草汁	37
			吴茱萸汁	38
			其他辅料	39
		制炭	炒炭	41
			煅炭	42
		煅	明煅	51
			煅淬	52
		蒸或炖	无特殊辅料	60
			酒	61
			醋	62
			盐	63
			其他辅料	69
		煮、复制	无特殊辅料	70
			以甘草为主要辅料	71
			以生姜为主要辅料	72
			以白矾为主要辅料	73
			以固体为主要辅料	74
			其他辅料	79
		其他	煨	80
			炆	81
			燀	82
			制霜	83
			制绒	84
			水飞	85
			发芽	86
			发酵	87
			朱砂拌	88
			青黛拌	89
			米泔水漂	90
			酒洗	91
			仙制	92
			竹沥制	93
			两种以上方法	94
			其他制法	99

附　录　B
（资料性附录）
中药饮片代码表

下表 B.1 的备注栏中，A 代表《中国药典》收载的饮片；B 代表 SZJG 38.2—2011《中药饮片与中药方剂编码规则　第 2 部分：中药方剂编码规则》中出现的但《中国药典》未收载的中药饮片；C 代表《中国药典》未收载但国家规定的毒性中药饮片；D 代表《中国药典》未收载但《全国中药炮制规范》及地方炮制规范收载的常用特色饮片；E 代表《中国药典》未收载但广东（深圳）地区习用的中药饮片。

表 B.1　中药饮片代码表

顺序号	饮片名	饮片代码	来源	药材名	药用部位	饮片规格	炮制方法	常用处方名	备注
0001	马勃	06100162015004	灰包科	马勃	子实体	小块		马勃	A
0002	茯神木	06100211011001	多孔菌科	茯神木	松根			茯神木、黄松节	B
0003	云芝	06100262011005	多孔菌科	云芝	子实体			云芝	A
0004	灵芝	06100262021004	多孔菌科	灵芝	子实体			灵芝、灵芝草、紫芝	A
0005	茯苓皮	06100262031003	多孔菌科	茯苓皮	菌核的外皮			茯苓皮	A
0006	茯苓	06100262043006	多孔菌科	茯苓	菌核	块或厚片		茯苓、云茯苓、白茯苓、赤茯苓	A
0007	乳茯苓	06100262043693	多孔菌科	茯苓	菌核	块或厚片	乳蒸	乳茯苓	B
0008	朱茯苓	06100262043884	多孔菌科	茯苓	菌核	块或厚片	朱砂拌	朱茯苓	D
0009	猪苓	06100262053005	多孔菌科	猪苓	菌核	厚片		猪苓	A
0010	茯神	06100262065008	多孔菌科	茯神	菌核中间天然抱有松根	块		茯神	B
0011	蒸茯神	06100262065602	多孔菌科	茯神	菌核中间天然抱有松根	块	蒸	蒸茯神	B
0012	朱茯神	06100262065886	多孔菌科	茯神	菌核中间天然抱有松根	块	朱砂拌	朱茯神	B
0013	冬虫夏草	06100362011004	麦角菌科	冬虫夏草	复合体			冬虫夏草、虫草、冬虫草	A
0014	雷丸	06100462017005	白蘑科	雷丸	菌核	粉		雷丸	A
0015	香菇柄	06100562011002	黑伞科	香菇柄	子实体			香菇柄	E
0016	木耳炭	06100662011001	木耳科	木耳	子实体			木耳炭	B

续表

顺序号	饮片名	饮片代码	来源	药材名	药用部位	饮片规格	炮制方法	常用处方名	备注
0017	海藻	06105161014003	马尾藻科	海藻	藻体	段		海藻	A
0018	松萝	06105263011009	松萝科	松萝	地衣体			松萝	B
0019	伸筋草	06130251014007	石松科	伸筋草	全草	段		伸筋草	A
0020	过江龙	06130251021005	石松科	过江龙	孢子			过江龙	D
0021	卷柏	06130351014006	卷柏科	卷柏	全草	段		卷柏、九死还魂	A
0022	卷柏炭	06130351014419	卷柏科	卷柏	全草	段	炒炭	卷柏炭	A
0023	木贼	06130555014000	木贼科	木贼	地上部分	段		木贼、木贼草	A
0024	紫萁贯众	06131315013004	紫萁科	紫萁贯众	根茎和叶柄残基	片		紫萁贯众	A
0025	海金沙	06131791011006	海金沙科	海金沙	成熟孢子			海金沙	A
0026	狗脊	06131915013008	蚌壳蕨科	狗脊	根茎	厚片		狗脊、金毛狗脊	A
0027	烫狗脊	06131915013220	蚌壳蕨科	狗脊	根茎	厚片	砂烫	烫狗脊、砂炒狗脊	A
0028	狗脊炭	06131915013411	蚌壳蕨科	狗脊	根茎	厚片	炒炭	狗脊炭	D
0029	蒸狗脊	06131915013602	蚌壳蕨科	狗脊	根茎	厚片	蒸	蒸狗脊	D
0030	绵马贯众	06134515013003	鳞毛蕨科	绵马贯众	根茎和叶柄残基	厚片		绵马贯众、贯众	A
0031	绵马贯众炭	06134515013416	鳞毛蕨科	绵马贯众	根茎和叶柄残基	厚片	炒炭	绵马贯众炭、贯众炭	A
0032	骨碎补	06135615013009	水龙骨科	骨碎补	根茎	厚片		骨碎补、毛姜、猴姜	A
0033	烫骨碎补	06135615013221	水龙骨科	骨碎补	根茎	厚片	砂烫	烫骨碎补	A
0034	石韦	06135627014001	水龙骨科	石韦	叶	段		石韦	A
0035	银杏叶	06140227011008	银杏科	银杏叶	叶			银杏叶、白果叶	A
0036	白果仁	06140246011003	银杏科	白果	种子	去硬壳		白果、银杏、白果仁	A
0037	炒白果仁	06140246011119	银杏科	白果	种子	去硬壳	炒黄	炒白果、熟白果	A
0038	油松节	06140424025006	松科	油松节	瘤状节或分枝节	薄片或小块		油松节	A

顺序号	饮片名	饮片代码	来源	药材名	药用部位	饮片规格	炮制方法	常用处方名	备注
0039	土荆皮	06140426016002	松科	土荆皮	根皮或近根树皮	丝		土荆皮	A
0040	松花粉	06140435011005	松科	松花粉	花粉			松花粉	A
0041	松子仁	06140446011001	松科	松子仁	成熟种仁			松子仁	B
0042	松香	06140492021009	松科	松香	油树脂			松香	D
0043	制松香	06140492011994	松科	松香	油树脂		葱汁制	制松香	D
0044	侧柏叶	06140627011004	柏科	侧柏叶	树梢和叶	去硬梗		侧柏叶	A
0045	侧柏炭	06140627011417	柏科	侧柏叶	树梢和叶	去硬梗	炒炭	侧柏叶炭、侧柏炭	A
0046	柏子仁	06140646011009	柏科	柏子仁	种仁	去残留的种皮		柏子仁	A
0047	柏子仁霜	06140646011832	柏科	柏子仁	种仁		制霜	柏子仁霜	A
0048	榧子	06140946011006	红豆杉科	榧子	种子	去壳取仁		榧子、榧子仁、香榧子	A
0049	炒榧子仁	06140946011112	红豆杉科	榧子	种子	去壳取仁	炒黄	炒榧子仁	D
0050	麻黄根	06141013013008	麻黄科	麻黄根	根和根茎	厚片		麻黄根	A
0051	麻黄	06141055014001	麻黄科	麻黄	草质茎	段		麻黄	A
0052	麻黄绒	06141055011840	麻黄科	麻黄	草质茎		制绒	麻黄绒	D
0053	蜜麻黄	06141055014353	麻黄科	麻黄	草质茎	段	蜜炙	蜜麻黄、炙麻黄	A
0054	蜜麻黄绒	06141055011949	麻黄科	麻黄	草质茎		制绒	蜜麻黄绒	D
0055	三白草	06150255014001	三白草科	三白草	地上部分	段		三白草	A
0056	干鱼腥草	06150255024000	三白草科	鱼腥草	全草或地上部分	段		鱼腥草、蕺菜	A
0057	鲜鱼腥草	06150255028008	三白草科	鱼腥草	全草或地上部分	鲜用		鲜鱼腥草	A
0058	海风藤	06150321013006	胡椒科	海风藤	藤茎	厚片		海风藤	A
0059	胡椒	06150342011005	胡椒科	胡椒	果实			胡椒、黑胡椒、白胡椒	A
0060	荜茇	06150342021004	胡椒科	荜茇	果穗			荜茇	A
0061	石楠藤	06150351024003	胡椒科	石楠藤	带叶枝条			石楠藤	E
0062	肿节风	06150451014003	金粟兰科	肿节风	全草	段		肿节风、草珊瑚、接骨金粟兰	A

续表

顺序号	饮片名	饮片代码	来源	药材名	药用部位	饮片规格	炮制方法	常用处方名	备注
0063	柳枝	06150522013003	杨柳科	柳枝	枝条	片		柳枝	B
0064	核桃仁	06150746051003	胡桃科	核桃仁	种子			核桃仁、胡桃仁、胡桃肉	A
0065	风栗壳	06150931011003	壳斗科	风栗壳	总苞			风栗壳	E
0066	飞天蠄蟧	061509310130007	桫椤科	飞天蠄蟧	茎干	厚片		桫椤、刺桫椤、山蠄蟧	E
0067	芜荑	06151046011001	榆科	芜荑	种子			芜荑	B
0068	穿破石	06151211013007	桑科	穿破石	根	厚片		穿破石	E
0069	五指毛桃	06151211023006	桑科	五指毛桃	根	厚片		五指毛桃	E
0070	桑枝	06151222013003	桑科	桑枝	嫩枝	厚片		桑枝	A
0071	炒桑枝	06151222013119	桑科	桑枝	嫩枝	厚片	炒黄	炒桑枝	A
0072	桑白皮	06151226016000	桑科	桑白皮	根皮	丝		桑白皮、桑根皮	A
0073	蜜桑白皮	06151226016352	桑科	桑白皮	根皮	丝	蜜炙	蜜桑白皮、炙桑白皮	A
0074	广东王不留行	06151234013008	桑科	广东王不留行	隐头花序托	厚片		广东王不留行	E
0075	桑叶	06151227017006	桑科	桑叶	叶	搓碎		桑叶、冬桑叶、霜桑叶	A
0076	蜜桑叶	06151227017358	桑科	桑叶	叶	搓碎	蜜炙	蜜桑叶	D
0077	桑椹	06151242011003	桑科	桑椹	果穗			桑椹、桑椹子	A
0078	制桑椹子	06151242011607	桑科	桑椹	果穗		蒸	制桑椹子	E
0079	楮实子	06151242021002	桑科	楮实子	果实			楮实子、构树子	A
0080	火麻仁	06151246011009	桑科	火麻仁	种子			火麻仁、大麻仁、麻仁	A
0081	炒火麻仁	06151246011115	桑科	火麻仁	种子		炒黄	炒火麻仁	A
0082	苎麻根	06151313011000	荨麻科	苎麻根	根和根茎			苎麻根	D
0083	苎麻根炭	06151311011415	荨麻科	苎麻根	根		炒炭	苎麻根炭	D
0084	檀香	06151824017003	檀香科	檀香	树干的心材	小碎块		檀香	A
0085	桑寄生	06151922013006	桑寄生科	桑寄生	带叶茎枝	厚片、短段		桑寄生、广寄生	A
0086	槲寄生	06151922023005	桑寄生科	槲寄生	带叶茎枝	厚片		槲寄生	A

顺序号	饮片名	饮片代码	来源	药材名	药用部位	饮片规格	炮制方法	常用处方名	备注
0087	细辛	06152013014001	马兜铃科	细辛	根和根茎	段		细辛、华细辛、北细辛、辽细辛	A
0088	杜衡	06152013024000	马兜铃科	杜衡	根茎	段		杜衡、土细辛、马蹄细辛、南细辛	B
0089	马兜铃	06152042017004	马兜铃科	马兜铃	果实	碎片		马兜铃	A
0090	蜜马兜铃	06152042017356	马兜铃科	马兜铃	果实	碎片	蜜炙	蜜马兜铃、炙马兜铃	A
0091	天仙藤	06152055014007	马兜铃科	天仙藤	地上部分	段		天仙藤、马兜铃藤	A
0092	大黄	06152313013001	蓼科	大黄	根和根茎	厚片或块		大黄、生大黄、川大黄、川军	A
0093	酒大黄	06152313013315	蓼科	大黄	根和根茎	厚片或块	酒炙	酒大黄、酒炙大黄、酒军	A
0094	大黄炭	06152313013414	蓼科	大黄	根和根茎	厚片或块	炒炭	大黄炭、川军炭、军炭	A
0095	熟大黄	06152313013612	蓼科	大黄	根和根茎	厚片或块	酒炖或酒蒸	熟大黄、熟军	A
0096	酒洗大黄	06152313013995	蓼科	大黄	根和根茎	厚片或块	酒洗	酒洗大黄	D
0097	虎杖	06152313023000	蓼科	虎杖	根和根茎	厚片		虎杖	A
0098	何首乌	06152314013000	蓼科	何首乌	块根	厚片或块		何首乌、首乌	A
0099	制何首乌	06152314013697	蓼科	何首乌	块根	厚片或块	黑豆汁炖或蒸	制何首乌、制首乌	A
0100	炆何首乌	06152314013819	蓼科	何首乌	块根	厚片或块	炆	炆何首乌	D
0101	拳参	06152315012002	蓼科	拳参	根茎	薄片		拳参	A
0102	金荞麦	06152315023008	蓼科	金荞麦	根茎	厚片		金荞麦	A
0103	首乌藤	06152321014007	蓼科	首乌藤	藤茎	段		首乌藤、夜交藤	A
0104	蓼大青叶	06152327011000	蓼科	蓼大青叶	叶			蓼大青叶	A
0105	水红花子	06152342011009	蓼科	水红花子	果实			水红花子	A

续表

顺序号	饮片名	饮片代码	来源	药材名	药用部位	饮片规格	炮制方法	常用处方名	备注
0106	炒水红花子	06152342011115	蓼科	水红花子	果实		炒黄	炒水红花子	D
0107	火炭母	06152351014008	蓼科	火炭母	全草	段		火炭母	E
0108	辣蓼	06152351024007	蓼科	辣蓼	全草	段		辣蓼	D
0109	萹蓄	06152355014004	蓼科	萹蓄	地上部分	段		萹蓄	A
0110	杠板归	06152355024003	蓼科	杠板归	地上部分	段		杠板归	A
0111	荭草根	06152411013002	蓼科	荭草根	根	片		荭草根、水红花根	B
0112	地肤子	06152442011008	蓼科	地肤子	果实			地肤子	A
0113	川牛膝	06152511012004	苋科	川牛膝	根	薄片		川牛膝	A
0114	酒川牛膝	06152511012318	苋科	川牛膝	根	薄片	酒炙	酒川牛膝	A
0115	盐川牛膝	06152511012332	苋科	川牛膝	根	薄片	盐炙	盐川牛膝	D
0116	牛膝	06152511024007	苋科	牛膝	根	段		牛膝、怀牛膝	A
0117	炒牛膝	06152511024113	苋科	牛膝	根	段	清炒	炒牛膝	E
0118	酒牛膝	06152511024311	苋科	牛膝	根	段	酒炙	酒牛膝	A
0119	盐牛膝	06152511024330	苋科	牛膝	根	段	盐炙	盐牛膝	D
0120	鸡冠花	06152531014002	苋科	鸡冠花	花序	段		鸡冠花	A
0121	鸡冠花炭	06152531014415	苋科	鸡冠花	花序	段	炒炭	鸡冠花炭	A
0122	青葙子	06152546011003	苋科	青葙子	种子			青葙子	A
0123	炒青葙子	06152546011119	苋科	青葙子	种子		炒黄	炒青葙子	D
0124	倒扣草	06152551014006	苋科	倒扣草	全草	段		倒扣草	E
0125	生商陆	06152711013009	商陆科	商陆	根	厚片或块		商陆	A
0126	醋商陆	06152711013320	商陆科	商陆	根	厚片或块	醋炙	醋商陆	A
0127	马齿苋	06152955014008	马齿苋科	马齿苋	地上部分	段		马齿苋、马舌菜	A
0128	银柴胡	06153111013002	石竹科	银柴胡	根	厚片		银柴胡	A
0129	金铁锁	06153111021007	石竹科	金铁锁	根			金铁锁	A
0130	太子参	06153114011005	石竹科	太子参	块根			太子参、孩儿参、童参	A
0131	王不留行	06153146011004	石竹科	王不留行	种子			王不留行	A
0132	炒王不留行	06153146011110	石竹科	王不留行	种子		清炒	炒王不留行	A
0133	瞿麦	06153155014003	石竹科	瞿麦	地上部分	段		瞿麦	A
0134	藕节	06153215011003	睡莲科	藕节	根茎节部			藕节	A

顺序号	饮片名	饮片代码	来源	药材名	药用部位	饮片规格	炮制方法	常用处方名	备注
0135	藕节炭	06153215011416	睡莲科	藕节	根茎节部		炒炭	藕节炭	A
0136	荷叶	06153227016003	睡莲科	荷叶	叶	丝		荷叶	A
0137	荷叶炭	06153227016416	睡莲科	荷叶	叶	丝	炒炭	荷叶炭	A
0138	荷梗	06153228011007	睡莲科	荷梗	叶柄			荷梗	E
0139	莲房	06153234017000	睡莲科	莲房	花托	碎片		莲房	A
0140	莲房炭	06153234017413	睡莲科	莲房	花托	碎片	炒炭	莲房炭	A
0141	莲须	06153235011007	睡莲科	莲须	雄蕊			莲须、莲蕊、莲子须	A
0142	荷叶蒂	06153245011004	睡莲科	荷叶蒂	叶基部			荷叶蒂	B
0143	莲子	06153246021002	睡莲科	莲子	种子	切开，去心		莲子、莲子肉、莲蓬子	A
0144	莲子心	06153249011000	睡莲科	莲子心	种子中的干燥幼叶和胚根			莲子心、莲心	A
0145	芡实	06153246011003	睡莲科	芡实	种仁			芡实	A
0146	炒芡实	06153246011119	睡莲科	芡实	种仁		清炒	炒芡实	D
0147	麸炒芡实	06153246011218	睡莲科	芡实	种仁		麸炒	麸炒芡实	A
0148	石莲子	06153246031001	睡莲科	石莲子	种子			石莲子	D
0149	石上柏	06153251031003	卷柏科	石上柏	全草			石上柏	E
0150	白头翁	06153711012009	毛茛科	白头翁	根	薄片		白头翁	A
0151	白芍	06153711022008	毛茛科	白芍	根	薄片		白芍、杭芍、芍药	A
0152	炒白芍	06153711022114	毛茛科	白芍	根	薄片	炒黄	炒白芍	A
0153	土炒白芍	06153711022268	毛茛科	白芍	根	薄片	土炒	土炒白芍	D
0154	酒白芍	06153711022312	毛茛科	白芍	根	薄片	酒炙	酒白芍	A
0155	醋白芍	06153711022329	毛茛科	白芍	根	薄片	醋炙	醋白芍	D
0156	白芍炭	06153711022411	毛茛科	白芍	根	薄片	炒炭	白芍炭	E
0157	赤芍	06153711033004	毛茛科	赤芍	根	厚片		赤芍、赤芍药	A
0158	炒赤芍	06153711033110	毛茛科	赤芍	根	厚片	炒黄	炒赤芍	D
0159	酒赤芍	06153711033219	毛茛科	赤芍	根	厚片	酒炙	酒赤芍	E
0160	威灵仙	06153713014001	毛茛科	威灵仙	根和根茎	段		威灵仙、灵仙、铁脚灵仙	A
0161	酒威灵仙	06153713014315	毛茛科	威灵仙	根和根茎	段	酒炙	酒威灵仙	D

续表

顺序号	饮片名	饮片代码	来源	药材名	药用部位	饮片规格	炮制方法	常用处方名	备注
0162	生川乌	06153714011009	毛茛科	川乌	母根			生川乌	A
0163	制川乌	06153714013706	毛茛科	川乌	母根	片	煮	川乌、制川乌、川乌头、乌头	A
0164	天葵子	06153714021008	毛茛科	天葵子	块根			天葵子、紫背天葵	A
0165	附片	06153714033001	毛茛科	附子	子根	片		附子、附片、黑顺片、白附片	A
0166	炮附片	06153714033223	毛茛科	附子	子根	片	砂烫	炮附片	A
0167	熟附片	06153714033698	毛茛科	附片	块茎	片	米泔水漂后再蒸	熟附片	D
0168	淡附片	06153714033711	毛茛科	附子	子根	片	甘草、黑豆制	淡附片	A
0169	煨附子	06153714033803	毛茛科	附片	块茎	片	煨	煨附子	D
0170	生草乌	06153714041006	毛茛科	草乌	块根			生草乌	A
0171	制草乌	06153714051708	毛茛科	制草乌	块根		煮	草乌、制草乌	A
0172	猫爪草	06153714061004	毛茛科	猫爪草	块根			猫爪草	A
0173	雪上一枝蒿	06153714071003	毛茛科	雪上一枝蒿	块根			雪上一枝蒿	C
0174	关白附	06153714081002	毛茛科	关白附	块根			关白附	D
0175	制关白附	06153714081729	毛茛科	关白附	块茎		姜矾制	制关白附	D
0176	升麻	06153715013002	毛茛科	升麻	根茎	厚片		升麻	A
0177	麸炒升麻	06153715013217	毛茛科	升麻	根茎	厚片	麸炒	麸炒升麻	B
0178	蜜升麻	06153715013354	毛茛科	升麻	根茎	厚片	蜜炙	蜜升麻	D
0179	升麻炭	06153715013415	毛茛科	升麻	根茎	厚片	炒炭	升麻炭	D
0180	两头尖	06153715021007	毛茛科	两头尖	根茎			两头尖	A
0181	黄连片	06153715032003	毛茛科	黄连	根茎	薄片		黄连片、黄连、味连、雅连、云连	A
0182	酒黄连	06153715032317	毛茛科	黄连	根茎	薄片	酒炙	酒黄连、酒炒黄连	A
0183	姜黄连	06153715032348	毛茛科	黄连	根茎	薄片	姜汁炙	姜黄连	A

续表

顺序号	饮片名	饮片代码	来源	药材名	药用部位	饮片规格	炮制方法	常用处方名	备注
0184	萸黄连	06153715032386	毛茛科	黄连	根茎	薄片	吴茱萸汁炙	萸黄连	A
0185	川木通	06153721013003	毛茛科	川木通	藤茎	厚片		川木通	A˙
0186	牡丹皮	06153726012001	毛茛科	牡丹皮	根皮	薄片		牡丹皮、丹皮、粉丹皮	A
0187	酒丹皮	06153726012312	毛茛科	牡丹皮	根皮	薄片	酒炙	酒丹皮	B
0188	丹皮炭	06153726012414	毛茛科	牡丹皮	根皮	薄片	炒炭	丹皮炭	B
0189	草乌叶	06153727011003	毛茛科	草乌叶	叶			草乌叶	A
0190	草豆蔻	06153746011008	毛茛科	草豆蔻	种子			草豆蔻、草蔻仁、草蔻	A
0191	黑种草子	06153746021007	毛茛科	黑种草子	种子			黑种草子	A
0192	大血藤	06153821013002	木通科	大血藤	藤茎	厚片		大血藤、红藤	A
0193	木通	06153821023001	木通科	木通	藤茎	片		木通	A
0194	野木瓜	06153822011007	木通科	野木瓜	带叶茎枝			野木瓜	A
0195	预知子	06153842011001	木通科	预知子	近成熟果实			预知子、八月札	A
0196	三颗针	06153911013004	小檗科	三颗针	根	片		三颗针	A
0197	功劳木	06153922015004	小檗科	功劳木	茎	块或厚片		功劳木、十大功劳	A
0198	十大功劳叶	06153927016006	小檗科	十大功劳叶	叶	丝		十大功劳叶	E
0199	淫羊藿	06153927026005	小檗科	淫羊藿	叶	丝		淫羊藿、仙灵脾	A
0200	炙淫羊藿	06153927026364	小檗科	淫羊藿	叶	丝	羊脂油炙	炙淫羊藿、制淫羊藿、炙仙灵脾	A
0201	巫山淫羊藿	06153927036004	小檗科	巫山淫羊藿	叶	丝		巫山淫羊藿	A
0202	炙巫山淫羊藿	06153927036363	小檗科	巫山淫羊藿	叶	丝	羊脂油炙	炙巫山淫羊藿	A
0203	小叶莲	06153942011000	小檗科	小叶莲	果实			小叶莲	A
0204	石见穿	06153951024008	唇形科	石见穿	全草	段		石见穿	E
0205	防己	06154011013000	防己科	防己	根	厚片		防己、粉防己、汉防己	A

续表

顺序号	饮片名	饮片代码	来源	药材名	药用部位	饮片规格	炮制方法	常用处方名	备注
0206	白药子	06154014011003	防己科	白药子	块根			白药子	D
0207	金果榄	06154014023006	防己科	金果榄	块根	厚片		金果榄、青牛胆	A
0208	北豆根	06154015013006	防己科	北豆根	根茎	厚片		北豆根	A
0209	青风藤	06154021013007	防己科	青风藤	藤茎	厚片		青风藤、青藤	A
0210	黄藤	06154021024003	防己科	黄藤	藤茎	段		黄藤	A
0211	宽筋藤	06154021034002	防己科	宽筋藤	茎藤	段		宽筋藤	E
0212	亚乎奴	06154051011004	防己科	亚乎奴（锡生藤）	全株			亚乎奴、锡生藤	A
0213	滇鸡血藤	06154121021001	木兰科	滇鸡血藤	藤茎			滇鸡血藤	A
0214	广东海风藤	06154121023005	木兰科	广东海风藤	藤茎	厚片		广东海风藤	E
0215	地枫皮	06154125017000	木兰科	地枫皮	树皮	打碎		地枫皮、钻地风、追地枫	A
0216	厚朴	06154125026002	木兰科	厚朴	干皮，根皮和枝皮	丝		厚朴、川朴、川厚朴	A
0217	姜厚朴	06154125026347	木兰科	厚朴	干皮，根皮和枝皮	丝	姜汁炙	姜厚朴、炙厚朴、制厚朴	A
0218	辛夷	06154133011007	木兰科	辛夷	花蕾			辛夷、木笔花、望春花	A
0219	炒辛夷花	06154133011113	木兰科	辛夷	花蕾		清炒	炒辛夷花	E
0220	蜜辛夷花	06154133011359	木兰科	辛夷	花蕾		蜜炙	蜜辛夷花	E
0221	厚朴花	06154133021006	木兰科	厚朴花	花蕾			厚朴花、川朴花	A
0222	八角茴香	06154142011005	木兰科	八角茴香	果实			八角茴香、大茴香、八角	A
0223	五味子	06154142021004	木兰科	五味子	果实			五味子、北五味子	A
0224	炒五味子	06154142021110	木兰科	五味子	果实		炒	炒五味子	B
0225	酒五味子	06154142021318	木兰科	五味子	果实		酒炙	酒五味子	D

顺序号	饮片名	饮片代码	来源	药材名	药用部位	饮片规格	炮制方法	常用处方名	备注
0226	蜜五味子	06154142021356	木兰科	五味子	果实		蜜炙	蜜五味子	D
0227	醋五味子	06154142021622	木兰科	五味子	果实		醋蒸	醋五味子	A
0228	南五味子	06154142031003	木兰科	南五味子	果实			南五味子	A
0229	醋南五味子	06154142031324	木兰科	南五味子	果实		醋炙	醋南五味子	A
0230	腊梅花	06154232011007	蜡梅科	腊梅花	花			腊梅花	E
0231	乌骨藤	06154311013007	番荔枝科	乌骨藤	根	厚片		乌骨藤	E
0232	钻山风	06154312013006	番荔枝科	钻山风	根及藤茎	厚片		钻山风	E
0233	肉豆蔻	06154446011008	肉豆蔻科	肉豆蔻	种子			肉豆蔻、玉果	A
0234	麸煨肉豆蔻	06154446011800	肉豆蔻科	肉豆蔻	种子		麸煨	煨肉豆蔻、麸煨肉豆蔻	A
0235	胡椒根	06154511013005	樟科	胡椒根	根	厚片		胡椒根	E
0236	豆豉姜	06154513013003	樟科	豆豉姜	根和根茎	厚片		豆豉姜	A
0237	乌药	06154514012005	樟科	乌药	块根	薄片		乌药、台乌药	A
0238	桂枝	06154522013001	樟科	桂枝	嫩枝	厚片		桂枝、桂枝尖	A
0239	肉桂	06154525011004	樟科	肉桂	树皮	去粗皮		肉桂、官桂、企边桂	A
0240	荜澄茄	06154542011001	樟科	荜澄茄	果实			荜澄茄、山鸡椒	A
0241	天然冰片	06154598011000	樟科	天然冰片	加工品			天然冰片	A
0242	延胡索	06154716013008	罂粟科	延胡索	块茎	厚片		延胡索、元胡、玄胡索	A
0243	炒延胡索	06154716013114	罂粟科	延胡索	块茎	厚片	清炒	炒延胡索	E
0244	酒延胡索	06154716013312	罂粟科	延胡索	块茎	厚片	酒炙	酒延胡索、酒元胡	D
0245	醋延胡索	06154716013329	罂粟科	延胡索	块茎	厚片	醋炙或醋煮	醋延胡索、醋元胡	A
0246	延胡索炭	06154716013411	罂粟科	延胡索	块茎	厚片	炒炭	延胡索炭	E
0247	夏天无	06154716021003	罂粟科	夏天无	块茎			夏天无	A
0248	罂粟壳	06154744016002	罂粟科	罂粟壳	果壳	丝		罂粟壳	A
0249	蜜罂粟壳	06154744016354	罂粟科	罂粟壳	果壳	丝	蜜炙	蜜罂粟壳	A
0250	苦地丁	06154751014008	罂粟科	苦地丁	全草	段		苦地丁	A

续表

顺序号	饮片名	饮片代码	来源	药材名	药用部位	饮片规格	炮制方法	常用处方名	备注
0251	白屈菜	06154751024007	罂粟科	白屈菜	全草	段		白屈菜	A
0252	板蓝根	06154911013001	十字花科	板蓝根	根	厚片		板蓝根	A
0253	大青叶	06154927017000	十字花科	大青叶	叶	碎片		大青叶	A
0254	芥子	06154946011003	十字花科	芥子	种子			芥子、白芥子	A
0255	炒芥子	06154946011119	十字花科	芥子	种子		炒黄	炒芥子、炒白芥子	A
0256	莱菔子	06154946021002	十字花科	莱菔子	种子			莱菔子、萝卜子	A
0257	炒莱菔子	06154946021118	十字花科	莱菔子	种子		炒黄	炒莱菔子、炒萝卜子	A
0258	葶苈子	06154946031001	十字花科	葶苈子	种子			葶苈子	A
0259	炒葶苈子	06154946031117	十字花科	葶苈子	种子		炒黄	炒葶苈子	A
0260	芸苔子	06154946041000	十字花科	芸苔子	种子			芸苔子	D
0261	高山辣根菜	06154913011005	十字花科	高山辣根菜	根和根茎			高山辣根菜	A
0262	荠菜	06154951014006	十字花科	荠菜	全草	段		荠菜	E
0263	蒺藜	06154955014002	十字花科	蒺藜	地上部分	段		蒺藜	A
0264	红景天	06155513013000	景天科	红景天	根和根茎	片		红景天	A
0265	垂盆草	06155551014007	景天科	垂盆草	全草	段		垂盆草	A
0266	瓦松	06155555014003	景天科	瓦松	地上部分	段		瓦松	A
0267	常山	06155611012004	虎耳草科	常山	根	薄片		常山	A
0268	炒常山	06155611012110	虎耳草科	常山	根	薄片	炒黄	炒常山	A
0269	路路通	06155842011005	金缕梅科	路路通	果序			路路通、枫树球、枫香果	A
0270	苏合香	06155892011000	金缕梅科	苏合香	树脂			苏合香、苏合油	A
0271	枫香脂	06155892021009	金缕梅科	枫香脂	树脂			枫香脂、白云香、白胶香	A
0272	杜仲	06155925016002	杜仲科	杜仲	树皮	块或丝		杜仲	A
0273	酒杜仲	06155925016316	杜仲科	杜仲	树皮	块或丝	酒炙	酒杜仲	B
0274	盐杜仲	06155925016330	杜仲科	杜仲	树皮	块或丝	盐水炙	盐杜仲	A
0275	姜杜仲	06155925016347	杜仲科	杜仲	树皮	块或丝	姜炙	姜杜仲	B

续表

顺序号	饮片名	饮片代码	来源	药材名	药用部位	饮片规格	炮制方法	常用处方名	备注
0276	杜仲炭	06155925016415	杜仲科	杜仲	树皮	块或丝	炒炭	杜仲炭	E
0277	杜仲叶	06155927011005	杜仲科	杜仲叶	叶			杜仲叶	A
0278	地榆	06156111013003	蔷薇科	地榆	根	厚片		地榆	A
0279	炒地榆	06156111013119	蔷薇科	地榆	根	厚片	炒黄	炒地榆	B
0280	地榆炭	06156111013416	蔷薇科	地榆	根	厚片	炒炭	地榆炭	A
0281	桃枝	06156122014006	蔷薇科	桃枝	枝条	段		桃枝	A
0282	山楂叶	06156127011000	蔷薇科	山楂叶	叶			山楂叶	A
0283	枇杷叶	06156127026004	蔷薇科	枇杷叶	叶	丝		枇杷叶	A
0284	蜜枇杷叶	06156127026356	蔷薇科	枇杷叶	叶	丝	蜜炙	蜜枇杷叶、炙枇杷叶	A
0285	石楠叶	06156127031008	蔷薇科	石楠叶	叶			石楠叶	D
0286	月季花	06156132011002	蔷薇科	月季花	花			月季花、月月红	A
0287	蔷薇花	06156132021001	蔷薇科	蔷薇花	花			蔷薇花	D
0288	玫瑰花	06156133011001	蔷薇科	玫瑰花	花蕾			玫瑰花	A
0289	梅花	06156133021000	蔷薇科	梅花	花蕾			梅花、白梅花、绿萼梅	A
0290	净山楂	06156142011009	蔷薇科	山楂	果实	去核		净山楂、山楂、山楂片	A
0291	炒山楂	06156142011115	蔷薇科	山楂	果实	去核	炒黄	炒山楂	A
0292	焦山楂	06156142011122	蔷薇科	山楂	果实	去核	炒焦	焦山楂	A
0293	山楂炭	06156142011412	蔷薇科	山楂	果实		炒炭	山楂炭	E
0294	乌梅	06156142021008	蔷薇科	乌梅	果实			乌梅、酸梅	A
0295	醋乌梅	06156142021329	蔷薇科	乌梅	果实		醋炙	醋乌梅	D
0296	乌梅炭	06156142021411	蔷薇科	乌梅	果实		炒炭	乌梅炭、炒乌梅	A
0297	乌梅肉	06156142021602	蔷薇科	乌梅	果实		蒸软，去核	乌梅肉	A
0298	木瓜	06156142032004	蔷薇科	木瓜	近成熟果实	薄片		木瓜、宣木瓜	A
0299	金樱子	06156142041006	蔷薇科	金樱子	果实			金樱子	A
0300	蜜金樱子	06156142041358	蔷薇科	金樱子	果实		蜜炙	蜜金樱子	D
0301	金樱子肉	06156142051005	蔷薇科	金樱子	果实	纵切两瓣，去毛、核		金樱子肉	A

续表

顺序号	饮片名	饮片代码	来源	药材名	药用部位	饮片规格	炮制方法	常用处方名	备注
0302	樱桃核	06156142061004	蔷薇科	樱桃核	成熟果实			樱桃核	D
0303	蕤仁	06156142071003	蔷薇科	蕤仁	果核			蕤仁、芮仁	A
0304	蕤仁霜	06156142071836	蔷薇科	蕤仁	果核		制霜	蕤仁霜	D
0305	覆盆子	06156142081002	蔷薇科	覆盆子	果实			覆盆子	A
0306	盐覆盆子	06156142081330	蔷薇科	覆盆子	果实		盐炙	盐覆盆子	D
0307	蜜枣	06156142091001	蔷薇科	蜜枣	果实			蜜枣	E
0308	梨皮	06156144011007	蔷薇科	梨干	果皮			梨皮、梨干	B
0309	苦杏仁	06156146011005	蔷薇科	苦杏仁	种子			苦杏仁、杏仁	A
0310	炒苦杏仁	06156146011111	蔷薇科	苦杏仁	种子		炒黄	炒苦杏仁、炒杏仁	A
0311	焯苦杏仁	06156146011821	蔷薇科	苦杏仁	种子		焯去皮	焯苦杏仁、焯杏仁	A
0312	苦杏仁霜	06156146011838	蔷薇科	苦杏仁	种子		制霜	苦杏仁霜	D
0313	郁李仁	06156146021004	蔷薇科	郁李仁	种子			郁李仁	A
0314	炒郁李仁	06156146021110	蔷薇科	郁李仁	种子		炒黄	炒郁李仁	D
0315	桃仁	06156146031003	蔷薇科	桃仁	种子			桃仁	A
0316	炒桃仁	06156146031119	蔷薇科	桃仁	种子		取焯桃仁，炒黄	炒桃仁	A
0317	酒桃仁	06156146031317	蔷薇科	桃仁	种子		酒制	酒桃仁	B
0318	焯桃仁	06156146031829	蔷薇科	桃仁	种子		焯去皮	焯桃仁	A
0319	蛇莓	06156151011007	蔷薇科	蛇莓	全草			蛇莓	E
0320	委陵菜	06156151024007	蔷薇科	委陵菜	全草	段		委陵菜	A
0321	蓝布正	06156151034006	蔷薇科	蓝布正	全草	段		蓝布正	A
0322	翻白草	06156151044005	蔷薇科	翻白草	全草	段		翻白草	A
0323	茅莓	06156152054003	蔷薇科	茅莓	全草和根	段或块		蛇泡勒、茅莓	E
0324	仙鹤草	06156155014004	蔷薇科	仙鹤草	地上部分	段		仙鹤草	A
0325	仙鹤草炭	06156155014417	蔷薇科	仙鹤草	地上部分	段	炒炭	仙鹤草炭	E
0326	红芪	06156311013001	豆科	红芪	根	厚片		红芪	A
0327	炙红芪	06156311013353	豆科	红芪	根	厚片	蜜炙	蜜红芪、炙红芪	A
0328	千斤拔	06156311023000	豆科	千斤拔	根	厚片		千斤拔	E
0329	苦参	06156311033009	豆科	苦参	根和根茎	厚片		苦参	A
0330	苦参炭	06156311033418	豆科	苦参	根	厚片	炒炭	苦参炭	D

顺序号	饮片名	饮片代码	来源	药材名	药用部位	饮片规格	炮制方法	常用处方名	备注
0331	牛大力	06156311043008	豆科	牛大力	根	厚片		牛大力	E
0332	黄芪	06156311063006	豆科	黄芪	根	厚片		黄芪	A
0333	炙黄芪	06156311063358	豆科	炙黄芪	根	厚片	蜜炙	炙黄芪、蜜黄芪	A
0334	粉葛	06156311073005	豆科	粉葛	根	厚片或块		粉葛	A
0335	煨粉葛	06156311073807	豆科	粉葛	根	厚片或块	煨	煨粉葛	E
0336	葛根	06156311083004	豆科	葛根	根	厚片		葛根、粉葛根	A
0337	煨葛根	06156311083806	豆科	葛根	根	厚片	煨	煨葛根	D
0338	山豆根	06156313013009	豆科	山豆根	根和根茎	厚片		山豆根、广豆根	A
0339	甘草	06156313023008	豆科	甘草	根和根茎	厚片		甘草、粉甘草	A
0340	炒甘草	06156313023114	豆科	甘草	根和根茎	厚片	炒黄	炒甘草	D
0341	炙甘草	06156313023350	豆科	甘草	根和根茎	厚片	蜜炙	炙甘草、蜜甘草	A
0342	人中黄	06156313023992	豆科	甘草	根和根茎	厚片	特殊加工	人中黄、甘草黄、甘中黄	B
0343	鸡血藤	06156321013008	豆科	鸡血藤	藤茎	片		鸡血藤	A
0344	紫荆木	06156321024004	豆科	紫荆木	藤茎	段		紫荆木	B
0345	过岗龙	06156321034003	豆科	过岗龙	藤茎	段		过岗龙	E
0346	槐枝	06156322013007	豆科	槐枝	嫩枝	片		槐枝	B
0347	皂角刺	06156323013006	豆科	皂角刺	棘刺	厚片		皂角刺、天丁、皂刺针	A
0348	炒皂角刺	06156323013112	豆科	皂角刺	棘刺	厚片	炒黄	炒皂角刺	B
0349	苏木	06156324013005	豆科	苏木	心材	片或细粉		苏木、苏方木	A
0350	降香	06156324025008	豆科	降香	树干和根的心材	小块，碾成细粉或镑片		降香、降真香、紫降香、	A
0351	合欢皮	06156325016005	豆科	合欢皮	树皮	丝或块		合欢皮、夜合欢皮	A
0352	紫荆皮	06156325025007	豆科	紫荆皮	树皮	块		紫荆皮、满条红	D

续表

顺序号	饮片名	饮片代码	来源	药材名	药用部位	饮片规格	炮制方法	常用处方名	备注
0353	海桐皮	06156325036003	豆科	海桐皮	干皮	块或丝		海桐皮	B
0354	番泻叶	06156327011008	豆科	番泻叶	小叶			番泻叶、泻叶	A
0355	槐花	06156332011000	豆科	槐花	花和花蕾			槐花、槐米	A
0356	炒槐花	06156332011116	豆科	槐花	花和花蕾		炒黄	炒槐花、炒槐米	A
0357	槐花炭	06156332011413	豆科	槐花	花和花蕾		炒炭	槐花炭、槐米炭	A
0358	扁豆花	06156332021009	豆科	扁豆花	花			扁豆花	B
0359	合欢花	06156333011009	豆科	合欢花	花蕾和花序			合欢花、合欢米	A
0360	葛花	06156333021008	豆科	葛花	花蕾			葛花	B
0361	猪牙皂	06156342011007	豆科	猪牙皂	果实			猪牙皂、牙皂	A
0362	炒猪牙皂	06156342011113	豆科	猪牙皂	果实		炒黄	炒猪牙皂	D
0363	大皂角	06156342017009	豆科	大皂角	果实	捣碎		大皂角	A
0364	补骨脂	06156342021006	豆科	补骨脂	果实			补骨脂、破故纸、黑故脂	A
0365	盐补骨脂	06156342021334	豆科	补骨脂	果实		盐炙	盐补骨脂	A
0366	黑芝麻拌炒补骨脂	06156342021990	豆科	补骨脂	果实		黑芝麻拌炒	黑芝麻拌炒补骨脂	B
0367	槐角	06156342031005	豆科	槐角	果实			槐角	A
0368	炒槐角	06156342031111	豆科	槐角	果实		炒黄	炒槐角	B
0369	蜜槐角	06156342031357	豆科	槐角	果实		蜜炙	蜜槐角	A
0370	槐角炭	06156342031418	豆科	槐角	果实		炒炭	槐角炭	D
0371	赤小豆	06156346011003	豆科	赤小豆	种子			赤小豆、红豆、赤豆	A
0372	榼藤子	06156346021002	豆科	榼藤子	种子			榼藤子	A
0373	刀豆	06156346031001	豆科	刀豆	种子			刀豆、刀豆子	A
0374	白扁豆	06156346041000	豆科	白扁豆	种子			白扁豆、扁豆	A
0375	炒白扁豆	06156346041116	豆科	白扁豆	种子		炒黄	炒白扁豆	A

顺序号	饮片名	饮片代码	来源	药材名	药用部位	饮片规格	炮制方法	常用处方名	备注
0376	麸炒白扁豆	06156346041215	豆科	白扁豆	种子		麸炒	麸炒白扁豆	E
0377	土炒白扁豆仁	06156346041260	豆科	白扁豆	种子		土炒	土炒白扁豆仁	D
0378	决明子	06156346051009	豆科	决明子	种子			决明子	A
0379	炒决明子	06156346051115	豆科	决明子	种子		炒黄	炒决明子	A
0380	盐决明子	06156346051337	豆科	决明子	种子		盐炙	盐决明子	E
0381	沙苑子	06156346061008	豆科	沙苑子	种子			沙苑子、潼蒺藜、沙苑蒺藜、	A
0382	盐沙苑子	06156346061336	豆科	沙苑子	种子		盐炙	盐沙苑子	A
0383	胡芦巴	06156346071007	豆科	胡芦巴	种子			胡芦巴	A
0384	盐胡芦巴	06156346071335	豆科	胡芦巴	种子		盐炙	盐胡芦巴	A
0385	炒胡芦巴	06156346071113	豆科	胡芦巴	种子		炒黄	炒胡芦巴	D
0386	黑豆	06156346081006	豆科	黑豆	种子			黑豆	A
0387	绿豆	06156346091005	豆科	绿豆	种子			绿豆	B
0388	赤小豆皮	06156347011002	豆科	赤小豆皮	种皮			赤小豆皮	B
0389	绿豆皮	06156347021001	豆科	绿豆皮	种皮			绿豆皮	B
0390	黑豆衣	06156347031000	豆科	黑豆衣	种皮			乌豆衣、黑豆衣	E
0391	鸡骨草	06156351014006	豆科	鸡骨草	全株	段		鸡骨草	A
0392	广金钱草	06156355014002	豆科	广金钱草	地上部分	段		广金钱草	A
0393	儿茶	06156398011006	豆科	儿茶	加工品			儿茶、孩儿茶	A
0394	大豆黄卷	06156398021869	豆科	大豆黄卷	加工品		发芽	大豆黄卷	A
0395	炒淡豆豉	06156398031110	豆科	淡豆豉	加工品		炒黄	炒淡豆豉	B
0396	淡豆豉	06156398031875	豆科	淡豆豉	加工品		发酵	豆豉、淡豆豉	A
0397	老鹳草	06156555014000	牻牛儿苗科	老鹳草	地上部分	段		老鹳草	A
0398	亚麻子	06156746011009	亚麻科	亚麻子	种子			亚麻子、胡麻子、大胡麻	A
0399	蒺藜	06156942011001	蒺藜科	蒺藜	果实			蒺藜、白蒺藜、刺蒺藜	A
0400	炒蒺藜	06156942011117	蒺藜科	蒺藜	果实		炒黄	炒蒺藜	A

续表

顺序号	饮片名	饮片代码	来源	药材名	药用部位	饮片规格	炮制方法	常用处方名	备注
0401	盐蒺藜	06156942011339	蒺藜科	蒺藜	果实		盐炙	盐蒺藜	E
0402	两面针	06157011013001	芸香科	两面针	根	片或段		两面针	A
0403	关黄柏	06157025016005	芸香科	关黄柏	树皮	丝		关黄柏	A
0404	盐关黄柏	06157025016333	芸香科	关黄柏	树皮	丝	盐炙	盐关黄柏	A
0405	关黄柏炭	06157025016418	芸香科	关黄柏	树皮	丝	炒炭	关黄柏炭	A
0406	黄柏	06157025026004	芸香科	黄柏	树皮	丝		黄柏、川黄柏	A
0407	盐黄柏	06157025026332	芸香科	黄柏	树皮	丝	盐炙	盐黄柏	A
0408	黄柏炭	06157025026417	芸香科	黄柏	树皮	丝	炒炭	黄柏炭	A
0409	酒黄柏	06157025026318	芸香科	黄柏	树皮	丝	酒炙	酒黄柏	B
0410	白鲜皮	06157026013003	芸香科	白鲜皮	根皮	厚片		白鲜皮	A
0411	橘叶	06157027016003	芸香科	芸香科	叶	丝		橘叶	D
0412	九里香	06157027017000	芸香科	九里香	叶和嫩枝	碎片		九里香	A
0413	玳玳花	06157033011009	芸香利	玳玳花	花蕾			玳玳花	E
0414	枳实	06157041012005	芸香科	枳实	幼果	薄片		枳实	A
0415	麸炒枳实	06157041012210	芸香科	枳实	幼果	薄片	麸炒	麸炒枳实	A
0416	烫枳实	06157041022226	芸香科	枳实	幼果	薄片	砂烫	烫枳实	D
0417	枳壳	06157042012004	芸香科	枳壳	果实	薄片		枳壳	A
0418	麸炒枳壳	06157042012219	芸香科	枳壳	果实	薄片	麸炒	麸炒枳壳	A
0419	佛手	06157042022003	芸香科	佛手	果实	薄片		佛手、陈佛手、佛手柑	A
0420	吴茱萸	06157042031005	芸香科	吴茱萸	果实			吴茱萸	A
0421	炒吴茱萸	06157042031111	芸香科	吴茱萸	果实		炒黄	炒吴茱萸	D
0422	酒炙吴茱萸	06157042031319	芸香科	吴茱萸	果实		酒炙	酒炙吴茱萸	D
0423	醋炙吴茱萸	06157042031326	芸香科	吴茱萸	果实		醋炙	醋炙吴茱萸	D
0424	盐吴茱萸	06157042031333	芸香科	吴茱萸	果实		盐炙	盐吴茱萸	D
0425	姜汁制吴茱萸	06157042031340	芸香科	吴茱萸	果实		姜汁制	姜汁制吴茱萸	D
0426	制吴茱萸	06157042031371	芸香科	吴茱萸	果实		甘草汁炙	制吴茱萸、甘草制吴茱萸	A
0427	黄连水炙吴茱萸	06157042031395	芸香科	吴茱萸	果实		黄连水炙	黄连水炙吴茱萸	D

顺序号	饮片名	饮片代码	来源	药材名	药用部位	饮片规格	炮制方法	常用处方名	备注
0428	香橼	06157042045002	芸香科	香橼	果实	小块或丝		香橼、香圆	A
0429	化橘红	06157044016000	芸香科	化橘红	外层果皮	丝或块		化橘红	A
0430	花椒	06157044021004	芸香科	花椒	果皮	除去椒目、果柄等		花椒、川椒、蜀椒	A
0431	炒花椒	06157044021110	芸香科	花椒	果皮		炒黄	炒花椒	A
0432	陈皮	06157044036008	芸香科	陈皮	成熟果皮	丝		陈皮、橘皮、广陈皮	A
0433	醋陈皮	06157044036329	芸香科	陈皮	成熟果皮	丝	醋炙	醋陈皮	B
0434	陈皮炭	06157044036411	芸香科	陈皮	成熟果皮	丝	炒炭	陈皮炭	D
0435	蒸陈皮	06157044036602	芸香科	陈皮	成熟果皮	丝	蒸	蒸陈皮	E
0436	青皮	06157044046007	芸香科	青皮	幼果或未成熟果实的果皮	厚片或丝		青皮	A
0437	麸炒青皮	06157044046212	芸香科	青皮	幼果或未成熟果实的果皮	厚片或丝	麸炒	麸炒青皮	B
0438	醋青皮	06157044046328	芸香科	青皮	幼果或未成熟果实的果皮	厚片或丝	醋炙	醋青皮	A
0439	橘红	06157044057003	芸香科	橘红	外层果皮	碎		橘红	A
0440	橘核	06157046011003	芸香科	橘核	种子			橘核	A
0441	盐橘核	06157046011331	芸香科	橘核	种子		盐炙	盐橘核	A
0442	椒目	06157046021002	芸香科	椒目	种子			椒目	B
0443	橘络	06157049016005	芸香科	橘络	果皮内层的筋络	丝		橘络	E
0444	苦木	06157122013006	苦木科	苦木	枝和叶	枝切片，叶切丝		苦木	A
0445	椿皮	06157126016003	苦木科	椿皮	根皮或干皮	丝或段		椿皮、椿白皮	A
0446	麸炒椿皮	06157126016218	苦木科	椿皮	根皮或干皮	丝或段	麸炒	麸炒椿皮	A
0447	鸦胆子	06157142011006	苦木科	鸦胆子	果实	除去果壳		鸦胆子、苦参子	A
0448	凤尾草	06157151024004	凤尾蕨科	凤尾草	全草	段		凤尾草	E
0449	凤眼草	06157142021005	苦木科	凤眼草	成熟果实			凤眼草	D

续表

顺序号	饮片名	饮片代码	来源	药材名	药用部位	饮片规格	炮制方法	常用处方名	备注
0450	青果	06157242011005	橄榄科	青果	果实			青果、橄榄	A
0451	没药	06157292011000	橄榄科	没药	树脂			没药	B
0452	醋没药	06157292011321	橄榄科	没药	树脂		醋炙	没药	A
0453	乳香	06157292021009	橄榄科	乳香	树脂			乳香	B
0454	醋乳香	06157292021320	橄榄科	乳香	树脂		醋炙	醋乳香	A
0455	苦楝皮	06157325016002	楝科	苦楝皮	树皮和根皮	丝		苦楝皮	A
0456	川楝子	06157342011004	楝科	川楝子	果实			川楝子、金铃子	A
0457	炒川楝子	06157342011110	楝科	川楝子	果实		清炒	炒川楝子	A
0458	醋川楝子	06157342011325	楝科	川楝子	果实		醋炙	醋川楝子	B
0459	盐川楝子	06157342011332	楝科	川楝子	果实		盐炙	盐川楝子	D
0460	远志	06157511014003	远志科	远志	根	段		远志	A
0461	蜜远志	06157511014355	远志科	远志	根	段	蜜炙	蜜远志	D
0462	制远志	06157511014713	远志科	远志	根	段	甘草水煮	制远志	A
0463	朱远志	06157511014881	远志科	远志	根	段	朱砂拌	朱远志	D
0464	炆远志	06157511014812	远志科	远志	根	段	炆	炆远志	D
0465	瓜子金	06157551014001	远志科	瓜子金	全草	段		瓜子金	A
0466	金牛草	06157551021009	远志科	金牛草	全草			金牛草	D
0467	京大戟	06157711013004	大戟科	京大戟	根	厚片		京大戟、大戟	A
0468	醋京大戟	06157711013325	大戟科	京大戟	根	厚片	醋炙	醋京大戟、醋大戟	A
0469	生狼毒	06157711033002	大戟科	狼毒	根	片		生狼毒	A
0470	醋狼毒	06157711033323	大戟科	狼毒	根	片	醋炙	狼毒、醋狼毒	A
0471	生甘遂	06157714011007	大戟科	甘遂	块根			生甘遂	A
0472	醋甘遂	06157714011328	大戟科	甘遂	块根		醋炙	甘遂、醋甘遂	A
0473	乌桕	06157725016008	大戟科	乌桕	皮	丝		乌桕	D
0474	龙脷叶	06157727011001	大戟科	龙脷叶	叶			龙脷叶	A
0475	生巴豆	06157742011000	大戟科	巴豆	果实	去皮取净仁		生巴豆	A

续表

顺序号	饮片名	饮片代码	来源	药材名	药用部位	饮片规格	炮制方法	常用处方名	备注
0476	巴豆霜	06157742011833	大戟科	巴豆	果实		制霜或取仁碾细,加适量淀粉使脂肪油含量符合规定	巴豆霜、巴豆	A
0477	余甘子	06157742021009	大戟科	余甘子	果实			余甘子	A
0478	千金子	06157746011006	大戟科	千金子	种子			生千金子	A
0479	千金子霜	06157746011839	大戟科	千金子	种子		制霜	千金子霜、千金子、续随子	A
0480	蓖麻子	06157746021005	大戟科	蓖麻子	种子	用时去壳		蓖麻子、蓖麻仁	A
0481	地锦草	06157751014009	大戟科	地锦草	全草	段		地锦草、地锦、斑地锦	A
0482	泽膝	06157751024008	大戟科	泽膝	全草	段		泽膝	E
0483	透骨草	06157751034007	大戟科	透骨草	全草	段		透骨草	E
0484	珍珠草	06157751044006	大戟科	珍珠草	全草或带根全草	段		珍珠草	E
0485	飞扬草	06157751054005	大戟科	飞扬草	全草	段		飞扬草	A
0486	桐油	06157798011009	大戟科	桐油	种子所榨出的油			桐油、桐子油	B
0487	广枣	06158342011001	漆树科	广枣	果实			广枣	A
0488	芒果核	06158346011007	漆树科	芒果核	种子			芒果核	E
0489	干漆	06158392011419	漆树科	干漆	树脂		炒炭	干漆、干漆炭	A
0490	五倍子	06158399011009	漆树科	五倍子	叶上的虫瘿			五倍子	A
0491	毛冬青	06158511013003	冬青科	毛冬青	根	厚片		毛冬青	E
0492	岗梅	06158511023002	冬青科	岗梅	根	厚片		岗梅、岗梅根	E
0493	救必应	06158525013006	冬青科	救必应	树皮	片		救必应	A
0494	四季青	06158527011000	冬青科	四季青	叶			四季青	A
0495	枸骨叶	06158527021009	冬青科	枸骨叶	叶			枸骨叶、功劳叶	A
0496	雷公藤	06158613013000	卫矛科	雷公藤	根,叶和花	厚片		雷公藤	E

续表

顺序号	饮片名	饮片代码	来源	药材名	药用部位	饮片规格	炮制方法	常用处方名	备注
0497	紫金皮	06158626013004	卫矛科	紫金皮	根皮	片		紫金皮	B
0498	鬼箭羽	06158699011006	卫矛科	鬼箭羽	具翅状物条或翅状附属物			鬼箭羽	E
0499	山香圆叶	06158927016001	省沽油科	山香圆叶	叶	丝		山香圆叶	A
0500	桑芽炭	06159127011421	槭树科	桑芽	嫩芽		煅炭	桑芽炭、青桑炭	B
0501	娑罗子	06159246011005	七叶树科	娑罗子	种子	去外壳		娑罗子、梭罗子	A
0502	荔枝核	06159346011004	无患子科	荔枝核	种子			荔枝核	A
0503	盐荔枝核	06159346011332	无患子科	荔枝核	种子		盐炙	盐荔枝核	A
0504	龙眼肉	06159347011003	无患子科	龙眼肉	种皮			龙眼肉、桂圆肉	A
0505	急性子	06159546011002	凤仙花科	急性子	种子			急性子、凤仙花子	A
0506	铁包金	06159611014006	鼠李科	铁包金	根	段		铁包金	E
0507	大枣	06159642011005	鼠李科	大枣	果实	破开或去核		大枣、红枣	A
0508	酸枣仁	06159646011001	鼠李科	酸枣仁	种子	去残留壳核，用时捣碎		酸枣仁、枣仁	A
0509	炒酸枣仁	06159646011117	鼠李科	酸枣仁	种子		炒黄	炒酸枣仁、炒枣仁	A
0510	枳椇子	06159646021000	鼠李科	枳椇子	种子			枳椇子	D
0511	白蔹	06159714013005	葡萄科	白蔹	块根	厚片		白蔹	A
0512	布渣叶	06159927011003	椴树科	布渣叶	叶			布渣叶	A
0513	木槿皮	06160025011000	锦葵科	木槿皮	皮			木槿皮	D
0514	芙蓉叶	06160027016003	锦葵科	芙蓉叶	叶	丝		芙蓉叶	E
0515	黄蜀葵花	06160031011001	锦葵科	黄蜀葵花	花冠			黄蜀葵花	A
0516	木槿花	06160032021009	木槿花	锦葵科	花			木槿花	D
0517	冬葵果	06160042011007	锦葵科	冬葵果	果实			冬葵果	A
0518	苘麻子	06160046011003	锦葵科	苘麻子	种子			苘麻子	A
0519	木棉花	06160132011009	木棉科	木棉花	花			木棉花	A
0520	半枫荷	06160211023008	梧桐科	半枫荷	根	厚片		半枫荷	E
0521	山芝麻	06160242013412	梧桐科	山芝麻	根	厚片		山芝麻	E

顺序号	饮片名	饮片代码	来源	药材名	药用部位	饮片规格	炮制方法	常用处方名	备注
0522	胖大海	06160246011001	梧桐科	胖大海	种子			胖大海、大海、安南子	A
0523	藤梨根	06160426013009	猕猴桃科		根皮	厚片		藤梨根	E
0524	田基黄	06160751014009	藤黄科		全草	段		田基黄	E
0525	贯叶金丝桃	06160755011004	藤黄科	贯叶金丝桃	地上部分			贯叶金丝桃	A
0526	生藤黄	06160792011005	藤黄科	藤黄	胶质树脂			生藤黄	C
0527	制藤黄	06160792017991	藤黄科	藤黄	胶质树脂	颗粒及粉末	溶解过滤浓缩干燥	制藤黄	E
0528	冰片	06160898011008	龙脑香科	冰片（合成龙脑）	加工品			冰片、梅片、龙脑香	A
0529	西河柳	06161127014005	柽柳科	西河柳	细嫩枝叶	段		西河柳、柽柳	A
0530	紫花地丁	06161451017000	堇菜科	紫花地丁	全草	碎品		紫花地丁、地丁草、地丁	A
0531	大风子	06161546011005	大风子科	大风子	成熟种子			大风子、大枫子	E
0532	小通草	06161623014004	旌节花科	小通草	茎髓	段		小通草	A
0533	沉香	06162324015000	瑞香科	沉香	含有树脂的木材	小块		沉香	A
0534	芫花	06162333011000	瑞香科	芫花	花蕾			芫花	A
0535	醋芫花	06162333011321	瑞香科	芫花	花蕾		醋炙	醋芫花	A
0536	沙棘	06162442011007	胡颓子科	沙棘	果实			沙棘	A
0537	水线草	06162451011005	茜草科	水线草	全草			水线草	E
0538	白花蛇舌草	06162451024005	茜草科	白花蛇舌草	全草	段		白花蛇舌草	E
0539	石榴皮	06162844015009	石榴科	石榴皮	果皮	块		石榴皮	A
0540	石榴皮炭	06162844015412	石榴科	石榴皮	果皮	块	炒炭	石榴皮炭	A
0541	喜树果	06163142011007	珙桐科	喜树果	果实			喜树果	E
0542	西青果	06163341011006	使君子科	西青果	幼果			西青果	A
0543	藏青果	06163341023009	使君子科	藏青果	幼果	厚片		藏青果	E
0544	毛诃子	06163342011005	使君子科	毛诃子	果实			毛诃子	A
0545	诃子	06163342021004	使君子科	诃子	果实			诃子	A
0546	诃子肉	06163342031003	使君子科	诃子	果实	去核		诃子肉、诃黎勒	A

续表

顺序号	饮片名	饮片代码	来源	药材名	药用部位	饮片规格	炮制方法	常用处方名	备注
0547	炒诃子肉	06163342031119	使君子科	诃子肉	果实	去核	炒黄	炒诃子肉	D
0548	煨诃子肉	06163342031805	使君子科	诃子	果实	去核	煨	煨诃子肉	B
0549	使君	06163342041002	使君子科	使君子	果实			使君子	A
0550	使君子仁	06163342051001	使君子科	使君子	果实	除去外壳		使君子仁	A
0551	炒使君子仁	06163342051117	使君子科	使君子	果实		炒黄	炒使君子仁	A
0552	丁香	06163433011006	桃金娘科	丁香	花蕾			丁香、公丁香	A
0553	母丁香	06163442011004	桃金娘科	母丁香	果实			母丁香	A
0554	锁阳	06164151012009	锁阳科	锁阳	肉质茎	薄片		锁阳	A
0555	人参	06164213012008	五加科	人参	根和根茎	薄片		人参、生晒参	A
0556	红参	06164213012602	五加科	人参	根和根茎	薄片	蒸	红参	A
0557	三七粉	06164213027002	五加科	三七	根和根茎	细粉		三七、田七、田山七、参三七、三七粉	A
0558	西洋参	06164211032008	五加科	西洋参	根	薄片		西洋参、洋参、花旗参	A
0559	新开河参	06164211043004	五加科	新开河参	根	厚片		新开河参	E
0560	刺五加	06164213011001	五加科	刺五加	根，根茎和茎			刺五加	A
0561	竹节参	06164215011009	五加科	竹节参	根茎			竹节参、竹三七、竹节三七	A
0562	珠子参	06164215021008	五加科	珠子参	根茎			珠子参、纽子七、珠儿参	A
0563	通草	06164223013002	五加科	通草	茎髓	厚片		通草、方通草、大通草、川通草、通脱木	A
0564	五加皮	06164226013009	五加科	五加皮	根皮	厚片		五加皮、南五加皮	A
0565	鸭脚皮	06164225016001	五加科	鸭脚皮	树皮	丝		鸭脚皮	E

顺序号	饮片名	饮片代码	来源	药材名	药用部位	饮片规格	炮制方法	常用处方名	备注
0566	楤木	06164226023008	五加科	楤木	根皮	厚片		楤木	E
0567	人参叶	06164227011004	五加科	人参叶	叶			人参叶、参叶	A
0568	三七花	06164232011006	五加科	三七花	花			三七花	E
0569	北沙参	06164311014003	伞形科	北沙参	根	段		北沙参、北条参	A
0570	蒸北沙参	06164311014607	伞形科	北沙参	根	段	蒸	蒸北沙参	B
0571	白芷	06164311023005	伞形科	白芷	根	厚片		白芷、川白芷、杭白芷	A
0572	当归	06164311032007	伞形科	当归	根	薄片		当归、全当归	A
0573	炒当归	06164311032113	伞形科	当归	根	薄片	清炒	炒当归	E
0574	土炒当归	06164311032267	伞形科	当归	根	薄片	土炒	土炒当归	D
0575	酒当归	06164311032311	伞形科	当归	根	薄片	酒炙	酒当归	A
0576	当归炭	06164311032410	伞形科	当归	根	薄片	炒炭	土炒当归	D
0577	酒洗当归	06164311032991	伞形科	当归	根	薄片	酒洗	酒洗当归	D
0578	当归尾	06164311042006	伞形科	当归	根	薄片		当归尾	E
0579	防风	06164311053002	伞形科	防风	根	厚片		防风、关防风、北防风	A
0580	防风炭	06164311053415	伞形科	防风	根	厚片	炒炭	防风炭	E
0581	明党参	06164311063001	伞形科	明党参	根	厚片		明党参	A
0582	前胡	06164311072003	伞形科	前胡	根	薄片		前胡、信前胡	A
0583	蜜前胡	06164311072355	伞形科	前胡	根	薄片	蜜炙	蜜前胡、炙前胡	A
0584	独活	06164311082002	伞形科	独活	根	薄片		独活、川独活	A
0585	南柴胡	06164311093008	伞形科	柴胡	根	厚片		柴胡、南柴胡	A
0586	醋南柴胡	06164311093329	伞形科	柴胡	根	厚片	醋炙	醋柴胡、醋南柴胡	A
0587	北柴胡	06164311103004	伞形科	柴胡	根	厚片		柴胡、北柴胡	A
0588	醋北柴胡	06164311103325	伞形科	柴胡	根	厚片	醋炙	醋柴胡、醋北柴胡	A

续表

顺序号	饮片名	饮片代码	来源	药材名	药用部位	饮片规格	炮制方法	常用处方名	备注
0589	酒柴胡	06164311093312	伞形科	柴胡	根	厚片	酒炙	酒柴胡	D
0590	鳖血柴胡	06164311093398	伞形科	柴胡	根	厚片	鳖血炙	鳖血柴胡	D
0591	紫花前胡	06164311112006	伞形科	紫花前胡	根	薄片		紫花前胡	A
0592	羌活	06164313013004	伞形科	羌活	根和根茎	厚片		羌活、川羌	A
0593	藁本	06164313023003	伞形科	藁本	根和根茎	厚片		藁本、西芎	A
0594	川芎	06164315013002	伞形科	川芎	根茎	厚片		川芎、川芎片、芎穷	A
0595	酒川芎	06164315013316	伞形科	川芎	根茎	厚片	酒炙	酒川芎	D
0596	小茴香	06164342011002	伞形科	小茴香	果实			小茴香、茴香	A
0597	盐小茴香	06164342011330	伞形科	小茴香	果实		盐炙	盐小茴香	A
0598	南鹤虱	06164342023005	伞形科	南鹤虱	果实	片		南鹤虱	A
0599	蛇床子	06164342031000	伞形科	蛇床子	果实			蛇床子	A
0600	积雪草	06164351014001	伞形科	积雪草	全草	段		积雪、落得打	A
0601	阿魏	06164392011007	伞形科	阿魏	树脂			阿魏、臭阿魏	A
0602	芫荽	06164351024000	伞形科	芫荽	全草	段		芫荽、胡荽、香菜	B
0603	山萸肉	06164442011001	山茱萸科	山茱萸	果肉	去果核		山茱萸、山萸肉	A
0604	炒山萸肉	06164442011117	山茱萸科	山茱萸	果肉		炒黄	炒山萸肉	B
0605	酒萸肉	06164442011612	山茱萸科	山茱萸	果肉		酒炖或酒蒸	酒萸肉、酒山茱萸	A
0606	鹿衔草	06170351014002	鹿蹄草科	鹿衔草	全草	段		鹿衔草、鹿含草、鹿蹄草	A
0607	满山红	06170427011003	杜鹃花科	满山红	叶			满山红	A
0608	闹羊花	06170432011005	杜鹃花科	闹羊花	花			闹羊花、羊踯躅	A
0609	走马胎	06170511013005	紫金牛科	走马胎	根	厚片		走马胎	E
0610	朱砂根	06170512014001	紫金牛科	朱砂根	根	段		朱砂根	A
0611	矮地茶	06170551014000	紫金牛科	矮地茶	全草	段		矮地茶、紫金牛、平地木	A

顺序号	饮片名	饮片代码	来源	药材名	药用部位	饮片规格	炮制方法	常用处方名	备注
0612	金钱草	06170651014009	报春花科	金钱草	全草	段		金钱草、川金钱草	A
0613	黑枣	06170942011007	柿树科	黑枣	果实			黑枣	E
0614	柿蒂	06170945011004	柿树科	柿蒂	宿萼			柿蒂	A
0615	安息香	06171192011007	安息香科	安息香	树脂			安息香、金银香	A
0616	酒安息香	06171192011311	安息香科	安息香	树脂		酒炙	酒安息香	B
0617	秦皮	06171225016009	木犀科	秦皮	枝皮或干皮	丝		秦皮、北秦皮	A
0618	暴马子皮	06171225026008	木犀科	暴马子皮	干皮或枝皮	丝		暴马子皮	A
0619	苦丁茶	06171227011002	木犀科	苦丁茶	叶			苦丁茶	E
0620	女贞子	06171242011001	木犀科	女贞子	果实			女贞子	A
0621	酒女贞子	06171242011612	木犀科	女贞子	果实		酒炖或酒蒸	酒女贞子、制女贞子	A
0622	盐女贞子	06171242011339	木犀科	女贞子	果实		盐炙	盐女贞子	E
0623	连翘	06171242021000	木犀科	连翘	果实			连翘、黄连翘、青连翘	A
0624	连翘心	06171246011007	木犀科	连翘	种子			连翘心	B
0625	素馨花	06171251011009	木犀科	素馨花	全株			素馨花	E
0626	密蒙花	06171333011002	马钱科	密蒙花	花蕾和花序			密蒙花、蒙花	A
0627	生马钱子	06171346011006	马钱科	马钱子	种子			生马钱子	A
0628	制马钱子	06171346011228	马钱科	马钱子	种子		砂烫	马钱子、制马钱子、番木鳖	A
0629	油炙马钱子	06171346011365	马钱科	马钱子	种子		油炙	油炙马钱子	D
0630	尿制马钱子	06171346011990	马钱科	马钱子	种子		尿制	尿制马钱子	D
0631	马钱子粉	06171346017220	马钱科	马钱子	种子	研碎，加适淀粉使含量符合规定		马钱子粉	A
0632	秦艽	06171411013003	龙胆科	秦艽	根	厚片		秦艽、西大艽、左秦艽	A

续表

顺序号	饮片名	饮片代码	来源	药材名	药用部位	饮片规格	炮制方法	常用处方名	备注
0633	龙胆	06171413014008	龙胆科	龙胆	根和根茎	段		龙胆、龙胆草、胆草	A
0634	酒龙胆	06171413014312	龙胆科	龙胆	根和根茎	段	酒炙	酒龙胆	B
0635	青叶胆	06171451014008	龙胆科	青叶胆	全草	段		青叶胆	A
0636	当药	06171451024007	龙胆科	当药	全草	段		当药	A
0637	络石藤	06171521014006	夹竹桃科	络石藤	带叶藤茎	段		络石藤	A
0638	春根藤	06171522014005	夹竹桃科	春根藤	带叶茎枝	段		春根藤	E
0639	罗布麻叶	06171527011009	夹竹桃科	罗布麻叶	叶			罗布麻叶、罗布麻	A
0640	鸡蛋花	06171532011001	夹竹桃科	鸡蛋花	花			鸡蛋花	E
0641	老君须	06171611013001	萝藦科	老君须	根或地上部分			老君须	D
0642	白前	06171613014006	萝藦科	白前	根和根茎	段		白前	A
0643	炒白前	06171613014112	萝藦科	白前	根和根茎	段	清炒	炒白前	E
0644	蜜白前	06171613014358	萝藦科	白前	根和根茎	段	蜜炙	蜜白前、炙白前	A
0645	白薇	06171613024005	萝藦科	白薇	根和根茎	段		白薇	A
0646	徐长卿	06171613034004	萝藦科	徐长卿	根和根茎	段		徐长卿、寮刁竹、逍遥竹、遥竹逍	A
0647	通关藤	06171621013008	萝藦科	通关藤	藤茎	片		通关藤	A
0648	香加皮	06171626013003	萝藦科	香加皮	根皮	厚片		香加皮、北五加皮	A
0649	五爪龙	06171711013000	旋花科	五爪龙	根或茎叶			五爪龙	E
0650	丁公藤	06171721013007	旋花科	丁公藤	藤茎	片		丁公藤	A
0651	牵牛子	06171746011002	旋花科	牵牛子	种子			牵牛子、二丑、白丑、黑丑	A
0652	炒牵牛子	06171746011118	旋花科	牵牛子	种子		炒黄	炒牵牛子	A
0653	菟丝子	06171746021001	旋花科	菟丝子	种子			菟丝子、吐丝子	A
0654	炒菟丝子	06171746021117	旋花科	菟丝子	种子		炒黄	炒菟丝子	D

顺序号	饮片名	饮片代码	来源	药材名	药用部位	饮片规格	炮制方法	常用处方名	备注
0655	酒菟丝子饼	06171746021612	旋花科	菟丝子	种子		酒蒸	酒菟丝子饼	D
0656	盐菟丝子	06171746021339	旋花科	菟丝子	种子		盐炙	盐菟丝子	A
0657	内蒙紫草	06172011012007	紫草科	紫草	根	薄片		内蒙紫草、紫草	A
0658	新疆紫草	06172011013004	紫草科	紫草	根	厚片或段		新疆紫草、紫草、软紫草	A
0659	大叶紫珠	06172127014001	马鞭草科	大叶紫珠	叶和嫩枝	段		大叶紫珠	A
0660	广东紫珠	06172127024000	马鞭草科	广东紫珠	茎枝和叶	段		广东紫珠	A
0661	牡荆叶	06172127031008	马鞭草科	牡荆叶	新鲜叶			牡荆叶	A
0662	紫珠叶	06172127044008	马鞭草科	紫珠叶	叶	段		紫珠叶	A
0663	蔓荆子	06172142011009	马鞭草科	蔓荆子	果实			蔓荆子	A
0664	炒蔓荆子	06172142011115	马鞭草科	蔓荆子	果实		炒黄	炒蔓荆子	A
0665	马鞭草	06172155014004	马鞭草科	马鞭草	地上部分	段		马鞭草	A
0666	黄芩片	06172211012005	唇形科	黄芩	根	薄片	蒸或煮	黄芩片、黄芩、子芩、枯芩	A
0667	炒黄芩	06172211012111	唇形科	黄芩	根	薄片	炒黄	炒黄芩	B
0668	酒黄芩	06172211012319	唇形科	黄芩	根	薄片	酒炙	酒黄芩、酒炒黄芩	A
0669	黄芩炭	06172211012418	唇形科	黄芩	根	薄片	炒炭	黄芩炭	D
0670	丹参	06172213013000	唇形科	丹参	根和根茎	厚片		丹参、紫丹参、赤丹参	A
0671	炒丹参	06172213013116	唇形科	丹参	根和根茎	厚片	炒黄	炒丹参	B
0672	酒丹参	06172213013314	唇形科	丹参	根和根茎	厚片	酒炙	酒丹参	A
0673	猪心血拌丹参	06172213013994	唇形科	丹参	根和根茎	厚片	猪心血拌	猪心血拌丹参	D
0674	紫苏梗	06172222013008	唇形科	紫苏梗	茎	厚片		紫苏梗、苏梗	A
0675	紫苏叶	06172227017001	唇形科	紫苏叶	叶或带嫩枝的叶	碎品		紫苏叶、苏叶	A
0676	荆芥穗	06172231011002	唇形科	荆芥穗	花穗			荆芥穗	A
0677	荆芥穗炭	06172231011415	唇形科	荆芥穗	花穗		炒炭	荆芥穗炭	A
0678	夏枯草	06172231021001	唇形科	夏枯草	果穗			夏枯草	A

续表

顺序号	饮片名	饮片代码	来源	药材名	药用部位	饮片规格	炮制方法	常用处方名	备注
0679	炒茺蔚子	06172242011114	唇形科	茺蔚子	果实		清炒	炒茺蔚子、炒茺玉子	A
0680	紫苏子	06172242021007	唇形科	紫苏子	果实			紫苏子、苏子	A
0681	炒紫苏子	06172242021113	唇形科	紫苏子	果实		炒黄	炒紫苏子、炒苏子	A
0682	蜜苏子	06172242021359	唇形科	苏子	果实		蜜炙	蜜苏子	D
0683	苏子霜	06172242021830	唇形科	苏子	果实		制霜	苏子霜	D
0684	半枝莲	06172251014007	唇形科	半枝莲	全草	段		半枝莲	A
0685	筋骨草	06172251024006	唇形科	筋骨草	全草	段		筋骨草	A
0686	猫须草	06172251034005	唇形科	猫须草	全草	段		猫须草	E
0687	溪黄草	06172251041003	唇形科	溪黄草	全草			溪黄草	E
0688	土茵陈	06172252034004	唇形科	土茵陈	地上部分	段		土茵陈	E
0689	广藿香	06172255014003	唇形科	广藿香	地上部分	段		广藿香、藿香	A
0690	连钱草	06172255024002	唇形科	连钱草	地上部分	段		连钱草、活血丹	A
0691	泽兰	06172255034001	唇形科	泽兰	地上部分	段		泽兰	A
0692	荆芥	06172255044000	唇形科	荆芥	地上部分	段		荆芥	A
0693	炒荆芥	06172255044116	唇形科	荆芥	花穗	段	炒黄	炒荆芥	B
0694	荆芥炭	06172255044413	唇形科	荆芥	地上部分	段	炒炭	荆芥炭	A
0695	香薷	06172255054009	唇形科	香薷	地上部分	段		香薷	A
0696	鲜益母草	06172255068006	唇形科	益母草	地上部分	鲜用		鲜益母草	A
0697	干益母草	06172255064008	唇形科	益母草	地上部分	段		益母草、坤草、茺蔚草	A
0698	酒益母草	06172255064312	唇形科	益母草	地上部分	段	酒炙	酒益母草	D
0699	醋益母草	06172255064329	唇形科	益母草	地上部分	段	醋炙	醋益母草	E
0700	薄荷	06172255074007	唇形科	薄荷	地上部分	短段		薄荷	A
0701	冬凌草	06172255084006	唇形科	冬凌草	地上部分	段		冬凌草	A
0702	独一味	06172255097006	唇形科	独一味	地上部分	碎片		独一味	A
0703	断血流	06172255104001	唇形科	断血流	地上部分	段		断血流	A
0704	薄荷脑	06172299011006	唇形科	薄荷脑	加工品			薄荷脑	E
0705	华山参	06173211011007	茄科	华山参	根			华山参	A
0706	白茄根	06173213011005	茄科	白茄根	根和根茎			白茄根	D
0707	地骨皮	06173326011009	茄科	地骨皮	根皮	除去木心		地骨皮	A

续表

顺序号	饮片名	饮片代码	来源	药材名	药用部位	饮片规格	炮制方法	常用处方名	备注
0708	洋金花	06172332011000	茄科	洋金花	花			洋金花、曼陀罗花、凤茄花、白曼陀罗花	A
0709	枸杞子	06172342021006	茄科	枸杞子	果实			枸杞子、枸杞、甘枸杞	A
0710	炒枸杞子	06172342021112	茄科	枸杞子	果实		炒黄	炒枸杞子	B
0711	酒蒸枸杞	06172342021617	茄科	枸杞子	果实		酒蒸	酒蒸枸杞	B
0712	辣椒	06172342031005	茄科	辣椒	果实			辣椒	A
0713	锦灯笼	06172345011004	茄科	锦灯笼	宿萼或带果实的宿萼			锦灯笼	A
0714	天仙子	06172346011003	茄科	天仙子	种子			天仙子、莨菪子	A
0715	颠茄草	06172351011005	茄科	颠茄草	全草			颠茄草	A
0716	白英	06172351024005	茄科	白英	全草	段		白英	E
0717	龙葵	06172355014002	茄科	龙葵	地上部分	段		龙葵	E
0718	玄参	06172411012003	玄参科	玄参	根	薄片		玄参、元参	A
0719	盐玄参	06172411012331	玄参科	玄参	根	薄片	盐炙	盐玄参	E
0720	地黄	06172414013007	玄参科	地黄	块根	厚片		地黄、生地、生地黄、干生地	A
0721	酒地黄	06172414013311	玄参科	地黄	块根	厚片	酒炙	酒地黄	B
0722	地黄炭	06172414013410	玄参科	地黄	块根	厚片	炒炭	生地炭、地黄炭	B
0723	熟地炭	06172414013915	玄参科	地黄	块根	厚片	炒炭	熟地炭	E
0724	熟地黄	06172414013618	玄参科	地黄	块根	厚片	酒炖或蒸	熟地黄、熟地	A
0725	炆地黄	06172414013816	玄参科	地黄	块根	厚片	炆	炆地黄	D
0726	胡黄连	06172415012009	玄参科	胡黄连	根茎	薄片		胡黄连、胡连	A
0727	苦玄参	06172451011004	玄参科	苦玄参	全草			苦玄参	A
0728	洪连	06172451021003	玄参科	洪连	全草			洪连	A
0729	独脚金	06172451044002	玄参科	独脚金	全草	段		独脚金	E
0730	鬼羽箭	06172451054001	玄参科	鬼羽箭	全草	段		鬼羽箭	E
0731	北刘寄奴	06172451034003	玄参科	北刘寄奴	全草	段		北刘寄奴	A

续表

顺序号	饮片名	饮片代码	来源	药材名	药用部位	饮片规格	炮制方法	常用处方名	备注
0732	凌霄花	06172532021007	紫葳科	凌霄花	花			凌霄花、紫薇花	A
0733	木蝴蝶	06172546011001	紫葳科	木蝴蝶	种子			木蝴蝶、千张纸、玉蝴蝶	A
0734	黑芝麻	06172646021009	脂麻科	黑芝麻	种子			黑芝麻、胡麻、胡麻仁	A
0735	炒黑芝麻	06172646021115	脂麻科	黑芝麻	种子		炒黄	炒黑芝麻	A
0736	麻油	06172698011003	脂麻科	麻油	加工品			麻油	B
0737	肉苁蓉片	06172851013004	列当科	肉苁蓉	带鳞叶的肉质茎	厚片		肉苁蓉、大芸	A
0738	酒苁蓉	06172851013318	列当科	肉苁蓉	带鳞叶的肉质茎	厚片	酒炙	酒苁蓉	A
0739	石吊兰	06172955014006	苦苣苔科	石吊兰	地上部分	段		石吊兰	A
0740	南板蓝根	06173113013008	爵床科	南板蓝根	根和根茎	厚片		南板蓝根	A
0741	穿心莲	06173155014001	爵床科	穿心莲	地上部分	段		穿心莲、一见喜	A
0742	小驳骨	06173156014000	爵床科	小驳骨	地上部分	段		小驳骨	A
0743	车前子	06173446011009	车前科	车前子	种子			车前子	A
0744	炒车前子	06173446011115	车前科	车前子	种子		炒黄	炒车前子	B
0745	酒车前子	06173446011313	车前科	车前子	种子		酒炙	炒车前子	B
0746	盐车前子	06173446011337	车前科	车前子	种子		盐炙	盐车前子	A
0747	车前草	06173451014002	车前科	车前草	全草	段		车前草	A
0748	巴戟天	06173511011002	茜草科	巴戟天	根			巴戟天	A
0749	巴戟肉	06173511014607	茜草科	巴戟天	根	段	蒸透,除去木心	巴戟肉	A
0750	盐巴戟天	06173511014638	茜草科	巴戟天	根	段	盐蒸	盐巴戟天	A
0751	制巴戟天	06173511014690	茜草科	巴戟天	根	段	甘草汁蒸	制巴戟天	A
0752	酒巴戟天	06173511014317	茜草科	巴戟天	根	段	酒炙	酒巴戟天	E
0753	六月雪	06173511023005	茜草科	六月雪	根	厚片		六月雪	E
0754	茜草	06173513013004	茜草科	茜草	根和根茎	厚片或段		茜草	A
0755	茜草炭	06173513013417	茜草科	茜草	根和根茎	厚片或段	炒炭	茜草炭	A
0756	红大戟	06173514013003	茜草科	红大戟	块根	厚片		红大戟、京大戟	A
0757	醋红大戟	06173514013324	茜草科	红大戟	根	厚片	醋炙	醋红大戟	D

顺序号	饮片名	饮片代码	来源	药材名	药用部位	饮片规格	炮制方法	常用处方名	备注
0758	钩藤	06173522014009	茜草科	钩藤	带钩茎枝	段		钩藤、双钩、双钩藤	A
0759	栀子	06173542017004	茜草科	栀子	果实	碾碎		栀子	A
0760	炒栀子	06173542017110	茜草科	栀子	果实	碾碎	炒黄	炒栀子	A
0761	焦栀子	06173542017127	茜草科	栀子	果实	碾碎	炒焦	焦栀子	A
0762	姜栀子	06173542017349	茜草科	栀子	果实	碎块	姜炙	姜栀子	D
0763	栀子炭	06173542017417	茜草科	栀子	果实	碎块	炒炭	栀子炭	B
0764	忍冬藤	06173621014009	忍冬科	忍冬藤	茎枝	段		忍冬藤、金银藤、银花藤	A
0765	山银花	06173632011004	忍冬科	山银花	花蕾或带初开的花			山银花	A
0766	金银花	06173632021003	忍冬科	金银花	花蕾或带初开的花			金银花、忍冬花、银花、二花、双花	A
0767	蜜金银花	06173632021355	忍冬科	金银花	花蕾或带初开的花		蜜炙	蜜金银花	E
0768	金银花炭	06173632021416	忍冬科	金银花	花蕾或带初开的花		炒炭	金银花炭	D
0769	墓头回	06173811013003	败酱科	墓头回	根	片		墓头回	D
0770	甘松	06173813013001	败酱科	甘松	根和根茎	片		甘松	A
0771	蜘蛛香	06173813023000	败酱科	蜘蛛香	根和根茎	片		蜘蛛香	A
0772	败酱草	06173851014008	败酱科	败酱草	全草	段		败酱草	E
0773	续断片	06173911013002	川续断科	续断	根	厚片		续断、川断、川续断	A
0774	酒续断	06173911013316	川续断科	续断	根	厚片	酒炙	酒续断	A
0775	盐续断	06173911013330	川续断科	续断	根	厚片	盐炙	盐续断	A
0776	翼首草	06173951014007	川续断科	翼首草	全草	段		翼首草	A
0777	天花粉	06174011013008	葫芦科	天花粉	根	厚片		天花粉、花粉、瓜蒌根、栝楼根	A
0778	土贝母	06174016011009	葫芦科	土贝母	块茎			土贝母	A
0779	瓜蒌	06174042015002	葫芦科	瓜蒌	果实	丝或块		栝楼、瓜蒌、全瓜蒌	A

续表

顺序号	饮片名	饮片代码	来源	药材名	药用部位	饮片规格	炮制方法	常用处方名	备注
0780	蜜瓜蒌	06174042015354	葫芦科	瓜蒌	果实	丝或块	蜜炙	蜜瓜蒌	D
0781	罗汉果	06174042021003	葫芦科	罗汉果	果实			罗汉果	A
0782	葫芦	06174042032009	葫芦科	葫芦	近成熟果实	薄片		葫芦	D
0783	苦瓜干	06174042041001	葫芦科	苦瓜干	果实			苦瓜干	E
0784	丝瓜络	06174044014003	葫芦科	丝瓜络	果实的维管束	段		丝瓜络	A
0785	冬瓜皮	06174044025009	葫芦科	冬瓜皮	外层果皮	块或宽丝		冬瓜皮	A
0786	瓜蒌皮	06174044036005	葫芦科	瓜蒌皮	果皮	丝		瓜蒌皮、栝蒌皮	A
0787	西瓜翠衣	06174044045007	葫芦科	西瓜皮	果皮	块		西瓜翠衣、西瓜皮	B
0788	瓜蒂	06174045051007	葫芦科	瓜蒂	果梗			瓜蒂	B
0789	木鳖子	06174046017002	葫芦科	木鳖子	种子	去壳取仁捣碎		木鳖子	A
0790	木鳖子霜	06174046011833	葫芦科	木鳖子	种子		制霜	木鳖子霜	A
0791	瓜蒌子	06174046021009	葫芦科	瓜蒌子	种子	除去干瘪种子		瓜蒌子、瓜蒌仁、栝楼子、栝楼仁	A
0792	炒瓜蒌子	06174046021115	葫芦科	瓜蒌子	种子	除去干瘪种子	炒黄	炒瓜蒌子	A
0793	蜜瓜蒌子	06174046021351	葫芦科	瓜蒌子	种子		蜜炙	蜜瓜蒌子	D
0794	瓜蒌子霜	06174046021832	葫芦科	瓜蒌子	种子		制霜	瓜蒌子霜	D
0795	甜瓜子	06174046031008	葫芦科	甜瓜子	种子			甜瓜子	A
0796	冬瓜仁	06174046041007	葫芦科	冬瓜子	种子			冬瓜子	A
0797	炒冬瓜子	06174046041113	葫芦科	冬瓜子	种子		炒黄	炒冬瓜子	D
0798	绞股蓝	06174051014003	葫芦科	绞股蓝	全草	段		绞股蓝	E
0799	西瓜霜	06174098011836	葫芦科	西瓜霜	加工品		制霜	西瓜霜	A
0800	南沙参	06174111013007	桔梗科	南沙参	根	厚片		南沙参、沙参	A
0801	党参片	06174111023006	桔梗科	党参	根	厚片		党参、潞党、台党	A
0802	米炒党参	06174111023259	桔梗科	党参	根	厚片	米炒	米炒党参	A
0803	蜜党参	06174111023358	桔梗科	党参	根	厚片	蜜炙	蜜党参	D
0804	桔梗	06174111033005	桔梗科	桔梗	根	厚片		桔梗、北桔梗、南桔梗、苦桔梗、玉桔梗	A

顺序号	饮片名	饮片代码	来源	药材名	药用部位	饮片规格	炮制方法	常用处方名	备注
0805	山海螺	06174111043004	桔梗科	山海螺	根	厚片		山海螺	E
0806	半边莲	06174151014002	桔梗科	半边莲	全草	段		半边莲	A
0807	土木香	06174411013004	菊科	土木香	根	片		土木香	A
0808	川木香	06174411023003	菊科	川木香	根	厚片		川木香	A
0809	煨川木香	06174411023805	菊科	川木香	根	厚片	煨	煨川木香	A
0810	木香	06174411033002	菊科	木香	根	厚片		木香、广木香、云木香	A
0811	煨木香	06174411033804	菊科	木香	根	厚片	煨	煨木香	A
0812	酒洗木香	06174411033996	菊科	木香	根	片	酒洗	酒洗木香	D
0813	禹州漏芦	06174411043001	菊科	禹州漏芦	根	厚片		禹州漏芦	A
0814	漏芦	06174411053000	菊科	漏芦	根	厚片		漏芦	A
0815	紫菀	06174413013002	菊科	紫菀	根和根茎	厚片或段		紫菀	A
0816	蜜紫菀	06174413013354	菊科	紫菀	根和根茎	厚片或段	蜜炙	蜜紫菀、炙紫菀	A
0817	白术	06174415023009	菊科	白术	根茎	厚片		白术	A
0818	焦白术	06174415023122	菊科	白术	根茎	厚片	炒焦	焦白术	D
0819	麸炒白术	06174415023214	菊科	白术	根茎	厚片	麸炒	麸炒白术、炒白术	A
0820	土炒白术	06174415023269	菊科	白术	根茎	厚片	土炒	土炒白术	D
0821	白术炭	06174415023412	菊科	白术	根茎	厚片	炒炭	白术炭	E
0822	制白术	06174415023603	菊科	白术	根茎	厚片	蒸	制白术	D
0823	漂白术	06174415023900	菊科	白术	根茎	厚片	米泔水漂	漂白术	D
0824	苍术	06174415033008	菊科	苍术	根茎	厚片		苍术、茅苍术	A
0825	麸炒苍术	06174415033213	菊科	苍术	根茎	厚片	麸炒	麸炒苍术	A
0826	漂苍术	06174415033909	菊科	苍术	根茎	厚片	米泔水漂	漂苍术	B
0827	艾叶	06174427011001	菊科	艾叶	叶	去梗		艾叶	A
0828	炒艾叶	06174427011117	菊科	艾叶	叶	去梗	炒黄	炒艾叶	B
0829	醋艾叶	06174427011322	菊科	艾叶	叶	去梗	醋炙	醋艾叶	D
0830	醋艾炭	06174427011940	菊科	艾叶	叶	去梗	炒炭,喷醋	醋艾炭	A
0831	艾叶炭	06174427011414	菊科	艾叶	叶	去梗	炒炭	艾叶炭	D
0832	旋覆花	06174431011004	菊科	旋覆花	头状花序	去梗、叶		旋覆花	A
0833	蜜旋覆花	06174431011356	菊科	旋覆花	头状花序	去梗、叶	蜜炙	蜜旋覆花、炙旋覆花	A

续表

顺序号	饮片名	饮片代码	来源	药材名	药用部位	饮片规格	炮制方法	常用处方名	备注
0834	菊花	06174431021003	菊科	菊花	头状花序			菊花、白菊花、亳菊、杭菊、甘菊、滁菊、贡菊	A
0835	菊花炭	06174431021416	菊科	菊花	头状花序		炒炭	菊花炭	D
0836	野菊花	06174431031002	菊科	野菊花	头状花序			野菊花	A
0837	红花	06174432011003	菊科	红花	花			红花	A
0838	雪莲花	06174432021002	菊科	雪莲花	带花全株			雪莲花	E
0839	款冬花	06174433011002	菊科	款冬花	花蕾	去残梗		款冬花、冬花	A
0840	蜜款冬花	06174433011354	菊科	款冬花	花蕾	去残梗	蜜炙	蜜款冬花、炙款冬花、炙冬花	A
0841	水飞蓟	06174442011000	菊科	水飞蓟	果实			水飞蓟	A
0842	牛蒡子	06174442021009	菊科	牛蒡子	果实			牛蒡子、大力子、鼠粘子	A
0843	炒牛蒡子	06174442021115	菊科	牛蒡子	果实		炒黄	炒牛蒡子	A
0844	苍耳子	06174442031008	菊科	苍耳子	带总苞的果实			苍耳子	A
0845	炒苍耳子	06174442031114	菊科	苍耳子	带总苞的果实		炒黄，去刺	炒苍耳子	A
0846	鹤虱	06174442041007	菊科	鹤虱	果实			鹤虱	A
0847	一枝黄花	06174451014009	菊科	一枝黄花	全草	段		一枝黄花	A
0848	灯盏细辛	06174451021007	菊科	灯盏细辛	全草			灯盏细辛、灯盏花	A
0849	鹅不食草	06174451034007	菊科	鹅不食草	全草	段		鹅不食草、石胡荽	A
0850	蒲公英	06174451044006	菊科	蒲公英	全草	段		蒲公英、黄花地丁	A
0851	白眉草	06174451054005	菊科	白眉草	全草	段		白眉草	E
0852	鼠曲草	06174451064004	菊科	鼠曲草	全草	段		鼠曲草、佛耳草	D
0853	大蓟	06174455014005	菊科	大蓟	地上部分	段		大蓟	A

顺序号	饮片名	饮片代码	来源	药材名	药用部位	饮片规格	炮制方法	常用处方名	备注
0854	大蓟炭	06174455014418	菊科	大蓟	地上部分	段	炒炭	大蓟炭	A
0855	小蓟	06174455024004	菊科	小蓟	地上部分	段		小蓟	A
0856	小蓟炭	06174455024417	菊科	小蓟	地上部分	段	炒炭	小蓟炭	A
0857	天山雪莲	06174455031002	菊科	天山雪莲	地上部分			天山雪莲	A
0858	佩兰	06174455044002	菊科	佩兰	地上部分	段		佩兰	A
0859	金沸草	06174455054001	菊科	金沸草	地上部分	段	.	金沸草、旋覆梗	A
0860	青蒿	06174455064000	菊科	青蒿	地上部分	段		青蒿	A
0861	茵陈	06174455077000	菊科	茵陈	地上部分	搓碎或切碎		绵茵陈、茵陈	A
0862	菊苣	06174455084008	菊科	菊苣	地上部分或根	段		菊苣	A
0863	豨莶草	06174455094007	菊科	豨莶草	地上部分	段		豨莶草	A
0864	酒豨莶草	06174455094618	菊科	豨莶草	地上部分	段	酒蒸	酒豨莶草	A
0865	墨旱莲	06174455104003	菊科	墨旱莲	地上部分	段		墨旱莲	A
0866	千里光	06174455111001	菊科	千里光	地上部分			千里光	A
0867	金龙胆草	06174455124001	菊科	金龙胆草	地上部分	段		金龙胆草	A
0868	臭灵丹草	06174455131009	菊科	臭灵丹草	地上部分			臭灵丹草	A
0869	野马追	06174455144009	菊科	野马追	地上部分	段		野马追	A
0870	蓍草	06174455151007	菊科	蓍草	地上部分			蓍草	A
0871	艾片	06174498011009	菊科	艾片	加工品			艾片	A
0872	生蒲黄	06190135011003	香蒲科	蒲黄	花粉			生蒲黄	A
0873	炒蒲黄	06190135011119	香蒲科	蒲黄	花粉		炒黄	炒蒲黄	D
0874	蒲黄炭	06190135011416	香蒲科	蒲黄	花粉		炒炭	蒲黄炭	A
0875	三棱	06190316012003	黑三棱科	三棱	块茎	薄片		三棱、荆三棱	A
0876	酒三棱	06190316012317	黑三棱科	三棱	块茎	薄片	酒炙	酒三棱	B
0877	醋三棱	06190316012324	黑三棱科	三棱	块茎	薄片	醋炙	醋三棱	A
0878	泽泻	06190816013005	泽泻科	泽泻	块茎	厚片		泽泻	A
0879	麸炒泽泻	06190816013210	泽泻科	泽泻	块茎	厚片	麸炒	麸炒泽泻	D
0880	盐泽泻	06190816013333	泽泻科	泽泻	块茎	厚片	盐炙	盐泽泻	A
0881	糯稻根	06191211013003	禾本科	糯稻根	根	厚片		糯稻根	E
0882	白茅根	06191215014006	禾本科	白茅根	根茎	段		白茅根、茅根	A
0883	炒白茅根	06191215014112	禾本科	白茅根	根茎	段	清炒	炒白茅根	E

续表

顺序号	饮片名	饮片代码	来源	药材名	药用部位	饮片规格	炮制方法	常用处方名	备注
0884	茅根炭	06191215014419	禾本科	白茅根	根茎	段	炒炭	茅根炭	A
0885	芦根	06191215024005	禾本科	芦根	根茎	段		芦根	A
0886	鲜芦根	06191215028003	禾本科	芦根	根茎	鲜用		鲜芦根	A
0887	苇根	06191215034004	禾本科	苇根	根茎	段		苇根、苇茎	E
0888	竹茹	06191222014006	禾本科	竹茹	茎秆的干燥中间层	段或小团		竹茹	A
0889	麸炒竹茹	06191222014211	禾本科	竹茹	茎秆的干燥中间层	段或小团	麸炒	麸炒竹茹	E
0890	姜竹茹	06191222014341	禾本科	竹茹	茎秆的干燥中间层	段或小团	姜炙	姜竹茹	A
0891	淡竹叶	06191227014001	禾本科	淡竹叶	茎叶	段		淡竹叶	A
0892	竹叶心	06191227021009	禾本科	竹叶心	嫩叶			竹叶心	B
0893	苦竹叶	06191227031008	禾本科	苦竹叶	嫩叶			苦竹叶	D
0894	玉米须	06191231011003	禾本科	玉米须	花柱			玉米须	E
0895	薏苡仁	06191246011005	禾本科	薏苡仁	种仁			薏苡仁、苡仁、苡米	A
0896	炒薏苡仁	06191246011111	禾本科	薏苡仁	种仁		炒黄	炒薏苡仁	D
0897	麸炒薏苡仁	06191246011210	禾本科	薏苡仁	种仁		麸炒	麸炒薏苡仁	A
0898	土炒薏苡仁	06191246011265	禾本科	薏苡仁	种仁		土炒	土炒薏苡仁	D
0899	陈仓米	06191246021004	禾本科	陈仓米	种仁			陈仓米	B
0900	浮小麦	06191246031003	禾本科	浮小麦	种子			浮小麦	E
0901	炒浮小麦	06191246031119	禾本科	浮小麦	干瘪轻浮的颖果		炒黄	炒浮小麦	D
0902	粳米	06191246041002	禾本科	粳米	种仁			粳米	B
0903	糯米	06191246051001	禾本科	糯米	种仁			糯米	B
0904	炒糯米	06191246051117	禾本科	糯米	种仁		炒黄	炒糯米	B
0905	小麦	06191246061000	禾本科	小麦	种子			小麦	B
0906	杵头糠	06191246071009	禾本科	杵头糠	颖果经加工而脱下的种皮			杵头糠	B
0907	谷芽	06191298011862	禾本科	谷芽	加工品		发芽	谷芽	A
0908	炒谷芽	06191298011114	禾本科	谷芽	加工品		炒黄	炒谷芽	A
0909	焦谷芽	06191298011121	禾本科	谷芽	加工品		炒焦	焦谷芽	A

顺序号	饮片名	饮片代码	来源	药材名	药用部位	饮片规格	炮制方法	常用处方名	备注
0910	麦芽	06191298021861	禾本科	麦芽	加工品		发芽	麦芽	A
0911	麦芽曲	06191298021878	禾本科	麦芽	加工品		发酵	麦芽曲	B
0912	麦芽炭	06191298021410	禾本科	麦芽	加工品		炒炭	麦芽炭	E
0913	麸炒麦芽	06191298021946	禾本科	麦芽	加工品		发芽、麸炒	麸炒麦芽	E
0914	炒麦芽	06191298021113	禾本科	麦芽	加工品		炒黄	炒麦芽	A
0915	焦麦芽	06191298021120	禾本科	麦芽	加工品		炒焦	焦麦芽	A
0916	稻芽	06191298031860	禾本科	稻芽	加工品		发芽	稻芽	A
0917	炒稻芽	06191298031112	禾本科	稻芽	加工品		炒黄	炒稻芽	A
0918	焦稻芽	06191298031129	禾本科	稻芽	加工品		炒焦	焦稻芽	A
0919	天竺黄	06191299011007	禾本科	天竺黄	分泌液			天竺黄	A
0920	香附	06191315013008	莎草科	香附	根茎	厚片或碾碎		香附	A
0921	酒香附	06191315013312	莎草科	香附	根茎	厚片或碾碎	酒炙	酒香附	D
0922	醋香附	06191315013329	莎草科	香附	根茎	厚片或碾碎	醋炙	醋香附	A
0923	香附炭	06191315013411	莎草科	香附	根茎	厚片或碾碎	炒炭	香附炭	D
0924	四制香附	06191315013992	莎草科	香附	根茎	厚片或碾碎	姜汁、盐水、酒、醋制	四制香附	D
0925	棕榈	06191428011007	棕榈科	棕榈	叶柄			棕榈、棕板	A
0926	棕榈炭	06191428011427	棕榈科	棕榈	叶柄		煅炭	棕榈炭、陈棕炭	A
0927	大腹毛	06191444011005	棕榈科	大腹毛	果皮			大腹皮、大腹毛、槟榔皮	A
0928	大腹皮	06191444024005	棕榈科	大腹皮	果皮	段		大腹皮、大腹毛、槟榔皮	A
0929	槟榔	06191446012000	棕榈科	槟榔	种子	薄片		槟榔、大白、大腹子、花槟榔	A
0930	炒槟榔	06191446012116	棕榈科	槟榔	种子	薄片	炒黄	炒槟榔	A

续表

顺序号	饮片名	饮片代码	来源	药材名	药用部位	饮片规格	炮制方法	常用处方名	备注
0931	焦槟榔	06191446012123	棕榈科	槟榔	种子	薄片	炒焦	焦槟榔	A
0932	葵树子	06191446022009	棕榈科	葵树子	种子			葵树子	E
0933	血竭	06191492017004	棕榈科	血竭	树脂	碎粒或细末		血竭、麒麟竭	A
0934	千年健	06191615013005	天南星科	千年健	根茎	片		千年健	A
0935	石菖蒲	06191615023004	天南星科	石菖蒲	根茎	厚片		石菖蒲	A
0936	麸炒石菖蒲	06191615023219	天南星科	石菖蒲	根茎	厚片	麸炒	麸炒石菖蒲	E
0937	姜石菖蒲	06191615023349	天南星科	石菖蒲	根茎	厚片	姜炙	姜石菖蒲	E
0938	藏菖蒲	06191615033003	天南星科	藏菖蒲	根茎	片		藏菖蒲	A
0939	生天南星	06191616011000	天南星科	天南星	块茎			生天南星、生南星	A
0940	制天南星	06191616011727	天南星科	天南星	块茎		姜矾制	天南星、制南星、南星	A
0941	胆南星	06191616011994	天南星科	天南星	块茎		胆汁制	胆南星、胆星	A
0942	生半夏	06191616021009	天南星科	半夏	块茎			生半夏	A
0943	法半夏	06191616021719	天南星科	半夏	块茎		甘草石灰水制	半夏、法夏、法半夏	A
0944	姜半夏	06191616021726	天南星科	半夏	块茎		姜矾制	姜半夏	A
0945	清半夏	06191616021733	天南星科	半夏	块茎		白矾制	清半夏	A
0946	仙半夏	06191616021924	天南星科	半夏	块茎		仙制	仙半夏	D
0947	竹沥半夏	06191616021931	天南星科	半夏	块茎		竹沥制	竹沥半夏	D
0948	生白附子	06191616031008	天南星科	白附子	块茎			生白附子	A
0949	制白附子	06191616032722	天南星科	白附子	块茎	薄片	姜矾制	白附子、禹白附、制白附子	A
0950	姜水半夏	06191616041724	天南星科	水半夏	块茎	薄片	姜矾制	姜水半夏	E
0951	浮萍	06191751011002	浮萍科	浮萍	全草			浮萍、紫萍、紫背浮萍	A
0952	谷精草	06192231014001	谷精草科	谷精草	带花茎的头状花序	段		谷精草、谷精珠	A
0953	鸭跖草	06192455014009	鸭跖草科	鸭跖草	地上部分	段		鸭跖草	A
0954	灯心草	06192723014007	灯心草科	灯心草	茎髓	段		灯心草、灯心	A

顺序号	饮片名	饮片代码	来源	药材名	药用部位	饮片规格	炮制方法	常用处方名	备注
0955	灯心炭	06192723014427	灯心草科	灯心草	茎髓	段	煅炭	灯心炭、灯心草炭	A
0956	青黛拌灯心	06192751011894	灯心草科	灯心草	全草		青黛拌	青黛拌灯心	D
0957	朱砂拌灯心	06192723014885	灯心草科	灯心草	茎髓	段	朱砂拌	朱砂拌灯心	D
0958	百部	06192814013001	百部科	百部	块根	厚片		百部	A
0959	炒百部	06192814013117	百部科	百部	块根	厚片	清炒	炒百部	E
0960	蜜百部	06192814013353	百部科	百部	块根	厚片	蜜炙	蜜百部、炙百部	A
0961	蒸百部	06192814013605	百部科	百部	块根	厚片	蒸	蒸百部	B
0962	萱草根	06192911012006	百合科	萱草根	根	薄片		萱草根	D
0963	山麦冬	06192914011006	百合科	山麦冬	块根			山麦冬、湖北麦冬	A
0964	天冬	06192914022002	百合科	天冬	块根	薄片		天冬、天门冬	A
0965	蒸天冬	06192914022606	百合科	天冬	块根	薄片	蒸	蒸天冬	B
0966	麦冬	06192914031004	百合科	麦冬	块根			麦冬、麦门冬、寸冬	A
0967	蒸麦冬	06192914031608	百合科	麦冬	块根		蒸	蒸麦冬	B
0968	朱麦冬	06192914031882	百合科	麦冬	块根		朱砂拌	朱麦冬	D
0969	黛麦冬	06192914031899	百合科	麦冬	块根		青黛拌	黛麦冬	B
0970	土茯苓	06192915012002	百合科	土茯苓	根茎	薄片		土茯苓	A
0971	玉竹	06192915023008	百合科	玉竹	根茎	厚片或段		玉竹、葳蕤	A
0972	酒玉竹	06192915023312	百合科	玉竹	根茎	厚片或段	酒炙	酒玉竹	E
0973	炙玉竹	06192915023350	百合科	玉竹	根茎	厚片或段	蜜炙	炙玉竹	E
0974	知母	06192915033007	百合科	知母	根茎	厚片		知母	A
0975	盐知母	06192915033335	百合科	知母	根茎	厚片	盐炙	盐知母	A
0976	重楼	06192915042009	百合科	重楼	根茎	薄片		重楼、蚤休、七叶一枝花	A
0977	菝葜	06192915053005	百合科	菝葜	根茎	片		菝葜	A
0978	黄精	06192915063004	百合科	黄精	根茎	厚片		黄精	A
0979	酒黄精	06192915063615	百合科	黄精	根茎	厚片	酒炖或酒蒸	酒黄精	A

续表

顺序号	饮片名	饮片代码	来源	药材名	药用部位	饮片规格	炮制方法	常用处方名	备注
0980	炆黄精	06192915063813	百合科	黄精	根茎	厚片	炆	炆黄精	D
0981	金刚藤	06192915073003	百合科	金刚藤	根茎	厚片		金刚藤	E
0982	大蒜	06192917011003	百合科	大蒜	鳞茎			大蒜	A
0983	川贝母	06192917021002	百合科	川贝母	鳞茎			川贝母、川贝	A
0984	蒸川贝母	06192917021606	百合科	川贝母	鳞茎		蒸	蒸川贝母	B
0985	平贝母	06192917031001	百合科	平贝母	鳞茎			平贝母、平贝	A
0986	伊贝母	06192917041000	百合科	伊贝母	鳞茎			伊贝母、新疆贝母	A
0987	百合	06192917051009	百合科	百合	肉质鳞叶			百合、野百合	A
0988	蜜百合	06192917051351	百合科	百合	肉质鳞叶		蜜炙	蜜百合、炙百合	A
0989	光慈菇	06192917061008	百合科	光慈菇	鳞茎			光慈菇	D
0990	浙贝母	06192917063002	百合科	浙贝母	鳞茎	厚片或碎块		浙贝母、浙贝、大贝、象贝	A
0991	湖北贝母	06192917071007	百合科	湖北贝母	鳞茎			湖北贝母	A
0992	薤白	06192917081006	百合科	薤白	鳞茎			薤白	A
0993	韭白	06192917091005	百合科	韭白	鳞茎			韭白	B
0994	葱白	06192917101001	百合科	葱白	鳞茎或全草入药			葱白	B
0995	韭菜子	06192946011005	百合科	韭菜子	种子			韭菜子	A
0996	盐韭菜子	06192946011333	百合科	韭菜子	种子		盐炙	盐韭菜子	A
0997	芦荟	06192998015006	百合科	芦荟	加工品	小块		芦荟	A
0998	仙茅	06193015014002	石蒜科	仙茅	根茎	段		仙茅、仙茅根	A
0999	铁树叶	06193027016001	龙舌兰科	铁树叶	叶	丝		铁树叶	E
1000	山药	06193215013003	薯蓣科	山药	根茎	厚片		山药、怀山药	A
1001	炒山药	06193215013119	薯蓣科	山药	根茎	厚片	清炒	炒山药	E
1002	麸炒山药	06193215013218	薯蓣科	山药	根茎	厚片	麸炒	麸炒山药	A
1003	土炒山药	06193215013263	薯蓣科	山药	根茎	厚片	土炒	土炒山药	D
1004	乳山药	06193215013690	薯蓣科	山药	根茎	厚片	乳蒸	乳山药	B

顺序号	饮片名	饮片代码	来源	药材名	药用部位	饮片规格	炮制方法	常用处方名	备注
1005	穿山龙	06193215023002	薯蓣科	穿山龙	根茎	厚片		穿山龙	A
1006	粉萆薢	06193215033001	薯蓣科	粉萆薢	根茎	片		粉萆薢、萆薢	A
1007	绵萆薢	06193215043000	薯蓣科	绵萆薢	根茎	片		绵萆薢、川萆薢、萆薢	A
1008	黄山药	06193215053009	薯蓣科	黄山药	根茎	片		黄山药	A
1009	黄药子	06193216013002	薯蓣科	黄药子	块茎	厚片		黄药子	B
1010	川射干	06193315012005	鸢尾科	川射干	根茎	薄片		川射干	A
1011	射干	06193315022004	鸢尾科	射干	根茎	薄片		射干、乌扇	A
1012	西红花	06193336011001	鸢尾科	西红花	柱头			西红花、藏红花、番红花	A
1013	马蔺子	06193346011008	鸢尾科	马蔺子	成熟种子			马蔺子	D
1014	郁金	06193514012004	姜科	郁金	块根	薄片		郁金、温郁金、广郁金、川郁金	A
1015	炒郁金	06193514012110	姜科	郁金	块根	薄片	炒黄	炒郁金	D
1016	酒郁金	06193514012318	姜科	郁金	块根	薄片	酒炙	酒郁金	D
1017	醋郁金	06193514012325	姜科	郁金	块根	薄片	醋炙	醋郁金	D
1018	山奈	06193515013000	姜科	山奈	根茎	片		山奈	A
1019	干姜	06193515023009	姜科	干姜	根茎	厚片或块		干姜、干姜片	A
1020	炒干姜	06193515023115	姜科	干姜	根茎	厚片或块	炒黄	炒干姜	B
1021	姜炭	06193515023412	姜科	干姜	根茎	厚片或块	炒炭	姜炭、干姜炭	A
1022	炮姜	06193515023221	姜科	干姜	根茎	厚片或块	砂烫	炮姜	A
1023	片姜黄	06193515033008	姜科	片姜黄	根茎	厚片		片姜黄	A
1024	生姜	06193515043007	姜科	生姜	根茎	厚片		生姜	A
1025	姜皮	06193526041009	姜科	生姜	根茎外皮	削取外皮		姜皮、生姜皮	A
1026	煨姜	06193515043809	姜科	生姜	根茎	厚片或块	煨	煨姜	B
1027	姜黄	06193515053006	姜科	姜黄	根茎	厚片		姜黄	A
1028	莪术	06193515073004	姜科	莪术	根茎	厚片		莪术、蓬术、文术、蓬莪术	A

续表

顺序号	饮片名	饮片代码	来源	药材名	药用部位	饮片规格	炮制方法	常用处方名	备注
1029	麸炒莪术	06193515073212	姜科	莪术	根茎	厚片	麸炒	麸炒莪术	B
1030	醋莪术	06193515073325	姜科	莪术	根茎	厚片	醋炙	醋莪术	A
1031	高良姜	06193515082006	姜科	高良姜	根茎	薄片		高良姜、良姜	A
1032	红豆蔻	06193542011000	姜科	红豆蔻	果实			红豆蔻	A
1033	豆蔻	06193542021009	姜科	豆蔻	果实			豆蔻、白豆蔻	A
1034	砂仁	06193542031008	姜科	砂仁	果实			砂仁、阳春砂	A
1035	炒砂仁	06193542031114	姜科	砂仁	果实		炒黄	炒砂仁	B
1036	盐砂仁	06193542031336	姜科	砂仁	果实		盐炙	盐砂仁	D
1037	草果仁	06193542041007	姜科	草果	果实		清炒后去壳取仁	草果、草果仁	A
1038	炒草果仁	06193542041113	姜科	草果仁	果实		炒黄	炒草果仁	D
1039	姜草果仁	06193542041342	姜科	草果	果实		姜炙	姜草果仁	A
1040	益智仁	06193542051006	姜科	益智	果实	去外壳		益智仁、益智	A
1041	炒益智仁	06193542051112	姜科	益智	果实	去外壳	炒	炒益智仁	B
1042	盐益智仁	06193542051334	姜科	益智	果实	去外壳	盐炙	盐益智仁、盐益智	A
1043	天麻	06193916012008	兰科	天麻	块茎	薄片		天麻、明天麻	A
1044	姜天麻	06193916012343	兰科	天麻	块茎	薄片	姜制	姜天麻	B
1045	白及	06193916022007	兰科	白及	块茎	薄片		白及	A
1046	山慈菇	06193917012007	兰科	山慈菇	假鳞茎	薄片		山慈菇、毛慈菇、冰球子	A
1047	青天葵	06193927021006	兰科	青天葵	叶			青天葵	E
1048	干石斛	06193922014003	兰科	石斛	茎	段		干石斛、石斛、黄草	A
1049	鲜石斛	06193922018001	兰科	石斛	茎	鲜用		鲜石斛	A
1050	铁皮石斛	06193922021001	兰科	铁皮石斛	茎			铁皮石斛	A
1051	昆布	06199961016008	多来源	昆布	叶状体	宽丝		昆布	A
1052	青黛	06199998011878	多来源	青黛	加工品		发酵	青黛	A
1053	建神曲	06199998021877	多来源	建神曲	加工品		发酵	建神曲	D

顺序号	饮片名	饮片代码	来源	药材名	药用部位	饮片规格	炮制方法	常用处方名	备注
1054	炒建神曲	06199998021112	多来源	建神曲	加工品		炒黄	炒建神曲	D
1055	六神曲	06199998031876	多来源	六神曲	加工品		发酵	六神曲	B
1056	焦六神曲	06199998031128	多来源	六神曲	加工品		炒焦	焦六神曲	D
1057	麸炒神曲	06199998031210	多来源	六神曲	加工品		麸炒	麸炒神曲、麸炒六神曲	B
1058	饴糖	06199998041004	多来源	饴糖	加工品			饴糖	B
1059	半夏曲	06199998051874	多来源	半夏曲	加工品		发酵	半夏曲	B
1060	炒半夏曲	06199998051119	多来源	半夏曲	加工品		炒黄	炒半夏曲	B
1061	黄酒	06199998061002	多来源	黄酒	加工品			黄酒	B
1062	白酒	06199998071001	多来源	白酒	加工品			白酒	B
1063	冰糖	06199998081000	多来源	冰糖	加工品			冰糖	B
1064	百草霜	06199999011006	多来源	百草霜	灶额及烟炉中墨烟			百草霜	B
1065	紫河车	06200141015008	人科	紫河车	干燥胎盘	小块或细粉		紫河车、胎盘	A
1066	血余炭	06200149011422	人科	血余炭	头发		煅炭	血余炭、血余	A
1067	煅人中白	06200149025511	人科	人中白	人尿自然沉结的固体物	块	明煅	煅人中白	E
1068	九香虫	06200211011008	蝽科	九香虫	全体			九香虫、屁巴虫、打屁虫	A
1069	炒九香虫	06200211011114	蝽科	九香虫	全体		炒黄	炒九香虫	A
1070	土鳖虫（䗪虫）	06200311011007	鳖蠊科	土鳖虫（䗪虫）	雌虫体			土鳖虫、䗪虫、土元、地鳖	A
1071	瓦楞子	06200423017003	蚶科	瓦楞子	贝壳	碎片		瓦楞子	A
1072	煅瓦楞子	06200423017515	蚶科	瓦楞子	贝壳	碎片	明煅	煅瓦楞子	A
1073	羊肉	06200511015003	牛科	羊肉	肉	块		羊肉	B
1074	水牛角	06200522013005	牛科	水牛角	角	片		水牛角、水牛角片、牛角	A
1075	水牛角粉	06200522017003	牛科	水牛角	角	粗粉		水牛角粉	A
1076	羚羊角镑片	06200522023004	牛科	羚羊角	角	片		羚羊角片、羚羊角	A

续表

顺序号	饮片名	饮片代码	来源	药材名	药用部位	饮片规格	炮制方法	常用处方名	备注
1077	羚羊角粉	06200522027002	牛科	羚羊角	角	细粉		羚羊角粉	A
1078	牛黄	06200541011006	牛科	牛黄	胆结石			牛黄、西牛黄	A
1079	山羊血	06200541021005	牛科	山羊血	血			山羊血	D
1080	羊草结	06200541031004	牛科	羊草结	胃内的草结块			羊草结	E
1081	乌梢蛇肉	06200612011003	游蛇科	乌梢蛇	去内脏动物体	去头、鳞片及皮骨		乌梢蛇肉	A
1082	乌梢蛇	06200612014004	游蛇科	乌梢蛇	去内脏动物体	寸段		乌梢蛇	A
1083	酒乌梢蛇	06200612014318	游蛇科	乌梢蛇	去内脏动物体	段	酒炙	酒乌梢蛇	A
1084	蛇蜕	06200621014002	游蛇科	蛇蜕	干燥表皮膜	段		蛇蜕、龙衣	A
1085	酒蛇蜕	06200621014316	游蛇科	蛇蜕	干燥表皮膜	段	酒炙	酒蛇蜕、酒龙衣	A
1086	水蛭	06200711014004	水蛭科	水蛭	全体	段		水蛭	A
1087	烫水蛭	06200711014240	水蛭科	水蛭	全体	段	滑石粉烫	烫水蛭	A
1088	石决明	06200823027008	鲍科	石决明	贝壳	碎粒		石决明	A
1089	盐煅石决明	06200823027336	鲍科	石决明	贝壳	粉或碎块	盐煅	盐煅石决明	D
1090	煅石决明	06200823027510	鲍科	石决明	贝壳	碎粒	明煅	煅石决明	A
1091	地龙	06200912014001	钜蚓科	地龙	去内脏动物体	段		地龙、广地龙	A
1092	酒地龙	06200912014315	钜蚓科	地龙	去内脏动物体	段	酒制	酒地龙	D
1093	甘草泡地龙	06200912014711	钜蚓科	地龙	去内脏动物体	段	甘草泡	甘草泡地龙	E
1094	虫白蜡	06201041011008	介壳虫科	虫白蜡	分泌物			虫白蜡、白蜡、川白蜡、川蜡	A
1095	全蝎	06201111011006	钳蝎科	全蝎	全体			全蝎、全虫、淡全蝎	A
1096	牡蛎	06201223017002	牡蛎科	牡蛎	贝壳	碎块		牡蛎	A
1097	醋牡蛎	06201223017323	牡蛎科	牡蛎	贝壳	碎块	醋炙	醋牡蛎	E
1098	盐牡蛎	06201223017330	牡蛎科	牡蛎	贝壳	碎块	盐炙	盐牡蛎	E

续表

顺序号	饮片名	饮片代码	来源	药材名	药用部位	饮片规格	炮制方法	常用处方名	备注
1099	煅牡蛎	06201223017514	牡蛎科	牡蛎	贝壳	碎块	明煅	煅牡蛎	A
1100	龟甲	06201323011009	龟科	龟甲	背甲及腹甲	沸水煮，去皮肉		龟甲	A
1101	龟胶珠	06201342011233	龟科	龟甲胶	加工品		蛤粉炒	龟胶珠	B
1102	醋龟甲	06201323011320	龟科	龟甲	背甲及腹甲		砂烫醋淬	醋龟甲	A
1103	龟甲胶	06201342011967	龟科	龟甲胶	加工品		制胶	龟甲胶、龟胶	A
1104	阿胶	06201442011003	马科	阿胶	加工品			阿胶、驴皮胶	A
1105	阿胶珠	06201442011232	马科	阿胶	加工品		蛤粉炒	阿胶珠	A
1106	蒲黄炒阿胶	06201442011997	马科	阿胶	加工品		蒲黄炒	蒲黄炒阿胶	D
1107	鸡子黄	06201541011003	雉科	鸡子黄	蛋黄			鸡子黄	B
1108	凤凰衣	06201541021002	雉科	凤凰衣	卵膜			凤凰衣	D
1109	鸡内金	06201549011005	雉科	鸡内金	沙囊内壁	洗净		鸡内金	A
1110	炒鸡内金	06201549011227	雉科	鸡内金	沙囊内壁	洗净	清炒或烫	炒鸡内金	A
1111	醋鸡内金	06201549011326	雉科	鸡内金	沙囊内壁	洗净	炒，喷醋	醋鸡内金	A
1112	金钱白花蛇	06201612014001	眼镜蛇科	金钱白花蛇	幼蛇干燥体	段		金钱白花蛇、银环蛇、金钱蛇	A
1113	哈蟆油	06201732011003	蛙科	哈蟆油	输卵管			哈蟆油、哈土蟆油	A
1114	穿山甲	06201823011004	鲮鲤科	穿山甲	鳞甲			穿山甲、山甲	A
1115	炮山甲	06201823011226	鲮鲤科	穿山甲	鳞甲		砂烫	炮穿山甲、炮山甲	A
1116	醋山甲	06201823011325	鲮鲤科	穿山甲	鳞甲		砂烫醋淬	醋山甲	A
1117	海马	06201912011007	海龙科	海马	去内脏动物体			海马	A
1118	制海马	06201912011243	海龙科	海马	去内脏动物体		滑石粉炒	制海马	D
1119	海龙	06201912021006	海龙科	海龙	去内脏动物体			海龙	A
1120	海螵蛸	06202031015006	乌贼科	海螵蛸	内壳	小块		海螵蛸、乌贼骨	A

续表

顺序号	饮片名	饮片代码	来源	药材名	药用部位	饮片规格	炮制方法	常用处方名	备注
1121	炒海螵蛸	06202031015112	乌贼科	海螵蛸	内壳	小块	炒黄	炒海螵蛸	D
1122	桑螵蛸	06202141011608	螳螂科	桑螵蛸	卵鞘		蒸	桑螵蛸	A
1123	盐桑螵蛸	06202141011332	螳螂科	桑螵蛸	卵鞘		盐炙	盐桑螵蛸	D
1124	猪脊髓	06202231011006	猪科	猪脊髓	脊骨髓			猪脊髓	B
1125	猪胆粉	06202232017007	猪科	猪胆粉	加工品			猪胆粉	A
1126	鹿角	06202322013001	鹿科	鹿角	已骨化的角或锯茸后翌年春季脱落的角基	片或粗末		鹿角、鹿角片、鹿角粉	A
1127	鹿茸片	06202322022003	鹿科	鹿茸	幼角	薄片		鹿茸片	A
1128	鹿茸粉	06202322027008	鹿科	鹿茸	幼角	细粉		鹿茸粉	A
1129	麝香	06202341011002	鹿科	麝香	雄鹿香囊中的干燥分泌物			麝香	A
1130	鹿角胶	06202342011964	鹿科	鹿角胶	加工品		制胶	鹿角胶	A
1131	鹿胶珠	06202342011230	鹿科	鹿角胶	加工品		蛤粉炒	鹿胶珠	B
1132	鹿角霜	06202342011926	鹿科	鹿角霜	去胶质的角块		制霜	鹿角霜	A
1133	生斑蝥	06202411011000	芫青科	斑蝥	全体			生斑蝥	A
1134	米斑蝥	06202411011253	芫青科	斑蝥	全体		米炒，除去头、翅、足	米斑蝥	A
1135	青娘虫	06202411021009	芫青科	青娘虫	全体			生青娘虫、生青娘子	C
1136	米炒青娘虫	06202411021252	芫青科	青娘子	全体		米炒	米炒青娘虫、米炒青娘子	D
1137	蛤壳	06202523017006	帘蛤科	蛤壳	贝壳	碾碎		蛤壳	A
1138	煅蛤壳	06202523017518	帘蛤科	蛤壳	贝壳	碎块	明煅	煅蛤壳	A
1139	守宫	06202611011008	壁虎科	守宫	干燥全体			守宫、壁虎	E
1140	蛤蚧	06202612015005	壁虎科	蛤蚧	去内脏动物体	去鳞及头、足，切成小块		蛤蚧	A

顺序号	饮片名	饮片代码	来源	药材名	药用部位	饮片规格	炮制方法	常用处方名	备注
1141	酒蛤蚧	06202612015319	壁虎科	蛤蚧	去内脏动物体	去鳞及头、足，切成小块	黄酒浸润	酒蛤蚧	A
1142	蜈蚣	06202711014008	蜈蚣科	蜈蚣	全体	段		蜈蚣	A
1143	蜂房	06202849015007	胡蜂科	蜂房	蜂巢	块		蜂房、露蜂房	A
1144	制蜂房	06202849015113	胡蜂科	蜂房	蜂巢	块	炒黄	制蜂房	E
1145	酒制蜂胶	06202941011006	蜜蜂科	蜂胶	分泌物	粉碎，乙醇溶解，回收乙醇		酒制蜂胶	A
1146	蜂蜜	06202941021005	蜜蜂科	蜂蜜	蜜蜂酿的蜜			蜂蜜	A
1147	蜂蜡	06202941031004	蜜蜂科	蜂蜡	分泌物	除去杂质		蜂蜡、黄蜡	A
1148	红娘虫	06203011011001	蝉科	红娘虫	全体			生红娘虫	C
1149	米炒红娘虫	06203011011254	蝉科	红娘虫	全体		米炒	米炒红娘虫	D
1150	蝉蜕	06203021011008	蝉科	蝉蜕	若虫羽化时脱落的皮壳			蝉蜕	A
1151	蕲蛇肉	06203112011009	蝰科	蕲蛇	去内脏动物体	去头，黄酒闷透，去鳞、骨		蕲蛇肉	A
1152	蕲蛇	06203112014000	蝰科	蕲蛇	去内脏动物体	去头、鳞，切成寸段		蕲蛇	A
1153	酒蕲蛇	06203112014314	蝰科	蕲蛇	去内脏动物体	段	酒炙	酒蕲蛇	A
1154	僵蚕	06203211011009	蚕蛾科	僵蚕	全体			僵蚕	A
1155	炒僵蚕	06203211011214	蚕蛾科	僵蚕	全体		麸炒	炒僵蚕、麸炒僵蚕	A
1156	姜僵蚕	06203211011344	蚕蛾科	僵蚕	全体		姜制	姜僵蚕	E
1157	蚕砂	06203241011000	蚕蛾科	蚕砂	粪便			蚕砂	B
1158	蚕茧炭	06203249011415	蚕蛾科	蚕茧	茧		炒炭	蚕茧炭	D
1159	干蟾	06203311011008	蟾蜍科	干蟾	全体			干蟾	E
1160	蟾皮	06203321015003	蟾蜍科	蟾皮	皮	块		蟾皮	E
1161	蟾酥粉	06203341017001	蟾蜍科	蟾酥	分泌物	4粉		蟾酥粉	A
1162	鳖甲	06203423011002	鳖科	鳖甲	背甲	沸水煮，去皮肉		鳖甲	A

续表

顺序号	饮片名	饮片代码	来源	药材名	药用部位	饮片规格	炮制方法	常用处方名	备注
1163	醋鳖甲	06203423011323	鳖科	鳖甲	背甲		砂烫醋淬	醋鳖甲	A
1164	夜明砂	06203541011007	蝙蝠科	夜明砂	粪便			夜明砂	E
1165	鱼脑石	06203631011009	石首鱼科	鱼脑石	头盖骨的耳石			鱼脑石、鱼脑骨	B
1166	鱼鳔胶	06203632011008	石首鱼科	鱼鳔胶	鱼鳔			鱼鳔胶	D
1167	制鱼鳔胶	06203632011237	石首鱼科	鱼鳔胶	鱼鳔		蛤粉或滑石粉炒	制鱼鳔胶	D
1168	獭肝	06203732011007	鼬科	獭肝	肝脏			獭肝	B
1169	炙狗骨	06203831011311	犬科	狗骨	骨骼		酒炙	炙狗骨	B
1170	黄狗鞭	06203832011006	犬科	黄狗鞭	阴茎和睾丸			黄狗鞭	E
1171	玳瑁	06203923011007	海龟科	玳瑁	背甲			玳瑁	B
1172	五灵脂	06204041011009	鼯鼠科	五灵脂	粪便			五灵脂	B
1173	炒五灵脂	06204041011115	鼯鼠科	五灵脂	粪便		炒黄	炒五灵脂	B
1174	酒五灵脂	06204041011313	鼯鼠科	五灵脂	粪便		酒炙	酒五灵脂	B
1175	醋五灵脂	06204041011320	鼯鼠科	五灵脂	粪便		醋炙	醋五灵脂	B
1176	紫梢花	06204211011006	淡水海绵科	紫梢花	全体			紫梢花	D
1177	煅鹅管石	06204331011412	树珊瑚科	鹅管石	石灰质骨骼		煅	煅鹅管石	D
1178	鹅管石	06204331011009	树珊瑚科	鹅管石	石灰质骨骼			鹅管石	D
1179	珊瑚	06204531011007	矶花科	珊瑚	石灰质骨骼			珊瑚	D
1180	紫草茸	06204641011003	胶蚧科	紫草茸	分泌物			紫草茸	D
1181	焙蝼蛄	06204711011803	蝼蛄科	蝼蛄	全体		焙	焙蝼蛄	D
1182	蝼蛄	06204711011001	蝼蛄科	蝼蛄	全体			蝼蛄	D
1183	没食子	06204811011000	壳斗科	没食子	虫瘿			没食子	D
1184	炒虻虫	06204911021114	虻科	虻虫	雌虫体		炒黄	炒虻虫	D
1185	虻虫	06204911011009	虻科	虻虫	全体			虻虫	D
1186	米炒虻虫	06204711011254	虻科	虻虫	全体			米炒虻虫	E
1187	螃蟹壳	06205023011000	方蟹科	螃蟹壳	甲壳			螃蟹壳	D
1188	蛴螬	06205111011004	金龟子科	蛴螬	幼虫			蛴螬	D
1189	炒蛴螬	06205111011110	金龟子科	蛴螬	幼虫		炒黄	炒蛴螬	B
1190	蜣螂	06205111021003	金龟子科	蜣螂	全虫			蜣螂	B
1191	煅紫贝齿	06205223011510	宝贝科	紫贝齿	贝壳		明煅	煅紫贝齿	D
1192	紫贝齿	06205223011008	宝贝科	紫贝齿	贝壳			紫贝齿	D
1193	蟋蟀	06205311011002	蟋蟀科	蟋蟀	全体			蟋蟀	D
1194	象皮	06205421011008	象科	象皮	皮			象皮	D
1195	制象皮	06205421011244	象科	象皮	皮		滑石粉炒	制象皮	D

续表

顺序号	饮片名	饮片代码	来源	药材名	药用部位	饮片规格	炮制方法	常用处方名	备注
1196	象牙	06205449011004	象科	象牙	牙齿			象牙	D
1197	象牙丝	06205449027005	象科	象牙丝	牙齿	碎屑		象牙丝	E
1198	黑蚂蚁	06205511011000	蚁科	黑蚂蚁	全体			黑蚂蚁	E
1199	红蚂蚁	06205511021009	蚁科	红蚂蚁	全体			红蚂蚁	E
1200	金沙牛	06205611011009	蚁蛉科	金沙牛	幼虫			金沙牛	E
1201	刺猬皮	06205721016000	刺猬科	猬皮	皮	丝		刺猬皮	E
11202	五谷虫	06205911011006	丽蝇科	五谷虫	幼虫或蛹壳			五谷虫	E
1203	鼠妇虫	06205811011007	甲虫科	鼠妇虫	全体			鼠妇虫	E
1204	鲤鱼	06206011011002	鲤科	鲤鱼	肉或全体			鲤鱼	B
1205	珍珠母	06299923017002	多来源	珍珠母	贝壳	打碎		珍珠母	A
1206	煅珍珠母	06299923017514	多来源	珍珠母	贝壳	打碎	明煅	煅珍珠母	A
1207	海狗肾	06299932011008	多来源	海狗肾	雄性外生殖器			海狗肾	D
1208	制海狗肾	06299932011244	海豹科	海狗肾	阴茎和睾丸		滑石粉烫	制海狗肾	D
1209	珍珠	06299941011006	多来源	珍珠	珍珠			珍珠	A
1210	珍珠粉	06299941017855	多来源	珍珠	珍珠	细粉	水飞制成最细粉	珍珠粉	A
1211	人工牛黄	06299998011004	多来源	人工牛黄	加工品			人工牛黄	A
1212	大青盐	06300111011006	卤化物类石盐族湖盐结晶体	大青盐	矿物			大青盐	A
1213	玄精石	06300211011005	石膏矿石	玄精石	矿物			玄精石	D
1214	石膏	06300211017007	硫酸盐类矿物硬石膏族	石膏	矿物	粗粉		石膏	A
1215	蜜炙石膏	06300211017359	硫酸盐类矿物硬石膏族	石膏	矿物	粉	蜜炙	蜜炙石膏	D
1216	煅石膏	06300211017519	硫酸盐类矿物矾石经加工提炼制成	石膏	矿物	粉	明煅	煅石膏、熟石膏	A
1217	胆矾	06300311021003	硫酸盐类	胆矾	矿物			胆矾	D
1218	白矾	06300311011004	硫酸盐类矿物矾石经加工提炼制成	白矾	矿物			白矾、明矾	A
1219	枯矾	06300311011516	硫酸盐类矿物芒硝族	白矾	矿物		明煅	枯矾、煅白矾	A

续表

顺序号	饮片名	饮片代码	来源	药材名	药用部位	饮片规格	炮制方法	常用处方名	备注
1220	芒硝	06300411011003	硫酸盐类矿物芒硝族	芒硝	矿物			芒硝、朴硝	A
1221	玄明粉	06300411021002	硫酸盐类矿物芒硝族	玄明粉	芒硝经分化干燥制成			玄明粉、风化硝、元明粉	A
1222	水银	06300501021004	辰砂矿	水银	矿物			水银	C
1223	朱砂粉	06300511017851	硫化物类矿物辰砂族	朱砂	矿物	粉	水飞	朱砂、朱砂粉、辰砂粉	A
1224	自然铜	06300611017003	硫化物类矿物黄铁矿族	自然铜	矿物	碎块		自然铜	A
1225	煅自然铜	06300611017522	硫化物类矿物黄铁矿族	自然铜	矿物	碎块	煅淬	煅自然铜	A
1226	红粉	06300711017002	红氧化汞	红粉	矿物	粉		红粉	A
1227	白石脂	06300811011009	硅酸盐的白陶土	白石脂	矿物			白石脂	D
1228	醋白石脂	06300811011320	硅酸盐的白陶土	白石脂	矿物		醋制	醋白石脂	D
1229	金精石	06300811021008	硅酸盐类	金精石	矿物			金精石	D
1230	煅金精石	06300811021510	硅酸盐类矿物	金精石	矿物		煅	煅金精石	D
1231	赤石脂	06300811017001	硅酸盐类矿物多水高岭石族	赤石脂	矿物	打碎或研细粉		赤石脂	A
1232	煅赤石脂	06300811017513	硅酸盐类矿物多水高岭石族	赤石脂	矿物	碎块	明煅	煅赤石脂	A
1233	白石英	06300811027000	硅酸盐类矿物多水高岭石族	白石英	矿物	碎块		白石英	D
1234	醋白石英	06300811027321	硅酸盐类矿物多水高岭石族	白石英	矿物	碎块	醋制	醋白石英	D
1235	阳起石	06300811031007	硅酸盐类	阳起石	矿物			阳起石	D
1236	醋阳起石	06300811031328	硅酸盐类矿物	阳起石	矿物		醋制	醋阳起石	D

顺序号	饮片名	饮片代码	来源	药材名	药用部位	饮片规格	炮制方法	常用处方名	备注
1237	煅阳起石	06300811031519	硅酸盐类矿物	阳起石	矿物		明煅	煅阳起石	D
1238	阴起石	06300812031006	硅酸盐类	阴起石	矿物			阴起石	D
1239	酒阴起石	06300812031310	短纤维的石棉类矿石	阴起石	矿物		酒炙	酒阴起石	D
1240	花蕊石	06300911017000	变质岩类	花蕊石	矿物	碎块		花蕊石	A
1241	煅花蕊石	06300911017512	变质岩类	花蕊石	矿物	碎块	明煅	煅花蕊石	A
1242	金礞石	06300911021007	变质岩类	金礞石	矿物			金礞石	A
1243	煅金礞石	06300911021519	变质岩类	金礞石	矿物		明煅	煅金礞石	A
1244	青礞石	06300911035004	变质岩类	青礞石	矿物	小块		青礞石、礞石	A
1245	煅青礞石	06300911035516	变质岩类	青礞石	矿物	小块	明煅	煅青礞石、煅礞石	A
1246	皂矾（绿矾）	06301011017006	硫酸盐类矿物水绿矾	皂矾（绿矾）	矿物	碎块		皂矾、绿矾	A
1247	煅皂矾	06301011017518	硫酸盐类矿物水绿矾	皂矾（绿矾）	矿物	碎块	明煅	煅皂矾	A
1248	寒水石	06301111015001	硫酸盐类石膏族	寒水石	矿物	块		寒水石	B
1249	炉甘石	06301111017005	碳酸盐类矿石方解石族	炉甘石	矿物	打碎		炉甘石	A
1250	煅炉甘石	06301111017944	碳酸盐类矿石方解石族	炉甘石	矿物	粉	明煅，再水飞	煅炉甘石	A
1251	制炉甘石	06301111017999	碳酸盐类矿石方解石族	炉甘石	矿物	粉	黄连汤制或三黄汤制	制炉甘石	D
1252	轻粉	06301211017004	氯化亚汞	轻粉	矿物	粉		轻粉	A
1253	白降丹	06301211021001	氯化汞和氯化亚汞的混合结晶	白降丹	矿物			白降丹	C
1254	红升丹	06301211031000	为水银、火硝、白矾、朱砂、雄黄、皂矾制炼而成的红色氧化汞	红升丹	矿物			红升丹	C

续表

顺序号	饮片名	饮片代码	来源	药材名	药用部位	饮片规格	炮制方法	常用处方名	备注
1255	钟乳石	06301311025008	碳酸盐类矿物方解石	钟乳石	矿物	小块		钟乳石	A
1256	煅钟乳石	06301311027514	碳酸盐类矿物方解石	钟乳石	矿物	碎块	明煅	煅钟乳石	A
1257	禹余粮	06301411011000	氢氧化物类矿物	禹余粮	矿物	除去杂石		禹余粮、禹粮石	A
1258	醋禹余粮	06301411017323	褐铁矿	褐铁矿	矿物			醋禹余粮	D
1259	煅禹余粮	06301411017521	氢氧化物类矿物	禹余粮	矿物	粉	煅淬	煅禹余粮	A
1260	蛇含石	06301411021009	氢氧化物的褐铁矿	蛇含石	矿物			蛇含石	D
1261	煅蛇含石	06301411021511	氧化物矿物褐铁矿	蛇含石	矿物		煅	煅蛇含石	D
1262	砒石（红砒、白砒）	06301501021001	氧化物类矿物砷华的矿石	砒石	矿物			砒石、红砒、白砒	C
1263	砒霜	06301501031000	砒石经升华所得到的精制品	砒霜	矿物			砒霜	C
1264	硫黄	06301511017001	自然元素类矿物硫族	硫黄	矿物	碎块		硫黄	A
1265	制硫黄	06301511017797	自然元素类矿物硫族	硫黄	矿物	碎块	与豆腐同煮	制硫黄	A
1266	雄黄粉	06301611017857	自然元素类矿物硫族	雄黄	矿物	粉	水飞	雄黄、雄黄粉、明雄黄	A
1267	紫石英	06301711017009	氟化物类矿物莹石族	紫石英	矿物	碎块		紫石英	A
1268	煅紫石英	06301711017528	氟化物类矿物莹石族	紫石英	矿物	碎块	煅淬	醋煅紫石英、煅紫石英	A
1269	滑石	06301811017008	硅酸盐类矿物滑石族	滑石	矿物	碎块或细粉		滑石	A
1270	滑石粉	06301811017855	硅酸盐类矿物滑石族	滑石粉	矿物	粉	水飞	滑石粉、飞滑石	A
1271	磁石	06301911017007	氧化物类矿物尖晶石族	磁石	矿物	砸碎		磁石	A

顺序号	饮片名	饮片代码	来源	药材名	药用部位	饮片规格	炮制方法	常用处方名	备注
1272	煅磁石	06301911017526	氧化物类矿物尖晶石族	磁石	矿物	粉	煅淬	煅磁石	A
1273	赭石	06302011027002	氧化物类矿物刚玉族	赭石	矿物	砸碎		赭石	A
1274	煅赭石	06302011027514	氧化物类矿物刚玉族	赭石	矿物	砸碎	明煅	煅赭石	B
1275	琥珀	06302111041007	化石	琥珀	矿物			琥珀	B
1276	龙骨	06302111015008	古代哺乳动物象类、犀类、三趾马、牛类、鹿类等的骨骼化石	龙骨	矿物	块		龙骨	B
1277	煅龙骨	06302111015510	古代哺乳动物象类、犀类、三趾马、牛类、鹿类等的骨骼化石	龙骨	矿物	块	明煅	煅龙骨	B
1278	龙齿	06302111025007	古代哺乳动物如象类、犀牛类、三趾马牙齿化石	龙齿	矿物	块		龙齿	E
1279	煅龙齿	06302111025519	古代哺乳动物如象类、犀牛类、三趾马牙齿化石	龙齿	矿物	块	明煅	煅龙齿	B
1280	石燕	06302111035006	古生代腕足类石燕子科动物中华弓石燕及近缘动物的化石	石燕	矿物	块		石燕	D
1281	醋石燕	06302111035327	古生代腕足类石燕子科动物中华弓石燕及近缘动物的化石	石燕	矿物	块		醋石燕	D

续表

顺序号	饮片名	饮片代码	来源	药材名	药用部位	饮片规格	炮制方法	常用处方名	备注
1282	煅石燕	06302111035518	古生代腕足类石燕子科动物中华弓石燕及近缘动物的化石	石燕	矿物	块		煅石燕	D
1283	石蟹	06302111045005	古生代节肢动物弓蟹科石蟹及其近缘动物的化石	石蟹	矿物	块		石蟹	D
1284	醋石蟹	06302111045326	弓蟹科石蟹及其近缘动物的化石	石蟹	矿物	块		醋石蟹	D
1285	硼砂	06302211011009	硼酸盐类硼砂族	硼砂	矿物			硼砂	B
1286	浮海石	06302311011008	岩石	浮海石	矿物			浮海石、海浮石	B
1287	伏龙肝	06302411011007	土块	灶心黄土	矿物			灶心黄土	B
1288	生铁落	06302511011006	铁屑	生铁落	矿物			生铁落	B
1289	云母石	06302611011005	单斜晶系矿物	云母石	矿物			云母石	D
1290	针砂	06302711017006	钢的铁屑	针砂	矿物	碎屑		针砂	D
1291	硝石	06302911011002	硝石矿	矿物	矿物			硝石	D
1292	硇砂	06303011011008	氯化物矿石	硇砂	矿物			硇砂	D
1293	醋硇砂	06303011011329	氯化物矿石	硇砂	矿物		醋制	醋硇砂	D
1294	密佗僧	06303211011006	铅石冶炼时的粗提物	密佗僧	矿物			密佗僧	D
1295	铅丹	06303211021005	铅石	铅丹	加工制品			铅丹	B
1296	无名异	06303311011005	软锰矿的矿石	无名异	矿物			无名异	D
1297	玛瑙	06303411011004	三方晶系矿物石英	玛瑙	矿物			玛瑙	D
1298	麦饭石	06303511011003	火山岩类	麦饭石	矿物			麦饭石	E

*注：1. 根据国务院《关于禁止犀牛角和虎骨贸易的通知》(国发〔1993〕39号)，取消犀牛角和虎骨药用标准，故未对其进行编码，犀牛角已用水牛角代替。

2. 半两钱为秦及汉初铜币，又称秦半两，为珍贵文物，现已不作为药用，故未编码。

3. 墨炭为百年古松燃烧产生的烟炱，加上香料、胶汁等经油化、和剂、蒸杵等工序精制而成。现在已很少用，故未编码。

4. 银精为银形成于硫化物成矿后期的硫铜矿，现在已很少用，故未编码。

附 录 C
（规范性附录）
校验码计算

C.1 代码位置序号

代码位置序号是指包括校验码在内的，由右至左的顺序号（校验码的代码位置序号为1）。

C.2 计算步骤

校验码的计算步骤如下：

a）从代码位置序号 2 开始，所有偶数位的数字代码求和；

b）将步骤 a 的和乘以 3；

c）从代码位置序号 3 开始，所有奇数位的数字代码求和；

d）将步骤 b 与步骤 c 的结果相加；

e）用大于或等于步骤 d 所得结果且为 10 最小整数倍的数减去步骤 d 所得结果，其差即为所求校验码的值。

示例：麻黄的代码为 0614105501400，其校验码的计算见表 C.1。

表 C.1 校验码计算示例

步骤	举例说明														
1. 自右向左顺序编号	位置序号	14	13	12	11	10	9	8	7	6	5	4	3	2	1
	代码	0	6	1	4	1	0	5	5	0	1	4	0	0	X
2. 从序号2开始求出偶数位上数字之和①	$0+4+0+5+1+1+0=11$ ①														
3. ①＊3＝②	$11 \times 3 = 33$ ②														
4. 从序号3开始求出奇数位上数字之和③	$0+1+5+0+4+6=16$ ③														
5. ②＋③＝④	$33 + 16 = 49$ ④														
6. 用大于或等于结果④且为10最小整数倍的数减去④，其差即为所求校验码的值	$50 - 49 = 1$ 校验码 X = 1														

《中药饮片编码规则》编制说明

一、任务来源及工作概况

《深圳经济特区中医药条例》（以下简称《条例》）经深圳市第四届人民代表大会常务委员会第三十六次会议于 2010 年 4 月 2 日通过，自 2010 年 7 月 1 日起施行。该条例规定，有关中药处方和调剂的管理应在法规实施之日起六个月内制定具体实施办法。

根据《深圳经济特区中医药条例》配套要求，结合贯彻《国务院关于扶持和促进中医药事业发展的若干意见》和深圳市《关于全面加快经济发展方式转变的实施意见》的实施方案，为促进中医药数字化、信息化、标准化、规范化，推动医院数字化管理，确保人民用药安全有效，2010 年 12 月深圳市卫生与人口计划生育委员会组织制定《中药饮片与方剂编码规则》。《中药饮片与中药方剂编码规则》分为两个部分，第一部分为中药饮片编码规则，第二部分为中药方剂编码规则。本部分为第一部分中药饮片编码规则。

二、目的和意义

随着国际社会对植物药研究的日益重视，以及传统中医药逐步被国际市场认可等，植物药市场具有更大的潜力，目前天然药物的年销售额达 160 亿美元，全球有 70 多个国家制定了中草药法规，世界中草药市场的销售额正以年均 10% ~20% 的速度递增。全球中药贸易已涉及越来越多的国家和地区，以中国为例，截止到 2005 年，有中药贸易关系的国家和地区已经发展到 159 个。

中药主要来源于天然药物及其加工品，包括植物药、动物药、矿物药及部分化学生物制品类药物，其中以植物药居多，大约占 80%。我国中药品种繁多，来源复杂，原有各学科、各行业的分类方法相互间缺乏联系，使得教学、科研、临床之间难以融合和渗透，也使得中药的生产、加工、仓储、流通、使用等各个环节的管理无法有序衔接，从而在一定程度上阻碍着中药事业的发展。目前，大多采用植物拉丁名对中药进行命名，国际上对中药的名称没有统一标准。拉丁名称不能准确地表达出中药名称中包含信息，也很难准确定位相应的中药，中药产品质量和安全以及中药贸易公平性难以保障；同时由于拉丁名称拼写复杂，给中药贸易和交流中带来不便。随着现代科学技术的发展，尤其是信息网络的应用，使得实现中药管理的规范化、现代化成为可能。使用代码标识中药饮片，并在国际范围内取得共识，不但可以确保贸易公平性，建立国际中药饮片贸易的良好秩序，还能够促进中药的贸易与交流。

数字化是国民经济和社会信息化的重要组成部分，特别是进入 21 世纪，数字化、信息化已成为中医药现代化的重要标志，并作为走出国门和民生工程的重要举措。中医药的发展要走两条路，一条是保"底线"，增加老百姓安全的透明度和保证老百姓的用药安全与有效，解决好传承中药的来源、品质、特征和发挥中医药的特色和优势的问题，为我们研究和发展中医药的第一个着力点；一条是自主创新，扩展中医药国际市场，让中医药占有一定的国际份额，让中医药走向世界，这是我们研究和发展中医药的第二个着力点。数字化是标准化的基础性工作，又是战略性工作，更是全局性工作，没有数字化，既不可能实现标准化，更不可能实现规范化，所以用数字化来确定中药饮片的编码规则，属于国内以及国际的一个重大课题。数字化、标准化、规范化、信息化将是我们中医药走向世界的必经之路。组建课题研究组，将中药来源、药用部位、功效、加工炮制方法、规格及要求等，作为特殊意义的编码信息，形成中药饮片和中药方剂的编码规则，将繁琐杂乱的中药名用简明的数字编码标识表达，克服不同国籍语种、地域方言的差异，实现了"一物一名"、"一名一码"，物、名、码统一，使中药饮片和方剂拥有了固定的、唯一的"身份证"代码。

中药材经过炮制后直接用于中医临床或制剂生产使用的处方药品称为饮片。由于学科特点和历史的原因，中药饮片术语在准确性、规范性、标准化等方面存在着很大的缺陷；由于缺乏科学的编码和规范的词典，可能导致医院在利用 HIS 处方、划价及调剂等环节出现许多问题。另外，由于不同医院采用各自的编码及药物名称，方药信息很难进行交互、合并和分析，限制了政府相关部门对这部分工作的了解、监管和控制。因此，中药信息化、数字化与标准化是中医药规范化管理的必然要求。

中药饮片编码的应用领域广泛，随着信息技术的发展及应用领域的不断拓展，中药饮片编码适用于国民经济各部门的中药信息交换和处理。

三、工作原则和技术依据

（一）工作原则

编制《中药饮片编码规则》的工作原则是，根据《深圳经济特区中医药条例》有关规定，结合贯彻《国务院关于扶持和促进中医药事业发展的若干意见》要求，以《中华人民共和国药典》（一部）2010 年版和《广东省中药饮片炮制规范》（2011 年版），以及各省、直辖市、自治区中药加工炮制规范为参考依据，结合贯彻落实深圳市《关于全面加快经济发展方式转变的实施意见》的实施方案，促进中医药数字化、标准化建设，推动医院和医药产业信息化、规范化管理，确保人民用药安全有效。《中药饮片编码规则》严格按照《深圳市行政机关制定技术标准文件指导规则》等有关规定进行制定。深圳市卫生和人口计划生育委员会、深圳市市场监督管理局、深圳市人民政府法制办遵循上级药品标准和标准化有关法规和政策的要求，本着公正、公开、协调一致的原则，展开项目预研、标准起草、意见征求和申报评审。

（二）技术依据

1. 编写规则按照 GB/T 1.1—2009《标准化工作导则　第 1 部分：标准的结构和编写规则》的要求进行。

2. 在 GB/T 7635.1—2002《全国主要产品分类与代码》药材饮片的基础上，增加了 4 层 6 位，包含最后一层校验位，采用 10 层 14 位数字代码，以表达药材来源（科属）、药用部位、饮片片型、炮炙方法等信息，使每一位数字代表特定的信息（含义）。对《中国药典》（一部）2010 年版收载的 604 种药材的 848 种的中药饮片进行了数字化研究，根据不同的用药部位、炮炙方法重新分类、编排与编码，给出了 848 个中药饮片代码；对《中国药典》（一部）2010 年版没有收载的 374 种饮片，也进行了信息化、数字化和标准化研究，其中在 SZJG/T 38.2—2011《中药饮片与中药方剂编码规则　第 2 部分：中药方剂编码规则》中出现的中药饮片 74 种，国家规定的毒性中药 9 种；另外，对《全国中药炮制规范》及其他地方炮制规范收载的常用特色饮片 205 种，深圳市医疗机构和药品零售企业习用的中药饮片 96 种也进行了编码。以上共计给出了 1298 个中药饮片代码。又根据中药产品的药品属性和深圳市的地区特殊性，对不同中药处方的管理，处方用药的原则和特殊人群的处方用药进行规范。

四、标准的制定过程

2005 年，广东省中医药局立项科研课题"中药处方及调剂规范化的研究"。《中药处方与调剂规范》，由深圳市卫生局廖利平等同志领衔担纲，于 2005 年 11 月由中国中医药出版社正式出版发行。2006 ~ 2009 年分别列为深圳市、广东省、国家的继续教育项目。该项课题研究成果荣获 2009 年中华中医药学会科技进步二等奖。

2010 年 8 月，课题组在深圳市组织召开征求意见研讨会，来自市场监管局、药品监管局、标准技术研究院、药品检验所的有关领导、专家和深圳市名中医代表以及课题组成员共 50 多人参加了此次会议。

2010 年 10 月 - 11 月，课题组对前期研究成果进行了修改与完善，采用标准规范格式，形成标准征求意见稿。

2010 年 11 月 19 日，深圳市市场监督管理局召开深圳经济特区技术规范《中药处方与调剂及编码规范》征求意见会，市场监管局及市卫生和人口计划生育委员会有关领导及我市各大医院医药专家到会。

2010 年 11 月 24 日，深圳市卫生和人口计划生育委员会召开深圳经济特区技术规范《中药处方与中药饮片调剂规范》及《中药饮片和中药方剂编码规则》征求意见会，市卫生和人口计划生育委员会与我市各大医院医药专家、市标准院课题组成员出席了会议，对有关技术规范进行了更深入、更全面的讨论与修改。

2010 年 11 月 - 12 月，深圳市标准技术研究院与深圳市各大医院医药专家、江西中医学院专家对《中药饮片编码规则》中饮片代码的编码、赋码、格式编排进行了大量核对、检查和修改。

五、标准的主要内容

（一）关于标准的适用范围

《中药饮片编码规则》适用于中药饮片的生产经营、临床用药、科研教学、统计和管理等工作的信息交换和信息处理。

（二）关于标准的属性

《中药饮片编码规则》为深圳经济特区技术规范。本规范 3 个附录中，2 个是资料性附录，1 个是规范性附录。

（三）有关条款的说明

1. 编码原则

本规范给出了本部分的编码原则，分别是：

唯一性：每一种饮片只对应一个编码，即使某种饮片不再使用，其编码将作为唯一识别码永久保存不变。

科学性：选择中药饮片最稳定的本质属性或特征作为分类的基础和依据。

可扩展性：留有足够的扩展空间，可根据实际情况对分类进行类目扩充。

兼容性：与相关标准协调一致。

稳定性：饮片代码一旦分配，只要饮片的基本属性没有发生变化，就保持不变。

2. 中药饮片编码规则

《中药饮片编码规则》给出了中药饮片的编码规则，包括中药饮片代码结构、中药饮片编码分层说明、中药饮片编码举例。

中药饮片代码为 10 层 14 位结构：第 1 层用 1 位数字，表示农林渔业中药产品大部类代码；第 2 层用 1 位数字，表示中药类产品代码；第 3 层用 1 位数字，表示药用来源大类（植物、动物、矿物）代码；第 4 层用 3 位数字（001 - 999），表示药用来源科属等细类代码；第 5 层用 1 位数字，表示药用部位大类代码（如根及根茎、茎、花、叶）；第 6 层用 1 位数字，表示药用部位小类代码（如根及根茎大类中根类、根茎类、根和根茎类、块根类、块茎类、鳞茎类等）；第 7 层用 2 位数字（01 - 99），表示药材种类序号代码（如芥子、莱菔子、葶苈子均来源于植物类十字花科果实种子大类的种子小类），只能用流水号区别；第 8 层用 1 位数字，表示饮片切制片型代码（如薄片、厚片、段、丝、块）；第 9 层用 2 位数字，表示饮片炮炙代码（如炒黄、炒焦、酒炙、醋炙等）；第 10 层为校验位。

中药饮片编码规则中第 1、2、3、5、6、7 层运用兼蓄了 GB/T 7635.1—2002《全国主要产品分类与代码》，其中第 4（3 位数字）、8（1 位数字）、9（2 位数字）、10（1 位数字）层，共 7 位数字为我们课题组创新的数字代码，分别表达药材科属来源、饮片片型、炮炙方法及其辅料种类、校验码等，为特定数字信息编码。

全国主要产品分类与代码中只有6层8位数，后面3位代码虽然也不同，但只表示序号，没有特定的含义，而我们代表片型规格、炮炙方法、炮制辅料。在国家标准中，麻黄的代码为"0、6、1、5、5、141"，蜜麻黄的代码为"0、6、1、5、5、144"，麻黄根的代码为"0、6、1、1、3、121"。第1、2位06代表为中药类产品，第3位1代表为植物类药材，麻黄和蜜麻黄第4、5位55代表药用部位为草质茎，第6、7位14代表为该药用部位第14种药材，第8位1和4分别代表第1和第4种饮片；麻黄根第4、5位13代表药用部分为根和根茎，第6、7位12代表为该药用部位第12种药材，第8位1代表为该药材第1种饮片。

根据我们确定的中药饮片编码规则，麻黄的代码为"0、6、1、410、5、5、01、4、00、1"，蜜麻黄的代码为"0、6、1、410、5、5、01、4、35、3"，麻黄根的代码为"0、6、1、410、1、3、01、3、00、8"，这三种饮片都来源于同一种药材，但是药用部位、炮制方法和辅料不同。

前面4层6位数字相同，第1层为0，代表农林渔业中药产品大类；第2层为6，代表中药类产品；第3层为1，代表为植物类药材；第4层为410，代表来源于麻黄科；第5层有所不同，麻黄和蜜麻黄的药用部位均为草类的草质茎，依据附录表A.4，第5、第6层的数字代码分别为5、5；然而麻黄根药用部位为根和根茎，与麻黄和蜜麻黄不同，依据附录表A.4，麻黄根的第5层为1，第6层为5；第7层3种饮片均为01，代表该来源该药用部位的第1种药材；第8层麻黄和蜜麻黄为4，代表片型为段，而麻黄根为3，代表厚片；第9层麻黄和麻黄根为00，代表为生品，没有经过炮炙，蜜炙麻黄为35，其中3代表炮制方法为炙法，5代表所用辅料为蜜；第10层根据校验码计算方法，麻黄为1，蜜麻黄为3，麻黄根为8。

我们着力研究推广中医药数字化，目标是以数字化带动中医药标准化，以标准化促进规范化、信息化，突破中医药自主创新与发展的瓶颈，将繁琐杂乱的中医药名和方名用简明的数学语言表达。一个中药饮片一个名字，一组代码，实现了一物一名，一名一码，物、名、码统一的原则。使中药饮片都拥有固定的、全国统一的"身份证"代码。指导医生规范用药，提高处方的质量，体现辨证论治和理法方药的水平，同时还可以规范用药，合理用药，减少医疗差错，甚至因同名异物、异物同名、炮制方法不同等因素引起的不良反应，杜绝医疗事故。

3. 编码维护和管理

《中药饮片编码规则》内容包括编码维护和管理机构、编码的维护和管理细则。

（四）贯彻标准的要求和措施建议

标准宣传贯彻的目的在于使相关的医疗机构及其人员能更好地学习、理解、运用《中药饮片编码规则》。

标准宣传贯彻会宜由深圳市卫生和人口计划生育委员会、高校、医疗机构等组织和举办，可采用专家讲座、交流答疑、发放宣传材料等方式。材料应包括《中药饮片编码规则》正文和带图、文的宣传材料等。

六、起草单位和工作组组成

归口单位：本标准由深圳市卫生和人口计划生育委员会提出并归口。

负责起草单位：深圳市卫生和人口计划生育委员会、江西中医学院、深圳市宝安区中医院、深圳市标准技术研究院、深圳市中医院、深圳市罗湖区中医院、深圳市友和医药有限公司。

主要起草人：廖利平、易炳学、林晓生、刘荣禄、黎志文、李顺民、曾庆明、吴宗彬、张颖、张尚斌、张丽芬、刘志承、曾长龙、肖文康、周哲、孙勇、苏巍、翁思妹、张若晗、张敖。

二、中药方剂编码规则

关于发布深圳经济特区技术规范中药饮片与中药方剂编码规则（第1、2部分）的通知

各有关单位：

　　为规范中药饮片和中药方剂的名称、品种和编码，促进中医药的标准化和信息化，增强中医药服务的透明度，保障中药用药安全，我局联合市卫人委组织制定了深圳经济特区技术规范《中药饮片与中药方剂编码规则（第1、2部分)》（编号：SZJG 38－2011）。该规范已经市政府同意，现予以发布，自2011年4月1日起实施。

　　特此通知。

深圳市市场监督管理局

二〇一一年三月九日

中药方剂编码规则

1 范围

本部分规定了中药方剂的分类与代码。

本部分适用于中药方剂的临床用药、科研教学、统计和管理等工作的信息处理和信息交换。

中药方剂的收录范围主要是国家规划教材《方剂学》（邓中甲主编，中国中医药出版社 2003 年出版）、《中医内科学》（周仲瑛主编，中国中医药出版社 2007 年出版）、《中医外科学》（李曰庆主编，中国中医药出版社 2007 年出版）、《中医妇科学》（张玉珍主编，中国中医药出版社 2007 年出版）、《中医儿科学》（汪受传主编，中国中医药出版社 2007 年出版）、《中医耳鼻咽喉科学》（王士贞主编，中国中医药出版社 2003 年出版）、《中医眼科学》（曾庆华主编，中国中医药出版社 2007 年出版），深圳市卫生局组织编写的《中药处方与调剂规范》，《美国针灸中药执业医师资格考试指南（中英文对照）》（粟德林主编，黑龙江人民出版社 2003 年出版）和《2010 年中医医院管理年活动三级中医医院检查评估专家手册》、《2010 年中医医院管理年活动二级中医医院检查评估专家手册》。

2 规范性引用文件

下列文件对于本文件的应用是必不可少的。凡是注日期的引用文件，仅所注日期的版本适用于本文件。凡是不注日期的引用文件，其最新版本（包括所有的修改单）适用于本文件。

GB/T 7635.1   全国主要产品分类与代码

GB 12904   商品条码   零售商品编码与条码表示

SZJG/T 38.1 - 2011   中药饮片与中药方剂编码规则   第 1 部分：中药饮片编码规则

3 编码原则

3.1 唯一性

每一种方剂只对应一个编码，即使某种方剂不再使用，其编码将作为唯一识别码永久保存不变。

3.2 科学性

选择中药方剂最稳定的本质属性或特征作为分类的基础和依据。

3.3 可扩展性

留有足够的扩展空间，可根据实际情况对分类进行类目扩充。

3.4 兼容性

与相关标准协调一致。

3.5 稳定性

方剂代码一旦分配，只要方剂的基本属性没有发生变化，就保持不变。

4 中药方剂编码规则

4.1 中药方剂代码结构

中药方剂代码按其"功效"属性分类,"功效"类目划分以国家规划教材《方剂学》(邓中甲主编,中国中医药出版社 2003 年出版)为依据,兼容了 GB/T7635.1,对中药方剂进行了分类和编码。中药方剂代码分为 7 层 10 位纯数字定长结构。其各代码代表含义:

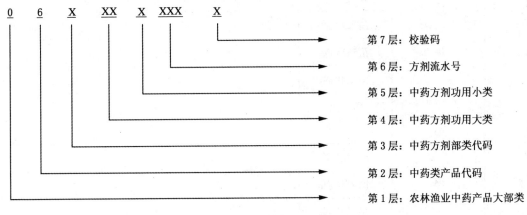

图1 中药方剂代码结构

4.2 中药方剂代码分层说明

第 1 层:农林渔业中药产品大部类代码:"0"。

第 2 层:中药产品部类代码:"6"。

第 3 层:中药方剂代码为"0",在 GB/T 7635.1 中,"0"为空缺,故用于代表中药方剂。

第 4 层:"功用大类":按其"功效"属性分类。"功效"类目划分以国家规划教材《方剂学》(邓中甲主编,中国中医药出版社 2003 年出版)为依据,分为"解表剂"、"泻下剂"、"和解剂"等 20 个类目,详见表 1。

第 5 层:"功用小类"在其大类目之下又细分为 58 个小类目。如"解表方"中类分为"辛温解表、辛凉解表、扶正解表、表里双解"等 4 个小类,详见表 1。

第 6 层:中药方剂流水号,用 3 位阿拉伯数字表示,从 000 至 999,分为 1000 个码段。

第 7 层:校验码,用 1 位阿拉伯数字(0—9)表示。采用 GB 12904 中校验码的计算方法,详见附录 B。

表1 中药方剂功用属性分类类目代码表

功用大类	代码(第4层)	功用小类	代码(第5层)
解表方	01	辛温解表	1
		辛凉解表	2
		扶正解表	3
		表里双解	4
泻下方	02	寒下	1
		温下	2
		润下	3
		逐水	4
		攻补兼施	5
和解方	03	和解少阳	1
		调和肝脾	2
		调和肠胃	3

续表

功用大类	代码（第4层）	功用小类	代码（第5层）
清热方	04	清气分热	1
		清营凉血	2
		清热解毒	3
		清脏腑热	4
		清虚热	5
祛暑方	05	祛暑方	1
温里方	06	温中祛寒	1
		回阳救逆	2
		温经散寒	3
补益方	07	补气	1
		补血	2
		气血双补	3
		补阴	4
		补阳	5
		阴阳双补	6
固涩方	08	固表止汗	1
		敛肺止咳	2
		涩肠固脱	3
		涩精止遗	4
		固崩止带	5
安神方	09	重镇安神	1
		滋养安神	2
开窍方	10	凉开	1
		温开	2
理气方	11	行气	1
		降气	2
理血方	12	活血祛瘀	1
		止血	2
治风方	13	疏散外风	1
		平熄内风	2
治燥方	14	轻宣外燥	1
		滋阴润燥	2

功用大类	代码（第4层）	功用小类	代码（第5层）
祛湿方	15	燥湿和胃	1
		清热祛湿	2
		利水渗湿	3
		温化寒湿	4
		祛风胜湿	5
祛痰方	16	燥湿化痰	1
		清热化痰	2
		润燥化痰	3
		温化寒痰	4
		化痰熄风	5
消食方	17	消食化滞	1
		健脾消食	2
驱虫方	18	驱虫方	1
涌吐方	19	涌吐方	1
治疡方	20	内服	1
		外用	2

4.3 中药方剂编码举例

例如："麻黄汤"分类代码为 0、6、0、01、1、001、7，其中第1层第1位数字0代表农林渔业中药产品大类，第2层第2位数字6代表中药类产品，第3层第3位数字0，表示其为中药方剂，第4层第4、5位数字01代表为"解表剂"功用大类，第5层第6位数字1代表为"辛温解表"功用小类，第6层第7、8、9位数字001代表"辛温解表类"的第1个方剂，其余依此类推。第7层校验码为7，计算方法见附录B。

5 编码维护和管理

5.1 编码维护和管理机构

深圳市卫生行政管理部门为中药方剂编码的管理部门，负责以下工作：

——拟定方剂编码编制规则、技术标准与方案、使用制度；

——组织实施方剂编码的编制、使用、修订、维护等工作；

——承担方剂编码的赋码、系统运行和管理等工作。

5.2 编码的维护和管理

5.2.1 定期修订、发布

编码的正常修订、发布，将根据中药应用、研究发展的实际情况，采用定期方式进行。

5.2.2 非定期修订、发布

在特定情况下，如《方剂学》（邓中甲主编，中国中医药出版社2003年出版）进行修订时，如有必要应即时进行相应的修订、发布。

5.2.3 建立中药方剂分类与代码管理系统

建立中药方剂分类与代码的赋码、查询、应用、管理系统软件，以便于中药方剂分类与代码的应用和推广。

附　录　A

（资料性附录）

中药方剂代码

表A.1　中药方剂代码一览表

分类	代码	方名	来源	组成	功效	主治
解表方						
辛温解表 060011 -	0600110017	麻黄汤	《伤寒论》	麻黄　桂枝　燀苦杏仁　炙甘草	发汗解表，宣肺平喘	外感风寒表实证。恶寒发热，头痛身疼，无汗而喘，舌苔薄白，脉浮紧
	0600110024	桂枝汤	《伤寒论》	桂枝　白芍　炙甘草　生姜　大枣	解肌发表，调和营卫	外感风寒表虚证。头痛发热，汗出恶风，鼻鸣干呕，苔白不渴，脉浮缓或浮弱者
	0600110031	九味羌活汤	张元素方，录自《此事知难》	羌活　防风　麸炒苍术　细辛　川芎　白芷　地黄　黄芩片　甘草	发汗祛湿，兼清里热	外感风寒湿邪，恶寒发热，无汗，头痛项强，肢体酸楚疼痛，口苦而渴者
	0600110048	香苏散	《太平惠民和剂局方》	醋香附　紫苏叶　甘草　陈皮	疏散风寒，理气和中	外感风寒，内有气滞，形寒身热，头痛无汗，胸脘痞闷，不思饮食，舌苔薄白
	0600110055	小青龙汤	《伤寒论》	麻黄　白芍　细辛　干姜　甘草　桂枝　姜半夏　五味子	解表散寒，温肺化饮	风寒客表，水饮内停，恶寒发热，无汗，咳喘，痰多而稀，舌苔白滑，脉浮，溢饮，身体重病，肌肤悉肿
	0600110062	止嗽散	《医学心悟》	桔梗　荆芥　蜜紫菀　蜜百部　蜜白前　炙甘草　陈皮	宣利肺气，疏风止咳	止嗽化痰，宣肺解表
	0600110079	正柴胡饮	《景岳全书》	柴胡　防风　陈皮　白芍　炙甘草　生姜	解表散寒，解热止痛	外感风寒，发热恶寒，头疼身痛，疟疾初起
	0600110086	三拗汤	《太平惠民和剂局方》	麻黄　燀苦杏仁　甘草	宣肺解表	感冒风邪，鼻塞声重，语音不出，或头痛目眩，咳嗽多痰，胸闷气促
	0600110093	大青龙汤	《伤寒论》	麻黄　桂枝　炙甘草　燀苦杏仁　石膏　生姜　大枣	发汗解表，兼清里热	外感风寒，兼有里热，恶寒发热，身疼痛，无汗烦躁，脉浮紧，亦治溢饮，见上述症状而兼喘咳面浮者

分类	代码	方名	来源	组成	功效	主治
辛温解表 060011 –	0600110109	桂枝加厚朴杏子汤	《伤寒论》	桂枝 白芍 生姜 大枣 炙甘草 姜厚朴 燀苦杏仁	解肌发表，降气平喘	素患喘病，外感风寒，恶寒发热，头痛自汗，鼻塞喘咳者
	0600110116	葱豉汤	《肘后方》	葱白 淡豆豉	发汗解表，散寒通阳	外感初起，恶寒发热，无汗，头痛鼻塞者
	0600110123	射干麻黄汤	《金匮要略》	射干 麻黄 生姜 细辛 紫菀 款冬花 大枣 姜半夏 五味子	宣肺祛痰，下气止咳	外感风寒，痰饮上逆，咳而上气，喉中有水鸡声
	0600110130	荆防四物汤	《医宗金鉴》	荆芥 防风 当归 地黄 白芍 川芎	养血和营，祛风解表	真睛破损。伤眼剧痛，羞明难睁，流泪或流血，视物不清，重者不能见物
	0600110147	五虎汤	《证治汇补》	麻黄 苦杏仁 石膏 甘草 细辛 桑白皮 生姜	宣肺解表，祛痰止咳	风热壅肺，身热，咳喘痰多者
	0600110154	华盖散	《太平惠民和剂局方》	麻黄 苦杏仁 甘草 桑白皮 茯苓 紫苏子 陈皮	宣肺解表，祛痰止咳	肺感寒邪，咳嗽上气，胸膈烦满，项背拘急，声重鼻塞，头昏目眩，痰气不利，呀呷有声
	0600110161	金沸草散	《南阳活人书》	前胡 荆芥 法半夏 赤芍 细辛 甘草 旋覆花	发散风寒，降气化痰	伤寒中脘有痰，令人壮热，头痛，项筋紧急，时发寒热
	0600110178	桂枝麻黄各半汤	《伤寒论》	桂枝 白芍 生姜 炙甘草 麻黄 大枣 燀苦杏仁	调和营卫，开表发汗	太阳病，得之八九日，如疟状，发热恶寒，热多寒少，一日二三度发，面色反有热色，无汗，身痒者
	0600110185	麻黄连翘赤小豆汤	《伤寒论》	麻黄 连翘 燀苦杏仁 赤小豆 大枣 桑白皮 生姜 炙甘草	宣肺利水，清热渗湿	阳黄兼表证，发热恶寒，无汗身痒，周身黄染如橘色，脉浮滑
	0600110192	越婢汤	《金匮要略》	麻黄 石膏 生姜 大枣 炙甘草	发汗解表，利水	风水恶风，一身悉肿，自汗不渴，无大热，脉浮。现用于急慢性肾炎而见上述症状者
辛凉解表 060012 –	0600120016	银翘散	《温病条辨》	金银花 连翘 荆芥 薄荷 桔梗 淡豆豉 炒牛蒡子 甘草 淡竹叶	辛凉解表，清热解毒	温病初起，发热无汗，或有汗不畅，微恶寒，头痛口渴，咳嗽咽痛，舌尖红，苔薄白或薄黄，脉浮数者

续表

分类	代码	方名	来源	组成	功效	主治
	0600120023	桑菊饮	《温病条辨》	桑叶 菊花 连翘 薄荷 桔梗 芦根 燀苦杏仁 甘草	疏风清热，宣肺止咳	风温初起，咳嗽，身热不甚，口微渴，苔薄白，脉浮数者
	0600120030	麻黄杏仁甘草石膏汤	《伤寒论》	麻黄 燀苦杏仁 炙甘草 石膏	辛凉宣肺，清热平喘	肺热喘咳，甚则气急，鼻翼扇动，有汗或无汗，身热不解，口渴，脉滑数，苔薄黄。现用于肺炎，慢性支气管炎，支气管哮喘，麻疹，百日咳，慢性鼻窦炎等属邪热闭肺者
	0600120047	柴葛解肌汤	《伤寒六书》	柴胡 葛根 甘草 黄芩片 羌活 白芷 白芍 桔梗	解肌清热	感冒风寒，郁而化热，恶寒发热，头痛肢酸，目疼鼻干，眼眶疼痛，心烦不眠，舌苔薄黄，脉浮微洪者
	0600120054	升麻葛根汤	《阎氏小儿方论》	升麻 白芍 炙甘草 葛根	解肌透疹	感受时气温疫，头痛发热，肢体烦痛，麻疹初起，发而不透
辛凉解表 060012 -	0600120061	越婢加半夏汤	《金匮要略》	麻黄 石膏 生姜 大枣 甘草 姜半夏	宣肺泄热，降逆化痰	肺胀，咳嗽上气，胸满气喘，目如脱状，脉浮大者
	0600120078	越婢加术汤	《金匮要略》	麻黄 石膏 甘草 大枣 白术 生姜	疏风泄热，发汗利水	皮水，一身面目悉肿，发热恶风，小便不利，苔白脉沉者
	0600120085	宣毒发表汤	《医宗金鉴》	升麻 葛根 麸炒枳壳 防风 荆芥 薄荷 川木通 连翘 炒牛蒡子 淡竹叶 甘草 前胡 芫荽 桔梗	辛凉透表，清宣肺卫	麻疹透发不出，发热咳嗽，烦躁口渴，小便赤者
	0600120092	辛夷清肺饮	《外科正宗》	辛夷 黄芩片 栀子 麦冬 百合 石膏 知母 甘草 枇杷叶 升麻	疏风清肺	风热郁滞肺经，致生鼻痔，鼻内息肉，初如榴子，渐大下垂，闭塞鼻孔，气不宣通者
	0600120108	芎菊上清丸	《太平惠民和剂局方》	川芎 菊花 黄芩片 白芷 桔梗 栀子 连翘 防风 蔓荆子 荆芥穗 甘草 羌活 薄荷 藁本 黄连片	清热解表，散风止痛	用于外感风邪引起的恶风身热，偏正头痛，鼻流清涕，牙疼喉痛

分类	代码	方名	来源	组成	功效	主治
辛凉解表 060012 -	0600120115	陈达夫经验方	《陈达夫中医眼科临床经验》	菊花 桑叶 防风 炒僵蚕 蒺藜 赤芍 地黄 薄荷	清热解表，散风止痛	适用于风热上扰证
	0600120122	驱风散热饮子加减	《审视瑶函》	连翘 炒牛蒡子 防风 羌活 薄荷 大黄 赤芍 甘草 川芎 当归 栀子	疏风散邪，兼以清热	天行赤热，目赤疼痛，或睑肿头重，怕日羞明，泪涕交流
	0600120139	解肌透痧汤	《丁氏医案》	连翘 桔梗 前胡 荆芥 淡豆豉 炒牛蒡子 姜竹茹 蝉蜕 射干 甘草 葛根 马勃 炒僵蚕 浮萍	辛凉宣透，清热利咽	痧麻初起，恶寒发热，咽喉肿痛，妨于咽饮，遍体酸痛，烦闷呕恶
	0600120146	葛根汤	《伤寒论》	葛根 麻黄 桂枝 白芍 炙甘草 生姜 大枣	解肌散寒止痛	外感风寒表实证，恶寒发热，头痛，项背强几几，身痛无汗，腹微痛，或下利，或干呕，或微喘，舌淡苔白，脉浮紧者
	0600120153	加味桔梗汤	《医学心悟》	桔梗 甘草 浙贝母 橘红 金银花 薏苡仁 炒葶苈子 白及	清肺排脓解毒	肺痈溃脓期
	0600120160	六味汤	《喉科秘旨》	荆芥 防风 炒僵蚕 桔梗 薄荷 甘草	疏风利咽	风寒或风热所致咽喉病初起
	0600120177	牛蒡解肌汤	《疡科心得集》	炒牛蒡子 薄荷 荆芥 连翘 栀子 牡丹皮 干石斛 玄参 夏枯草	疏风清热，凉血消肿	头面风热，颈项痰毒，风热牙痛，兼有表证者
	0600120184	清神散	《类编朱氏集验方》	菊花 炒僵蚕 荆芥 羌活 川芎 川木通 防风 木香 甘草 石菖蒲	祛风痰，清头目，开耳窍	头目不清，耳聋作痛，脉浮数者
	0600120191	牛蒡子散	《太平圣惠方》	牛蒡子 白矾 大黄 当归 枳壳 川芎 炙甘草		治热毒上攻，头面烦热，大便不畅
扶正解表 060013 -	0600130015	败毒散	《太平惠民和剂局方》	柴胡 前胡 川芎 麸炒枳壳 羌活 独活 茯苓 桔梗 人参 甘草	散寒祛湿，益气解表	伤寒时气，头痛项强，壮热恶寒，身体烦疼，及寒壅咳嗽，鼻塞声重，风痰头痛，呕哕寒热

续表

分类	代码	方名	来源	组成	功效	主治
	0600130022	参苏饮	《太平惠民和剂局方》	人参 紫苏叶 葛根 前胡 桔梗 姜半夏 茯苓 陈皮 麸炒枳壳 木香 炙甘草	益气解表，理气化痰	虚人外感风寒，内伤痰饮，恶寒发热，头痛鼻塞，咳嗽痰多，胸膈满闷，或痰积中脘，眩晕嘈杂，怔忡哕逆
	0600130039	麻黄细辛附子汤	《伤寒论》	麻黄 炮附片 细辛	助阳解表	素体阳虚，外感风寒，无汗恶寒，发热蜷卧，苔白脉反沉者
	0600130046	加减葳蕤汤	《重订通俗伤寒论》	玉竹 葱白 白薇 淡豆豉 薄荷 大枣 炙甘草	滋阴解表	阴虚之体，感受外邪，头痛身热，微恶风寒，咳嗽咽干，痰稠难出，无汗或有汗不多，口渴心烦，舌赤脉数者
扶正解表 060013 -	0600130053	仓廪散	《普济方》	人参 茯苓 前胡 川芎 麸炒枳壳 羌活 独活 桔梗 陈仓米 甘草	益气解表，祛湿和胃	噤口痢。下痢，呕逆不食，食入则吐，恶寒发热，无汗，肢体酸痛，苔白腻，脉浮濡
	0600130060	荆防败毒散	《摄生众妙方》	荆芥 防风 羌活 独活 川芎 生姜 薄荷 柴胡 前胡 桔梗 麸炒枳壳 茯苓 甘草	发散风寒，解表祛湿	流感、感冒等病证初起和痢疾、疮痈初起
	0600130077	人参败毒散	《小儿药证直诀》	人参 羌活 独活 柴胡 茯苓 桔梗 甘草 前胡 川芎 麸炒枳壳 生姜 薄荷	发汗解表，散风祛湿	外感风寒湿邪，憎寒壮热，头痛项强，肢体酸痛
	0600130084	再造散	《伤寒六书》	黄芪 人参 桂枝 甘草 炮附片 细辛 羌活 防风 川芎 煨姜 大枣	助阳益气，发汗解表	阳虚外感，恶寒发热，寒重热轻，头痛项强，肢冷无汗，倦怠嗜睡，舌淡苔白，脉弱无力，或浮大无力
	0600130091	麻黄附子甘草汤	《伤寒论》	麻黄 炮附片 炙甘草	助阳解表	少阴病，恶寒身疼，无汗，微发热，脉沉微者
	0600130107	葱白七味饮	《外台秘要》	葱白 葛根 淡豆豉 生姜 麦冬 地黄 甘草	养血解表	病后阴血亏虚，调摄不慎，感受外邪，或失血之后复经感冒，头痛身热，微寒无汗者

分类	代码	方名	来源	组成	功效	主治
表里双解 060014 -	0600140014	大柴胡汤	《金匮要略》	柴胡 黄芩片 白芍 姜半夏 大黄 麸炒 枳实 生姜 大枣	和解少阳,内泻热结	少阳、阳明合病,往来寒热,胸胁苦满,呕不止,郁郁微烦,心下痞硬或满痛,大便秘结,或胁热下利,舌苔黄,脉弦有力者
	0600140021	厚朴七物汤	《金匮要略》	姜厚朴 甘草 大黄 枳实 桂枝 大枣 生姜	解肌发表,行气除满	外感表证未罢,里实已成。腹满,大便不通,发热,脉浮而数
	0600140038	防风通圣散	《宣明论方》	防风 川芎 当归 酒白芍 薄荷 麻黄 连翘 石膏 黄芩片 桔梗 白术 滑石粉 甘草 荆芥 栀子 黄芪 党参	疏风解表,泻热通里	风热壅盛,表里俱实,憎寒壮热,头目昏眩,偏正头痛,目赤睛痛,口苦口干,咽喉不利,胸膈痞闷,咳呕喘满,涕唾稠黏,大便秘结,小便赤涩,疮疡肿毒,肠风痔漏,风瘙瘾疹,苔腻微黄,脉数
	0600140045	双解汤	《庞赞襄中医眼科经验》	金银花 蒲公英 黄芩片 天花粉 蜜桑白皮 枳壳 龙胆 羌活 防风 荆芥 薄荷 大黄 滑石粉 石膏 甘草	内清外解	急慢性结膜炎
	0600140052	葛根芩连汤合升阳除湿汤	《伤寒论》、《兰室秘藏》	葛根 黄芩片 黄连片 甘草 柴胡 麸炒苍术 羌活 防风 麸炒升麻 麸炒神曲 泽泻 猪苓 陈皮 炒麦芽	清热除湿,升阳固脱	湿热下注,清阳不升之泄泻、脱肛证
	0600140069	桂枝人参汤	《伤寒论》	桂枝 炙甘草 白术 人参 干姜	温中解表	太阳病,外证未除,而数下之,遂胁热下利,利下不止,心下痞硬,表里不解者
	0600140076	表里双解汤	《张皆春眼科证治》	薄荷 荆芥 酒大黄 牡丹皮 赤芍 桑白皮 金银花 酒黄芩 石膏	内清外解	风热并重,白睛红赤肿胀,高出风轮,胞肿如桃,痛痒间作者

续表

分类	代码	方名	来源	组成	功效	主治
表里双解 060014 -	0600140083	双解散	《目经大成》	防风 大黄 薄荷 白芍 当归 甘草 白术 滑石 石膏 栀子 桔梗 连翘 川芎 荆芥 麻黄 芒硝 黄芩片	疏 风、散 热、明目	风火相搏而成时行赤眼， 暴赤肿痛，白珠血片
	0600140090	香苏饮	《太平惠民和剂 局方》	紫苏 香附 陈皮 葱白 生姜 甘草	理气解表	外感风寒，内有气滞
泻下方						
寒下 060021 -	0600210014	大承气汤	《伤寒论》	酒大黄 姜厚朴 麸 炒枳实 芒硝	峻下热结	阳明腑实证；热结旁流 证；里热实证之热厥、 痉病或发狂等
	0600210021	大黄牡丹汤	《金匮要略》	大黄 牡丹皮 燀桃 仁 冬瓜仁 芒硝	泻热破瘀， 散结消肿	肠痈初起，右少腹疼痛 拒按，甚则局部有痞块， 发热恶寒，自汗出，或 右足屈而不伸，苔黄腻， 脉滑数者
	0600210038	小承气汤	《伤寒论》	酒大黄 姜厚朴 麸 炒枳实	轻下热结， 除满消痞	伤寒阳明腑实证，谵语 潮热，大便秘结，胸腹 痞满舌苔黄，脉滑数， 痢疾初起，腹中痞痛， 或脘腹胀满，里急后重 者
	0600210045	大成汤	《仙授理伤续断 秘方》	当归 大黄 芒硝 川木通 苏木 麸炒 枳壳 姜厚朴 红花 陈皮 甘草	攻下逐瘀	损伤初期，瘀血内蓄， 里实热证。症见腹肚膨 胀，大小便不通，上攻 心腹闷乱致死者
	0600210052	调胃承气汤	《伤寒论》	酒大黄 炙甘草 芒 硝	缓下热结	阳明病胃肠燥热，蒸蒸 发热，口渴便秘，腹满 拒按舌苔正黄，脉滑数。 亦用于肠胃热盛而见发 斑吐衄，口齿咽喉肿痛， 中消，疮疡等
	0600210069	三化汤	《素问病机气宜 保命集》	大黄 姜厚朴 麸炒 枳实 羌活	祛风，通便	中风，外有六经之形证， 内有便溺之阻格
	0600210076	复方大承气 汤	《中西医结合治 疗急腹症》	姜厚朴 炒莱菔子 麸炒枳壳 大黄 赤 芍 芒硝 燀桃仁	外感风邪， 内有积滞	单纯性肠梗阻属于阳明 腑实而气胀较明显者

分类	代码	方名	来源	组成	功效	主治
寒下 060021 -	0600210083	薏苡附子败酱散	《金匮要略》	薏苡仁 炮附片 败酱草	排脓消肿	肠痈内已成脓，身无热，肌肤甲错，腹皮急，如肿状，按之软，脉数
	0600210090	大陷胸汤	《伤寒论》	大黄 芒硝 醋甘遂	泻热逐水	结胸证，不大便五六日，舌上燥而渴，日晡小有潮热，从心下至少腹硬满而痛不可近，或短气烦躁，脉沉而紧，按之有力者
	0600210106	大黄黄连泻心汤	《伤寒论》	大黄 黄连片	泻热消痞，和胃开结	心下痞，按之濡，其脉关上浮者
温下 060022 -	0600220013	大黄附子汤	《金匮要略》	大黄 炮附片 细辛	温里散寒，通便止痛	寒邪与积滞互结肠道，胁下或腰胯偏痛，便秘，手足不温，苔白，脉紧弦
	0600220020	温脾汤	《备急千金要方》	大黄 当归 干姜 炮附片 人参 芒硝 甘草	攻下冷积，温补脾阳	脾阳不足，冷积便秘，或久利赤白，腹痛，手足不温，脉沉弦
润下 060023 -	0600230012	麻子仁丸	《伤寒论》	火麻仁 白芍 麸炒枳实 大黄 姜厚朴 燀苦杏仁	润肠泻热，行气通便	肠胃燥热，津液不足，大便秘结，小便频数，现用于习惯性便秘见有上述症状者
	0600230029	济川煎	《景岳全书》	当归 牛膝 酒苁蓉 泽泻 升麻	温肾益精，润肠通便	老年肾虚，大便秘结，小便清长，腰酸足软，背冷畏寒
	0600230036	润肠丸	《沈氏尊生书》	当归 地黄 火麻仁 燀桃仁 麸炒枳壳	养血润燥	血虚肠燥便秘证
	0600230043	增液承气汤	《温病条辨》	玄参 麦冬 地黄 大黄 芒硝	血虚肠燥便秘证	阳明温病，热结阴亏，燥屎不行，下之不通，津液不足，无水舟停，服增液汤不下者
	0600230050	五仁丸	《世医得效方》	桃仁 苦杏仁 松子仁 柏子仁 郁李仁 陈皮	润肠通便	年老体虚，大肠闭滞，传导艰难者
	0600230067	苁蓉润肠丸	《金匮翼》	肉苁蓉片 沉香 火麻仁	润肠通便	精亏血虚，津液耗伤，大便秘结者

续表

分类	代码	方名	来源	组成	功效	主治
逐水 060024 –	0600240011	十枣汤	《伤寒论》	芫花 醋甘遂 醋京 大戟 大枣	攻逐水饮	悬饮或支饮，停于胸胁，咳唾胸胁引痛，心下痞鞭干呕短气，头痛目眩，或胸背掣痛不得息，水肿腹胀，二便不利，属于实证者
	0600240028	疏凿饮子	《济生方》	羌活 秦艽 大腹皮 茯苓皮 川木通 泽 泻 姜皮 椒目 赤 小豆 醋商陆 槟榔	理气通便，分利湿热	水湿壅盛，遍身肿满，喘呼气急，烦躁口渴，二便不利者
	0600240035	三物备急丸	《金匮要略》	大黄 干姜 生巴豆	攻逐寒积	寒实冷积内停，心腹卒暴胀痛，痛如锥刺，气急口噤，大便不通
	0600240042	己椒苈黄丸	《金匮要略》	防己 椒目 葶苈子 大黄	泻热逐水，通利二便	水饮积聚脘腹，肠间有声，腹满便秘，小便不利，口干舌燥，脉沉弦
攻补兼施 060025 –	0600250010	黄龙汤	《伤寒六书》	大黄 芒硝 枳实 厚朴 当归 人参 甘草 生姜 大枣 桔梗	攻下通便，补气养血	肠胃燥热，气血两虚，下利清水，神昏谵语，腹痛拒按，身热而渴，神疲少气，舌苔焦黄或焦黑，脉沉细数者
和解方						
和解少阳 060031 –	0600310011	小柴胡汤	《伤寒论》	柴胡 黄芩片 人参 炙甘草 法半夏 生 姜 大枣	和解少阳	伤寒少阳证；热入血室证；疟疾、黄疸以及内伤杂病而见少阳证者
	0600310028	柴胡枳桔汤	《通俗伤寒论》	柴胡 枳壳 姜半夏 生姜 黄芩片 桔梗 陈皮	和解透表，畅利胸膈	外感初传少阳，寒热往来，胸胁痞满，或痛，或呕或哕者
	0600310035	蒿芩清胆汤	《重订通俗伤寒论》	青蒿 姜竹茹 法半 夏 茯苓 青黛 黄 芩片 枳壳 陈皮 滑石 甘草	清胆利湿，和胃化痰	少阳湿热痰浊证，症见寒热如疟，寒轻热重，口苦膈闷，吐酸苦水或呕黄涎而黏，胸胁胀痛，舌红苔白腻，脉濡数，现用于感受暑湿，疟疾，急性黄疸性肝炎等证属湿热偏重者

分类	代码	方名	来源	组成	功效	主治
和解少阳 060031 -	0600310042	达原饮	《温疫论》	槟榔　姜厚朴　草果 知母　白芍　黄芩片 甘草	开达膜原， 辟秽化浊	瘟疫初起，憎寒发热，渐至但热无寒，昼夜发热，日晡益甚，头身疼痛，脉数舌红，苔白厚如积粉
	0600310059	柴胡桂枝干姜汤	《伤寒论》	柴胡　桂枝　干姜 天花粉　黄芩片　煅 牡蛎　炙甘草	和解少阳， 温阳化饮	伤寒少阳证，往来寒热，寒重热轻，胸胁满微结，小便不利，渴而不呕，但头汗出，心烦，牡疟寒多热少，或但寒不热
	0600310066	柴枳半夏汤	《医学入门》	柴胡　黄芩片　法半 夏　枳壳　桔梗　瓜 蒌子　青皮　苦杏仁 甘草	和解宣利	用于悬饮初期出现寒热往来，胸胁闷痛等
调和肝脾 060032 -	0600320010	四逆散	《伤寒论》	炙甘草　麸炒枳实 柴胡　白芍	透邪解郁， 疏肝理脾	少阴病，阳郁于里，致患热厥，以及肝失条达，气机致厥，手足厥冷，或咳，或悸，或小便不利，或腹中痛，或泄痢下重，脉弦细
	0600320027	逍遥散	《太平惠民和剂局方》	柴胡　白术　白芍 炙甘草　当归　茯苓 煨姜　薄荷	疏肝解郁， 养血健脾	肝郁血虚，五心烦热，或往来寒热，肢体疼痛，头目昏重，心悸颊赤，口燥咽干，胸闷胁痛，食减嗜卧，月经不调，乳房作胀，脉弦而虚者
	0600320034	黑逍遥散	《医略六书》	柴胡　白芍　当归 白术　茯苓　甘草 地黄　煨姜　薄荷	疏肝健脾， 养血调经	肝郁血虚证所致经前腹痛，脉弦虚者
	0600320041	开郁种玉汤	《傅青主女科》	酒当归　酒白芍　土 白术　茯苓　酒丹皮 酒香附　天花粉	疏肝健脾， 养血调经	肝郁血虚证所致经前腹痛，脉弦虚者
	0600320058	痛泻要方	《丹溪心法》	麸炒白术　炒白芍 陈皮　防风	补脾柔肝， 祛湿止泻	肝旺脾虚，肠鸣腹痛，大便泄泻，泻必腹痛，舌苔薄白，脉两关不调，弦而缓
	0600320065	加味逍遥散	《审视瑶函》	柴胡　当归　白芍 白术　茯苓　生姜 薄荷　炙甘草　防风 龙胆	疏利玄府、 清肝解郁	暴盲

续表

分类	代码	方名	来源	组成	功效	主治
调和肝脾 060032 -	0600320072	补肝散	《秘传眼科龙木论》	人参 茯苓 五味子 川芎 藁本 细辛 茺蔚子	补肝肾，益气血	肝风目暗内障
	0600320089	清肝引经汤	《中医妇科学》（四版教材）	当归 白芍 地黄 牡丹皮 黄芩片 栀子 川楝子 川牛膝 茜草 白茅根 甘草	清泻肝热	经行吐衄
	0600320096	丹栀逍遥散	《内科摘要》	当归 白芍 茯苓 白术 柴胡 牡丹皮 栀子 甘草	养血健脾，疏肝清热	肝脾血虚发热，或潮热晡热，或自汗盗汗，或头痛目涩，或怔忡不宁，或颊赤口干，或月经不调，或肚腹作痛，或小腹重坠，水道涩痛，或肿痛出脓，内热作渴
	0600320102	缓肝理脾汤	《医宗金鉴》	桂枝 人参 茯苓 炒白芍 炒山药 麸炒白术 陈皮 炒白扁豆 甘草	健脾缓肝	慢惊风，发时缓缓搐搦，时作时止，面色淡黄，或青白相兼，身必温和，昏睡眼合，或睡卧露睛，脉来迟缓，大便青色，属脾虚肝旺者
调和肠胃 060033 -	0600330019	半夏泻心汤	《伤寒论》	法半夏 黄芩片 黄连片 干姜 人参 大枣 炙甘草	寒热平调，消痞散结	寒热中阻，胃气不和，心下痞满不痛，或干呕，或呕吐，肠鸣下利，舌苔薄黄而腻，脉弦数者
	0600330026	苏叶黄连汤	《温热经纬》	紫苏叶 黄连片 姜半夏 陈皮 姜竹茹 乌梅	清肝和胃，降逆止呕	症见恶心呕吐酸水、苦水，胸胁胀痛，口苦，嗳气，头胀头晕等
	0600330033	甘草泻心汤	《伤寒论》	甘草 黄芩片 大枣 干姜 姜半夏 黄连片 人参	和胃补中，降逆消痞	伤寒中风，医反下之，以致胃气虚弱，其人下利日数十行，完谷不化，腹中雷鸣，心下痞硬而满，干呕，心烦不得安
	0600330040	柴胡达原饮	《重订通俗伤寒论》	柴胡 麸炒枳壳 姜厚朴 青皮 炙甘草 黄芩片 桔梗 炒草果仁 槟榔 荷叶梗	宣湿化痰，透达膜原	痰疟，痰湿阻于膜原，胸膈痞满，心烦懊恼，头眩口腻，咳痰不爽，间日疟发，舌苔粗如积粉，扪之糙涩者
	0600330057	柴胡截疟饮	《医宗金鉴》	柴胡 槟榔 燀桃仁 乌梅 姜半夏 人参 甘草 黄芩片 生姜 大枣 常山	宣湿化痰，透达膜原	痰湿阻于膜原正疟

分类	代码	方名	来源	组成	功效	主治
调和肠胃 060033 -	0600330064	凉血清肠散（汤）	《证治准绳》	地黄 当归 白芍 防风 升麻 荆芥 黄芩片 黄连片 香附	凉血清肠	大肠热甚，肠风下血，脱肛
清热方						
	0600410018	白虎汤	《伤寒论》	石膏 知母 炙甘草 粳米	清热生津	伤寒阳明热盛，或温病热在气分证，壮热面赤，烦渴引饮，口舌干燥，大汗出，脉洪大有力
	0600410025	竹叶石膏汤	《伤寒论》	淡竹叶 石膏 麦冬 人参 法半夏 粳米 炙甘草	清热生津，益气和胃	热病之后，余热未清，气阴两伤，虚羸少气，呕逆烦渴，或虚烦不得眠，舌红少苔，脉虚而数，以及暑热所伤，发热多汗，烦渴喜饮，舌红干，脉虚数
	0600410032	白虎加桂枝汤	《金匮要略》	知母 炙甘草 石膏 粳米 桂枝	清热通络，调和营卫	温疟，其脉如平，身无寒但热，骨节疼烦，时呕，风湿热痹，壮热汗出，气粗烦躁，关节肿痛，口渴苔白，脉弦数
清气分热 060041 -	0600410049	白虎加人参汤	《伤寒论》	知母 石膏 炙甘草 粳米 人参	清热泻火，益气生津	伤寒或温病，里热盛而气阴不足，发热，烦渴，口舌干燥，汗多，脉大无力，暑病津气两伤，汗出恶寒，身热而渴
	0600410056	还阴救苦汤	《原机启微》	桔梗 连翘 红花 细辛 当归 炙甘草 龙胆草 苍术 黄连片 羌活 升麻 柴胡 防风 藁本 知母 地黄 黄柏 黄芩片 川芎	疏风清热	眼暴发赤肿，睑高苦疼
	0600410063	栀子胜奇散	《原机启微》	蛇蜕 决明子 川芎 荆芥穗 菊花 炒蒺藜 谷精草 防风 羌活 栀子 密蒙花 甘草 蔓荆子 木贼 黄芩片	祛风清热	胬肉攀睛

续表

分类	代码	方名	来源	组成	功效	主治
清气分热 060041 -	0600410070	眼珠灌脓方	《中医眼科学讲义》	大黄 瓜蒌子 石膏 玄明粉 枳实 栀子 夏枯草 金银花 黄芩片 天花粉 淡竹叶	泻火、解毒、活血	眼病凝脂翳属三焦火盛、阳明腑实者
清营凉血 060042 -	0600420017	清营汤	《金匮要略》	水牛角 麦冬 地黄 玄参 丹参 淡竹叶心 黄连片 金银花 连翘	清营解毒，透热养阴	温病邪热传营，身热夜甚，口渴或不渴，时有谵语心烦不眠，或斑疹隐隐，舌绛而干，脉细数
	0600420024	清宫汤	《温病条辨》	玄参 莲子心 淡竹叶心 连翘心 水牛角 麦冬	清心解毒，养阴生津	温病，邪陷心包，发热，神昏谵语者
	0600420031	凉营清气汤	《喉痧证治概要》	水牛角 干石斛 石膏 地黄 薄荷 甘草 黄连片 栀子 牡丹皮 赤芍 玄参 连翘 淡竹叶 白茅根 芦根	清气凉营，泻火解毒	痧麻虽布，壮热烦躁，渴欲冷饮，甚则谵语妄言，咽喉肿痛腐烂，脉洪数，舌红绛，或黑燥无津之重症
	0600420048	化斑汤	《温病条辨》	石膏 知母 甘草 玄参 水牛角 粳米	清气凉血	温病发热，汗出过多，神昏谵语，皮肤发斑者
	0600420055	化斑解毒汤	《医宗金鉴》	玄参 知母 石膏 人中黄 黄连片 升麻 连翘 牛蒡子	疏风清热	三焦风热上攻，致生火丹，延及全身痒痛者
	0600420062	清热地黄汤	《幼科直言》	熟地黄 山茱萸 山药 牡丹皮 茯苓 泽泻 柴胡 薄荷	清热解毒、凉血散瘀	血崩烦热，脉洪涩者
	0600420079	清热调血汤	《古今医鉴》	当归 川芎 白芍 地黄 黄连片 香附 桃仁 红花 延胡索 牡丹皮 莪术	清热除湿，化瘀止痛	妇人经水将来，腹痛，乍作乍止，气血俱实
	0600420086	犀角地黄汤	《备急千金要方》	白芍 地黄 牡丹皮 水牛角	清热解毒，凉血散瘀	热盛动血，吐血、衄血、尿血、便血者，蓄血发热，漱水不欲咽，腹不满，但自觉痞满，大便黑而易解者，热扰心营神昏谵语，舌绛起刺者

分类	代码	方名	来源	组成	功效	主治
清热解毒 060043 -	0600430016	黄连解毒汤	《外台秘要》	黄连片 黄芩片 黄柏 栀子	泻火解毒	一切实热火毒，三焦热盛之证，大热烦渴，口燥咽干，错语，不眠，或热病吐血，衄血，或热甚发斑，身热下利，湿热黄疸，外科痈疽疔毒，小便黄赤，舌红苔黄，脉数有力
	0600430023	凉膈散	《太平惠民和剂局方》	芒硝 大黄 栀子 连翘 黄芩片 薄荷 炙甘草 蜂蜜 淡竹叶	泻火通便，清上泄下	上，中二焦积热，烦躁多渴，面热头昏，唇焦咽燥舌肿喉闭，目赤鼻衄，颌颊结硬，口舌生疮，涕唾稠黏，睡卧不宁，谵语狂妄，大便秘结，小便热赤，以及小儿惊风，舌红苔黄脉滑数
	0600430030	普济消毒饮	《东垣试效方》	酒黄芩 酒黄连片 陈皮 玄参 柴胡 桔梗 连翘 板蓝根 马勃 薄荷 炒牛蒡子 升麻 甘草	清热解毒，疏风散邪	风热疫毒上攻，致患大头瘟，恶寒发热，头面红肿焮痛，目不能开，咽喉不利，舌干口燥，舌红苔白或兼黄，脉浮数有力。现用于急性腮腺炎，急性扁桃体炎，颌下腺炎，头面部蜂窝组织炎等
	0600430047	仙方活命饮	《校注妇人良方》	金银花 防风 白芷 当归 陈皮 甘草 赤芍 浙贝母 天花粉 醋乳香 醋没药 醋山甲 炒皂角刺	清热解毒，消肿溃坚，活血止痛	疮疡肿毒初起，赤肿焮痛，或身热微恶寒，舌苔薄白或微黄，脉数有力，属于阳证者
	0600430054	祛毒散	经验方	夏枯草 连翘 蒲公英 紫花地丁 白芷 甘草 大黄 半边莲	清热解毒，凉血止血	毒蛇咬伤之火毒证
	0600430061	三黄石膏汤	《外台秘要》	黄连片 黄芩片 黄柏 石膏 麻黄 淡豆豉 栀子	清热泻火，发汗解表	伤寒病已八九日，壮热无汗，身体沉重拘挛，鼻干口渴，烦躁不眠，神志昏愦，或时呼呻，脉滑数

续表

分类	代码	方名	来源	组成	功效	主治
	0600430078	泻心汤	《审视瑶函》	黄连片 黄芩片 大黄 连翘 荆芥 盐车前子 赤芍 薄荷	泻火消痞	邪热壅滞心下，气机痞塞证
	0600430085	马齿苋合剂	《中医外科学》经验方	马齿苋 大青叶 紫草 败酱草 燀桃仁 红花 赤芍	清热解毒	热毒蕴结证
	0600430092	内疏黄连汤	《医宗金鉴》	黄连片 栀子 黄芩片 桔梗 木香 槟榔 连翘 酒白芍 薄荷 甘草 当归 大黄	通利二便，清解里热	疮疡热毒炽盛，肿硬木闷，根盘深大，皮色不变，呕哕烦热，大便秘结，脉象沉实者
	0600430108	天行赤眼方	《眼科名家姚和清学术经验集》	羌活 薄荷 炒栀子 赤芍 连翘 炒牛蒡子 当归 大黄 黄芩片 防风 川芎 甘草	清热解毒，凉血，利咽	天行热毒
清热解毒 060043 -	0600430115	五味消毒饮合大黄牡丹汤	《医宗金鉴》、《金匮要略》	金银花 蒲公英 野菊花 大黄 紫花地丁 紫背天葵子 牡丹皮 冬瓜仁 燀桃仁 芒硝	清热解毒，化瘀散结，利湿排脓	热毒炽盛之疔疮痈肿
	0600430122	四清凉饮子	《审视瑶函》	当归 龙胆 黄芩片 桑白皮 地黄 盐车前子 赤芍 麸炒枳壳 炙甘草 熟大黄 防风 川芎 黄连片 木贼 羌活 柴胡	疏风清热，泻火解毒	凝脂翳症
	0600430139	四妙勇安汤	《验方新编》	玄参 金银花 当归 甘草	清热解毒，活血止痛	脱骨疽，症生手足各指，或生指头，或生指节指缝初生或白色痛极，或如粟米起一黄疱，其皮或如煮熟红枣，黑色不退，久则溃烂，节节脱落，延至手足背腐烂黑陷，痛不可忍
	0600430146	青叶紫草汤	《中西医结合临床外科手册》	大青叶 紫草 仙鹤草 大黄 连翘 黄连片 牡丹皮 夏枯草 蒲公英	清热解毒，凉血止血	火毒证

分类	代码	方名	来源	组成	功效	主治
清热解毒 060043 -	0600430153	透疹凉解汤	《中医临床手册》	桑叶 菊花 连翘 炒牛蒡子 薄荷 赤芍 蝉蜕 紫花地丁 荆芥 金银花	清热解毒	风疹，邪热炽盛，高热口渴，心烦不宁，疹色鲜红或紫暗，疹点较密，小便黄少，舌质红，苔黄糙
	0600430160	透脓散	《外科正宗》	黄芪 醋山甲 川芎 当归 皂角刺	益气养血，托毒溃脓	痈疽诸毒，内脓已成，不穿破者，服之即破
	0600430177	清咽下痰汤	《验方新编》	玄参 桔梗 炒牛蒡子 甘草 浙贝母 瓜蒌 射干 荆芥 马兜铃	清热解毒，利咽化痰	热毒攻喉证
	0600430184	清咽双和饮	《喉科紫珍集》	荆芥 葛根 金银花 前胡 当归 赤芍 地黄 牡丹皮 川贝母 桔梗 玄参 茯苓 灯心草 甘草	疏风清热，化痰利咽	一切喉症初起
	0600430191	清咽利膈汤	《外科发挥》	连翘 栀子 黄芩片 薄荷 荆芥 防风 炒牛蒡子 玄明粉 甘草 金银花 玄参 大黄 桔梗 黄连片	泻热解毒，利咽消肿	急性咽喉痛，肺胃实热，咽喉红肿疼痛，痰涎壅盛
	0600430207	清胃解毒汤	《痘疹传心录》	升麻 黄连片 地黄 牡丹皮 当归 天花粉 连翘 赤芍药	清胃凉血解毒	痘后口龈生疮肿痛
	0600430214	清胆汤	《中医内科学》	大黄 栀子 黄连片 白芍 郁金 蒲公英 金钱草 瓜蒌皮 醋延胡索 醋川楝子 木香 麸炒枳壳	清泻肝胆之火，行气止痛	急性胆道感染，急性梗阻性化脓性胆管炎，胆石症属郁结型者
	0600430221	解毒活血汤	《医林改错》	连翘 葛根 柴胡 麸炒枳壳 当归 赤芍 地黄 红花 燀桃仁 甘草	清热解毒，凉血化瘀	瘟毒吐泻初起。现用于麻疹，脑炎，脑膜炎后遗症、灰质炎后遗症等
	0600430238	栀子金花丸	《景岳全书》	栀子 金银花 黄芩片 黄柏 大黄 黄连片 知母 天花粉	清热泻火，凉血解毒	肺胃热盛，口舌生疮，牙龈肿痛，目赤眩晕，咽喉肿痛，大便秘结
	0600430245	清瘟败毒饮	《疫疹一得》	石膏 水牛角 生栀子 桔梗 黄芩片 知母 赤芍 玄参 连翘 淡竹叶 甘草 牡丹皮	清热解毒，凉血泻火	瘟疫热毒，充斥内外，气血两燔证

续表

分类	代码	方名	来源	组成	功效	主治
清热解毒 060043 –	0600430252	萆薢化毒汤	《疡科心得集》	萆薢 当归尾 牡丹皮 牛膝 防己 木瓜 薏苡仁 秦艽	清热利湿，和营解毒	湿热痈疡，气血实者
	0600430269	银花解毒汤	《疡科心得集》	金银花 紫花地丁 水牛角 茯苓 连翘 牡丹皮 黄连片 夏枯草	清热解毒，养血止痛	风火温热所致的痈疽疔毒
	0600430276	犀黄丸	《外科全生集》	牛黄 麝香 乳香 没药	清热解毒，化痰散结，活血消肿，祛瘀止痛	乳岩、横痃、瘰疬、痰核、流注、肺痈、小肠痈
	0600430283	如金解毒散	《痈疽神秘验方》	桔梗 甘草 黄连片 黄芩片 黄柏 栀子	降火解毒	肺痈，发热烦渴，脉洪大
清脏腑热 060044 –	0600440015	导赤散	《小儿药证直诀》	地黄 川木通 甘草 淡竹叶	清心利水养阴	心经热盛，心胸烦热，口渴面赤，口舌生疮，心移热于小肠，小便短涩不畅，尿时刺痛，舌红脉数。现用于急性泌尿系感染，肥大型前列腺炎等属湿热内蕴者
	0600440022	龙胆泻肝汤	《小儿药证直诀》	龙胆 酒黄芩 栀子 泽泻 川木通 酒当归 地黄 柴胡 盐车前子 甘草	清肝胆实火，泻下焦湿热	肝胆实火上炎证；肝胆湿热下注证
	0600440039	左金丸	《丹溪心法》	黄连片 吴茱萸	清泻肝火，降逆止呕	肝火犯胃，胁肋及脘腹胀痛，呕吐口苦，吞酸嘈杂嗳气，口干，舌红苔黄，脉弦数
	0600440046	苇茎汤	《外台秘要》	芦根 薏苡仁 冬瓜仁 桃仁	清肺化痰，逐瘀排脓	肺痈，咳吐腥臭黄痰脓血，胸中肌肤甲错，隐隐作痛，咳时尤甚，口干咽燥，舌红苔黄，脉滑数
	0600440053	泻白散	《小儿药证直诀》	蜜桑白皮 地骨皮 炙甘草 粳米	清泻肺热，止咳平喘	肺热壅盛喘咳，甚则气急，皮肤蒸热，发热日晡尤甚，舌红苔黄，脉细数

分类	代码	方名	来源	组成	功效	主治
清脏腑热 060044 –	0600440060	清胃散	《脾胃论》	地黄 当归 牡丹皮 黄连片 升麻	清胃凉血	胃中积热，上下牙痛不可忍，牵引头部，满面发热，齿喜寒恶热，或牙龈红肿，溃烂出血，或唇口腮颊肿痛，口气臭热，口舌干燥，舌红苔黄，脉滑大而数
	0600440077	玉女煎	《景岳全书》	石膏 熟地黄 麦冬 知母 牛膝	清胃热，滋肾阴	水亏火盛，六脉浮洪滑大，少阴不足，阳明有余，烦热干渴，头痛牙疼，失血
	0600440084	葛根黄芩黄连汤	《伤寒论》	葛根 黄芩片 黄连片 炙甘草	表里两解，清热止利	外感表证未解，热邪入里，身热，下利臭秽，肛门有灼热感，心下痞，胸脘烦热，喘而汗出，口干而渴，苔黄，脉数
	0600440091	芍药汤	《素问病机气宜保命集》	白芍 当归 黄连片 槟榔 木香 炙甘草 大黄 黄芩片 肉桂	清热燥湿，调气和血	湿热痢疾，腹痛下痢脓血，赤白相兼，里急后重，肛门灼热，尿短色赤，舌苔黄腻，脉滑数
	0600440107	白头翁汤	《伤寒论》	白头翁 黄柏 黄连片 秦皮	清热解毒，凉血止痢	痢疾，热毒深陷血分，腹痛，便脓血，赤多白少，里急后重，肛门灼热，口渴欲饮，舌红苔黄，脉弦数
	0600440114	黄芩汤	《伤寒论》	黄芩片 白芍 甘草 大枣	清热止痢，和中止痛	伤寒，太阳与少阳合病，身热口苦，腹痛下利
	0600440121	泻青丸	《小儿药证直诀》	当归 龙胆 川芎 栀子 大黄 羌活 防风	清肝泻火	肝热搐搦，因肝火郁结，目赤肿痛，易惊易怒，不能安卧，尿赤便秘，脉洪实者
	0600440138	当归龙荟丸	《医方集解》	酒当归 酒龙胆 焦栀子 酒黄连 酒黄芩 盐黄柏 酒大黄 青黛 芦荟 木香 麝香	肝经火郁证	肝胆实火，头痛面赤，目赤目肿，耳鸣耳聋，胸胁疼痛，便秘尿赤，躁扰不安，甚或抽搐，谵语发狂，舌红苔黄，脉弦数
	0600440145	泻肺饮加减	《眼科纂要》	石膏 赤芍 黄芩片 桑白皮 枳壳 川木通 连翘 荆芥 防风 栀子 白芷 羌活 甘草	清肺泻火，疏风散邪	白睛赤肿

续表

分类	代码	方名	来源	组成	功效	主治
	0600440152	清经散	《傅青主女科》	牡丹皮 地骨皮 酒白芍 熟地黄 青蒿 黄柏 茯苓	清热，凉血，止血	肾中水亏火旺，经行先期量多者
	0600440169	清热泻脾散	《医宗金鉴》	栀子 石膏 黄芩片 黄连片 地黄 茯苓 灯心草	清心泻脾	小儿心脾蕴热，致患鹅口，白屑生满口舌，如鹅之口者
	0600440176	疏风清热汤	《中医喉科学讲义》	荆芥 防风 炒牛蒡子 甘草 连翘 金银花 桑白皮 赤芍 桔梗 玄参 天花粉 浙贝母 黄芩片	疏风清热，利咽消肿	风热犯咽证
	0600440183	泻黄散	《小儿药证直诀》	广藿香 栀子 石膏 甘草 防风	泻脾胃伏火	脾胃伏火，口燥唇干，口疮口臭，烦渴易饥，或小儿身凉身黄睛黄，疳热口臭唇焦，泄泻黄沫，脾热口甜，胃热口苦，不吮乳，小儿弄舌
清脏腑热 060044 -	0600440190	附子泻心汤	《伤寒论》	大黄 黄连片 黄芩片 炮附子	温经回阳，扶阳固表，泄热消痞	阳虚于外，热结于胃，心下痞满，而复恶寒，汗出者
	0600440206	泻肝汤	《秘传眼科龙木论》	石决明 大黄 桔梗 车前子 芒硝 羚羊角片 防风	泻肝胆实火，清下焦湿热	风热入眼，致患鹘眼凝睛外障，初起痒痛泪出，眼珠难以回转，不辨人物者
	0600440213	泻肝散	《银海精微》	当归尾 大黄 黄芩片 知母 桔梗 茺蔚子 芒硝 车前子 防风 赤芍 栀子 连翘 薄荷	泻肝火	玉翳遮睛。初则红肿，赤脉穿睛，渐渐生白翳膜，初起时如碎米，久则成片遮满乌睛，凝结如玉色
	0600440220	泻肺饮	《眼科纂要》	石膏 赤芍 炒黄芩 蜜桑白皮 枳壳 木通 连翘 荆芥 防风 栀子 白芷 羌活 甘草	清热泻火解毒	风热所致眼目赤痛
	0600440237	栀子清肝汤	《杂病源流犀烛》	栀子 石菖蒲 柴胡 当归 黄芩片 黄连片 牡丹皮 甘草 牛蒡子	清泻肝火	耵耳。因风热搏于耳中，津液结硬成块，壅塞耳窍，气脉不通，致疼痛不止

分类	代码	方名	来源	组成	功效	主治
清脏腑热 060044 -	0600440244	菊花决明散	《原机启微》	决明子 石决明 木贼 防风 羌活 蔓荆子 菊花 炙甘草 川芎 石膏 黄芩片	疏风清热，祛翳明目	治风热上攻，目中白睛微变青色，黑睛稍带白色，黑白之间，赤环如带，谓之抱轮红，视物不明，睛白高低不平，甚无光泽，口干舌苦，眵多羞涩
	0600440251	滋肾通关丸	《兰室秘藏》	肉桂 黄柏 知母	清下焦湿热，助膀胱气化	下焦湿热，小便癃闭，点滴不通
	0600440268	葶苈大枣泻肺汤	《金匮要略》	葶苈子 大枣	泻肺行水，下气平喘	肺痈，胸中胀满，痰涎壅塞，喘咳不得卧，甚则一身面目浮肿，鼻塞流涕，不闻香臭酸辛，亦治支饮不得息者
	0600440275	新制柴连汤	《眼科纂要》	柴胡 黄连片 黄芩片 赤芍 蔓荆子 栀子 龙胆 木通 甘草 荆芥 防风	疏风清热	风热所致目赤肿痛，畏风畏光，见风流泪
清虚热 060045 -	0600450014	青蒿鳖甲汤	《温病条辨》	醋鳖甲 青蒿 地黄 知母 牡丹皮	养阴清热	温病后期，热邪深伏阴分，夜热早凉，热退无汗，能食消瘦，舌红少苔，脉细数
	0600450021	清骨散	《证治准绳》	银柴胡 胡黄连 秦艽 醋鳖甲 地骨皮 青蒿 知母 甘草	清虚热，退骨蒸	虚劳阴虚火旺，骨蒸劳热，身体羸瘦，脉细数
	0600450038	当归六黄汤	《兰室秘藏》	当归 地黄 黄柏 黄连片 熟地黄 黄芪	滋阴泻火，固表止汗	盗汗，发热面赤，口干唇燥，心烦尿赤，大便干结，舌红脉数。亦治自汗
	0600450045	秦艽鳖甲散	《卫生宝鉴》	地骨皮 柴胡 醋鳖甲 秦艽 知母 当归 青蒿 乌梅	滋阴养血，清热除蒸	骨蒸劳热，肌肉消瘦，唇红颊赤，困倦盗汗，咳嗽，脉细数等
	0600450052	保阴煎	《景岳全书》	地黄 熟地黄 黄芩片 黄柏 白芍 续断 甘草 山药	养阴清热，凉血止血	阴虚血热之带下淋浊，血崩便血，月经提前
	0600450069	柴胡清骨散	《医宗金鉴》	秦艽 知母 炙甘草 胡黄连 鳖甲 青蒿 柴胡 地骨皮 韭白 猪脊髓 猪胆汁	清虚热，退骨蒸	劳瘵热甚人强，骨蒸久不瘥

续表

分类	代码	方名	来源	组成	功效	主治
祛暑方						
	0600510015	清络饮	《温病条辨》	荷叶 金银花 丝瓜络 西瓜翠衣 扁豆花 淡竹叶心	祛暑清热	暑温经发汗后，暑证悉减，但头微胀，目不了了，余邪未解者，或暑伤肺经气分之轻证
	0600510022	香薷散	《太平惠民和剂局方》	香薷 炒白扁豆 姜厚朴	祛暑解表，化湿和中	暑月乘凉饮冷，外感于寒，内伤于湿，恶寒发热，头痛头重，无汗，胸闷不舒，或四肢倦怠，腹痛吐泻，口不渴，舌淡苔白腻，脉浮濡者
	0600510039	六一散	《黄帝素问宣明方论》	滑石 甘草	清暑利湿	感受暑湿，身热烦渴，小便不利，或呕吐泄泻，或下痢赤白。亦可用于膀胱湿热所致的癃闭淋痛，砂淋，石淋
祛暑方 060051 –	0600510046	桂苓甘露散	《黄帝素问宣明方论》	茯苓 甘草 白术 泽泻 肉桂 石膏 寒水石 滑石 猪苓	清暑解热，化气利湿	中暑受湿，头痛发热，烦渴引饮，小便不利，以及霍乱吐泻，小儿吐泻惊风等
	0600510053	清暑益气汤	《温热经纬》	西洋参 干石斛 麦冬 黄连片 知母 淡竹叶 荷梗 甘草 西瓜翠衣 粳米	清暑益气，养阴生津	暑热耗气伤津，身热汗多，心烦口渴，小便短赤，体倦少气，精神不振，脉虚数者
	0600510060	新加香薷饮	《温病条辨》	香薷 扁豆花 姜厚朴 金银花 连翘	祛暑解表，清热化湿	暑温初起，夏感寒邪，恶寒发热，身重酸痛，面赤口渴，胸闷不舒，汗不出，舌苔白腻，脉浮而数者
	0600510077	清暑汤	《外科全生集》	连翘 天花粉 赤芍 金银花 甘草 滑石 车前子 泽泻	清热泻火，排毒润肤	一切暑热，头面生石疖
	0600510084	碧玉散	《伤寒直格》	滑石 甘草 青黛	清解暑热	暑湿证兼有肝胆郁热者
温里方						
温中祛寒 060061 –	0600610012	理中丸	《伤寒论》	人参 炙甘草 白术 干姜	温中散寒，补气健脾	脾胃虚寒证，或阳虚失血证，或小儿慢惊，或病后喜唾涎沫，或脾胃虚寒所致的胸痹等证

分类	代码	方名	来源	组成	功效	主治
	0600610029	小建中汤	《伤寒论》	桂枝　白芍　生姜　大枣　炙甘草　饴糖	温中补虚，和里缓急	虚劳里急，腹中时痛，喜得温按，按之则痛减，舌淡苔白，或心中悸动，虚烦不宁，面色无华，或四肢酸疼，手足烦热，咽干口燥
	0600610036	吴茱萸汤	《伤寒论》	制吴茱萸　人参　生姜　大枣	温中补虚，降逆止呕	胃中虚寒，食谷欲呕，或呕而胸满，少阴吐利，手足逆冷，烦躁欲死，厥阴头痛，吐涎沫
	0600610043	大建中汤	《金匮要略》	炒花椒　干姜　人参　饴糖	温中补虚，降逆止痛	脾胃虚寒，心胸中大寒痛，呕不能食，腹中寒，上冲皮起，出见有头足，上下痛而不可触近
	0600610050	当归建中汤	《伤寒论》	当归　桂枝　白芍　生姜　大枣　炙甘草	温中补虚，和里缓急	中焦虚寒，肝脾不和证
温中祛寒 060061 –	0600610067	附子理中汤	《三因极一病证方论》	炮附片　人参　炮姜　炙甘草　白术　盐补骨脂　五味子　煨肉豆蔻　制吴茱萸　生姜　大枣	补脾温肾，固涩止泻	五脏中寒，口噤，四肢强直，失音不语，下焦虚寒火不生土，脘腹冷痛，呕逆泄泻
	0600610074	连理汤	《张氏医通》	人参　白术　干姜　炙甘草　黄连片　茯苓	温中清肠	中焦寒热错杂，呕吐酸水，腹泻，以及慢性痢疾
	0600610081	丁香散	《古今医统》	丁香　柿蒂　高良姜　炙甘草	温中散寒，降逆止呃	胃寒呃逆证
	0600610098	理中汤	《伤寒论》	人参　干姜　炙甘草　白术	温中祛寒，补气健脾	脾胃虚寒证，自利不渴，呕吐腹痛，腹满不食及中寒霍乱，阳虚失血，如吐血、便血或崩漏，胸痹虚证，胸痛彻背倦怠少气，四肢不温。现用于急慢性胃炎，胃窦炎，溃疡病，胃下垂，慢性肝炎等属脾胃虚寒者
	0600610104	丁萸理中汤	《医宗金鉴》	丁香　制吴茱萸　党参　白术　干姜　炙甘草	温中补虚，降逆止呃	脾胃虚寒呕吐证
	0600610111	茵陈理中汤	《张氏医通》	茵陈　干姜　人参　炒白术　甘草	温阳散寒，利胆祛湿	阴黄身冷，脉沉细，身如熏黄，小便自利

续表

分类	代码	方名	来源	组成	功效	主治
温中祛寒 060061 –	0600610128	桂附理中丸	《中国药典2005版》	肉桂 炮附片 党参 白术 炮姜 炙甘草	补肾助阳，温中健脾	肾阳衰弱，脾胃虚寒，脘腹冷痛，呕吐泄泻，四肢厥冷
	0600610135	乌头桂枝汤	《金匮要略》	制川乌 桂枝 白芍 甘草 生姜 大枣	祛寒止痛，散寒解表	寒疝，腹中痛，逆冷，手足不仁，若身疼痛
	0600610142	当归生姜羊肉汤	《金匮要略》	当归 生姜 羊肉	补气养血，温中暖肾	产后血虚，腹中冷痛，寒疝腹中痛，以及虚劳不足等
	0600610159	附子粳米汤	《金匮要略》	炮附片 法半夏 甘草 大枣 粳米	温中祛寒	腹中寒气，雷鸣切痛，胸胁逆满，呕吐
	0600610166	逐寒荡惊汤	《福幼编》	胡椒 炮姜 肉桂	回阳救逆、荡散阴寒	治小儿体弱久病，或痘疹后误服寒凉转为慢惊者
	0600610173	茵陈术附汤	《医学心悟》	茵陈 白术 附片 干姜 炙甘草 肉桂	健脾温中，化湿	阴黄身冷，脉沉细，身如熏黄，小便自利者
	0600610180	丁桂散	《外科传薪集》	丁香 肉桂	温经通络，散寒止痛	头痛
回阳救逆 060062 –	0600620011	四逆汤	《伤寒论》	炙甘草 附片 干姜	回阳救逆	少阴病，四肢厥逆，恶寒蜷卧，呕吐腹痛，下利清谷，神衰欲寐，以及太阳病误汗亡阳，脉沉迟微细者
	0600620028	回阳救急汤	《伤寒论》	附子 干姜 人参 炙甘草 炒白术 肉桂 陈皮 五味子 茯苓 法半夏	回阳固脱，益气生脉	寒邪直中阴经，恶寒，四肢冷厥，战栗腹疼，吐泻不渴，蜷卧沉重，或手指甲唇青，或口吐涎沫，或脉来沉迟无力
	0600620035	参附汤	《正体类要》	人参 附片 五味子 麦冬	益气固阳，生津固脱	阳气虚脱，气阴两虚证
	0600620042	参附龙牡救逆汤	《中医儿科学》	人参 附片 煅龙骨 白芍 炙甘草 煅牡蛎	温补心阳，救逆固脱	心阳虚衰，突然面色苍白而青，口唇发紫，呼吸浅促，额汗不温，四肢厥冷，虚烦不安，右胁下并可出现瘀块，舌苔薄白，质暗紫，脉象微弱疾数
	0600620059	六味回阳饮	《景岳全书》	人参 附片 干姜 炙甘草 熟地黄 当归	益气回阳，养血救脱	阴阳将脱

分类	代码	方名	来源	组成	功效	主治
温经散寒 060063 -	0600630010	当归四逆汤	《伤寒论》	当归 桂枝 白芍 细辛 通草 大枣 炙甘草	温经散寒，养血通脉	厥阴伤寒，血脉凝涩，手足厥寒，脉细欲绝，或肠鸣腹痛，下利不止，或阴囊疝气，睾丸掣痛，牵引少腹
	0600630027	阳和汤	《外科证治全生集》	熟地黄 芥子 鹿角胶 姜炭 麻黄 肉桂 甘草	温阳补血，散寒止痛	阳虚寒凝而成之流注，阴疽，脱疽，鹤膝风，石疽贴骨疽等漫肿无头，平塌白陷，皮包不变，酸痛无热，口不渴，舌淡苔白者
	0600630034	小金丹	《外科全生集》	枫香脂 制草乌 五灵脂 地龙 制马钱子 没药 乳香 麝香 墨炭	辛温通络，散结活血	流注，痰核，瘰疬，乳岩，横痃，贴骨疽，鳝拱头等
	0600630041	长胎白术散	《叶氏女科证治》	白术 川芎 熟地黄 阿胶 黄芪 当归 牡蛎 茯苓 艾叶 补骨脂	温阳散寒，养血育胎	血寒宫冷证
	0600630058	黄芪桂枝五物汤	《金匮要略》	黄芪 白芍 桂枝 生姜 大枣	益气温经，和血通痹	血痹。阴阳俱微，外证肌肤麻木不仁，如风痹状。寸口关上微，尺中小紧，脉微涩而紧
补益方						
补气 060071 -	0600710019	四君子汤	《太平惠民和剂局方》	人参 白术 茯苓 炙甘草	益气健脾，渗湿止泻	营卫气虚，脏腑怯弱，面色㿠白，四肢无力，心腹胀满，全不思食，肠鸣泄泻，呕哕吐逆，舌质淡，苔薄白，脉虚无力
	0600710026	参苓白术散	《太平惠民和剂局方》	莲子 薏苡仁 砂仁 桔梗 炙甘草 炒白扁豆 茯苓 人参 白术 山药	健脾益气，渗湿止泻	脾胃虚弱，食少便溏，四肢乏力，形体消瘦，胸脘痞塞，腹胀肠鸣，面色萎黄，舌苔白腻，脉细缓
	0600710033	补中益气汤	《内外伤辨惑论》	黄芪 炙甘草 人参 当归 陈皮 升麻 柴胡 白术	补中益气，升阳举陷	脾胃气虚，少气懒言，四肢无力，困倦少食，饮食乏味，不耐劳累，动则气短，或气虚发热，气高而喘，身热而烦，渴喜热饮，其脉洪大，按之无力，皮肤不任风寒，而生寒热头痛或气虚下陷，久泻脱肛

续表

分类	代码	方名	来源	组成	功效	主治
补气 060071-	0600710040	生脉散	《医学启源》	人参 麦冬 五味子	益气生津, 敛阴止汗	温热、暑热,耗气伤阴证。久咳伤肺,气阴两虚证
	0600710057	玉屏风散	《医方类聚》	黄芪 白术 防风	益气固表止汗	表虚自汗,虚人腠理不固,易于感冒
	0600710064	完带汤	《傅青主女科》	人参 土白术 酒白芍 麸炒山药 麸炒苍术 陈皮 柴胡 荆芥穗炭 盐车前子 甘草	补脾疏肝,化湿止带	脾虚肝郁,湿浊下注,带下色白或淡黄,清稀无臭倦怠便溏,面色㿠白,舌淡苔白,脉缓或濡弱者
	0600710071	人参五味子汤	《幼幼集成》	党参 茯苓 炒白术 五味子 麦冬 炙甘草 生姜 大枣	健脾益气	久嗽脾虚,中气怯弱,面白唇白者
	0600710088	保元汤	《博爱心鉴》	人参 黄芪 炙甘草 肉桂 生姜	益气温阳	虚损劳怯,元气不足证
	0600710095	六君子汤	《太平惠民和剂局方》	人参 白术 茯苓 炙甘草 陈皮 姜半夏	益气健脾,燥湿化痰	脾胃虚弱,面黄体瘦,或久患疟痢,不思乳食,或呕吐泄泻,饮食不化,或时患饮食停滞,或母有前症,致儿为患
	0600710101	香砂六君子汤	《古今名医方论》	人参 白术 茯苓 炙甘草 木香 砂仁 姜半夏 陈皮	益气健脾,行气化痰	脾胃气虚,痰饮内生,呕吐痞闷,不思饮食,消瘦倦怠,或气虚肿满
	0600710118	加味四君子汤	《三因极一病证方论》	人参 黄芪 茯苓 白术 炙甘草 白扁豆	益气补脾	痔血已久,脾胃气虚,面色萎黄,心悸耳鸣,气乏脚弱,口淡,食不知味
	0600710125	七味白术散	《小儿药证直诀》	人参 茯苓 白术 广藿香 木香 甘草 葛根	健脾益气,和胃生津	小儿脾胃虚弱,呕吐泄泻,频作不止,口渴烦躁,但欲饮水,乳食不进,身体消瘦
	0600710132	益气升阳通络方	《眼底病的中医证治研究》	人参 黄芪 白芍 白术 当归 蔓荆子 知母 升麻 夜明砂 鸡血藤 甘草	健脾益气,升阳通络	脾虚气弱络阻证
	0600710149	举元煎	《景岳全书》	人参 炙黄芪 炙甘草 麸炒升麻 炒白术	补气摄血,升阳举陷	气虚下陷,血崩血脱,亡阳垂危等证

分类	代码	方名	来源	组成	功效	主治
补气 060071 -	0600710156	益气聪明汤	《东垣试效方》	黄芪 党参 炙甘草 麸炒升麻 炒蔓荆子 白芍 黄柏	益气升阳,聪耳明目	脾胃气虚所致的内障目昏、耳鸣耳聋
	0600710163	升陷汤	《医学衷中参西录》	黄芪 知母 柴胡 桔梗 升麻	益气升陷	胸中大气下陷,气短不足以息,或努力呼吸,有似乎喘,或气息将停,危在顷刻,兼见寒热往来,或咽干作渴,或满闷怔忡,或神昏健忘,脉沉迟微弱
	0600710170	升阳益胃汤	《内外伤辨惑论》	黄芪 姜半夏 人参 炙甘草 独活 防风 白芍 羌活 陈皮 茯苓 柴胡 泽泻 白术 黄连片	益气升阳,清热除湿	脾胃虚弱,湿热滞留中焦,怠惰嗜卧,四肢不收,体重节肿,口苦舌干,饮食无味,食不消化,大便不调,小便频数兼见肺病,洒淅恶寒,惨惨不乐,面色恶而不和者
	0600710187	补气运脾汤	《证治准绳》	人参 白术 茯苓 甘草 黄芪 陈皮 砂仁 姜半夏 生姜 大枣	补气健脾,行气助运	中气不运之噎塞
	0600710194	补肺汤	《永类钤方》	人参 黄芪 熟地黄 五味子 紫菀 桑白皮	补益肺气	短气,喘咳,少气不足以息
	0600710200	何人饮	《景岳全书》	制何首乌 人参 当归 陈皮 生姜	益气养血,扶正截疟	疟疾久发不止,气血两虚,寒热时作,稍劳即发,面色萎黄,倦怠乏力,食少自汗,形体消瘦,舌淡,脉缓大而虚者
	0600710217	黄芪建中汤	《金匮要略》	黄芪 白芍 桂枝 炙甘草 生姜 大枣 饴糖	温中补气,和里缓急	虚劳里急,诸不足,小腹急痛,脐下虚满,面色萎黄,唇口干燥,胸中烦悸,少力身重,骨肉酸痛,行动喘乏,食欲不振,病后虚弱,自汗盗汗
	0600710224	安冲汤	《医学衷中参西录》	黄芪 龙骨 牡蛎 地黄 白芍 海螵蛸 茜草 续断	补气养血,固冲止血	妇人月经过多,过期不止,或不时漏下

续表

分类	代码	方名	来源	组成	功效	主治
补气 060071 –	0600710231	黄芪汤	《金匮翼》	黄芪 陈皮 火麻仁 蜂蜜	补气润肠	气虚便秘证
	0600710248	异功散	《小儿药证直诀》	人参 白术 茯苓 炙甘草 陈皮	益气健脾，理气化滞	小儿消化不良属脾气虚气滞者
	0600710255	当归鸡血藤汤	《中医伤科用药方法与常用方》	当归 熟地黄 龙眼肉 白芍 丹参 鸡血藤	补气补血	骨伤患者后期气血虚弱，肿瘤经化疗或放疗期间有白细胞及血小板减少者
	0600710262	保真汤	《十药神书》	人参 黄芪 白术 甘草 茯苓 五味子 当归 地黄 熟地黄 天冬 麦冬 白芍 柴胡 姜厚朴 地骨皮 黄柏 知母 陈皮 生姜 大枣	益气养阴，除热退黄	劳证骨蒸体虚。虚劳骨蒸，潮热盗汗
	0600710279	温肺止流丹	《疡医大全》	人参 荆芥 细辛 诃子 甘草 桔梗 鱼脑骨	温肺止流，通散鼻窍	鼻渊属肺气虚证者
	0600710286	人参健脾丸（汤）	《景岳全书》《证治准绳·类方》	人参 麸炒白术 茯苓 山药 陈皮 木香 砂仁 炙黄芪 当归 制远志 炒酸枣仁	健脾益气，和胃止泻	脾胃虚弱引起的饮食不化，倒饱嘈杂，恶心呕吐，腹痛便溏，不思饮食，体弱倦怠
	0600710293	五痿汤	《医学心悟》	人参 白术 茯苓 甘草 当归 薏苡仁 麦冬 黄柏 知母	补益心脾	五脏痿证
	0600710309	固真汤	《证治准绳》	黄芪 酸枣仁 人参 白芍 当归 地黄 茯苓 甘草 陈皮	敛汗补肝	小儿身发火热，自汗不止，眼睛昏花，呵欠啼叫，未愈而痘随见
	0600710316	独参汤	《景岳全书》	人参	大补元气	诸虚气弱危急者
	0600710323	胎元饮	《景岳全书》	人参 当归 杜仲 白芍 熟地黄 白术 炙甘草 陈皮	补肾固胎	妇人冲任不足，胎元不安不固
	0600710330	益气导溺汤	《中医妇科治疗学》	南沙参 白术 扁豆 茯苓 桂枝 蜜升麻 桔梗 通草 乌药	益气升清，温阳利尿	妊娠气虚下陷，小便不通，脐腹胀痛，面色苍白带青，心悸气短，神倦食少，舌淡苔白，脉沉滑无力

分类	代码	方名	来源	组成	功效	主治
补气 060071 -	0600710347	调元肾气丸	《外科正宗》	地黄 山萸肉 山药 牡丹皮 茯苓 人参 当归 泽泻 麦冬 龙骨 地骨皮 木香 砂仁 黄柏 知母	补肾气养血，行瘀散肿，破坚利窍	房欲劳伤，忧恐损肾，致肾气弱而骨失荣养，遂生骨瘤，其患坚硬如石，形色或紫或不紫，推之不移，坚贴于骨，形体日渐衰瘦，气血不荣，皮肤枯槁，甚者寒热交作，饮食无味，举动艰辛，脚膝无力者
	0600710354	调元散	《活幼心书》	山药 人参 茯苓 茯神 白术 白芍 熟地黄 当归 黄芪 川芎 甘草 石菖蒲	健脾理气	小儿变蒸，脾弱不乳，吐乳多啼
	0600710361	都气丸	《医宗金鉴》	熟地黄 山萸肉 山药 牡丹皮 茯苓 泽泻 五味子	滋肾纳气	肾水不固，咳嗽滑精
	0600710378	黄芪当归散	《医宗金鉴》	人参 黄芪 白术 白芍 甘草 益智仁 补骨脂 海螵蛸	补气固脱	小便频数，淋沥不禁
	0600710385	黄芪鳖甲散	《卫生宝鉴》	黄芪 天冬 鳖甲 地骨皮 秦艽 茯苓 柴胡 紫菀 法半夏 白芍 桑白皮 地黄 炙甘草 人参 肉桂 桔梗	补阴阳，益气血，清劳热	适用于气血阴阳皆虚见五心烦热，四肢无力，咳嗽咽干，骨蒸，自汗或盗汗等症
补血 060072 -	0600720018	四物汤	《仙授理伤续断秘方》	熟地黄 酒当归 白芍 川芎	补血调血	冲任虚损，月经不调，脐腹㽲痛，崩中漏下，血瘕块硬，时发疼痛，妊娠将理失宜，胎动不安，腹痛血下及产后恶露不下，结生瘕聚，少腹坚痛，时作寒热，跌打损伤，腹内积有瘀血
	0600720025	当归补血汤	《内外伤辨惑论》	黄芪 酒当归	补气生血	劳伤血虚，产后血脱，疮疡溃后脓血过多，外伤大出血等，阴血亏虚，发热烦躁，口渴引饮，目赤面红，脉洪大而虚，重按无力者。现用于各种贫血，过敏性紫癜等血液病属血虚气弱者

续表

分类	代码	方名	来源	组成	功效	主治
补血 060072 -	0600720032	归脾汤	《证体内要》	白术 当归 茯苓 炙黄芪 制远志 龙眼肉 炒酸枣仁 人参 木香 炙甘草	益气补血，健脾养心	心脾两虚，气血不足，心悸健忘，失眠多梦，发热体倦食少，面色萎黄，舌质淡，苔薄白，脉细弱，以及脾不统血所致便血，妇女月经超前，量多色淡，或淋漓不止者
	0600720049	圣愈汤	《医宗金鉴》	熟地黄 白芍 当归 川芎 人参 黄芪	益气补血，摄血	诸恶疮血出过多，心烦不安，不得睡眠，一切失血或血虚，烦渴燥热，睡卧不宁，疮证脓水出多，五心烦热，口渴妇女月经超前，量多色谈，其质清稀，少腹有空坠感，心慌气促，倦怠肢软，纳谷不香，舌质淡，苔薄润，脉细软
	0600720056	桃红四物汤	《医宗金鉴》	当归 熟地黄 白芍 川芎 燀桃仁 红花 三七粉 茜草	养血活血，固冲止血	瘀血腰痛，妇人月经来时，血多有块，色紫稠黏，内有瘀血者
	0600720063	小营煎	《景岳全书》	当归 熟地黄 酒白芍 麸炒山药 枸杞子 炙甘草 鸡内金 鸡血藤	养血，活血，调经	阴虚血少，头晕心悸，面色萎黄，脉象细弱，妇女月经后期，量少色淡，小腹虚痛
	0600720070	大补元煎	《景岳全书》	人参 麸炒山药 熟地黄 盐杜仲 枸杞子 当归 山萸肉 炙甘草	救本培元，大补气血。	气血大亏，精神失守之危剧病证
	0600720087	人参归脾丸	《景岳全书》	人参 黄芪 白术 茯苓 龙眼肉 炒酸枣仁 木香 炙甘草 当归 制远志 生姜 大枣 薏苡仁	益气补血，健脾养心	用于气血不足，心悸，失眠，食少乏力，面色萎黄，月经量少，色淡
	0600720094	八珍益母汤	《景岳全书》	党参 炒白术 茯苓 酒当归 丹参 醋白芍 熟地黄 炙甘草 益母草 黄芪	补气血，调月经	月经量少，色淡，经期错后

分类	代码	方名	来源	组成	功效	主治
补血 060072 -	0600720100	滋血汤	《证治准绳》	人参 山药 黄芪 茯苓 川芎 当归 白芍 熟地黄	补血益气调经	妇人皮聚毛落,心肺俱损,血脉虚弱,月水愆期
	0600720117	定经汤	《傅青主女科》	酒当归 熟地黄 茯苓 麸炒山药 酒白芍 酒菟丝子 柴胡 荆芥炭	舒肝肾之气,补肝肾之精	妇人经来断续,或前或后无定期
	0600720124	四乌鲗骨一藘茹丸	《素问》	海螵蛸 茜草	补肾活血,通补奇经	女子血枯经闭
	0600720131	四物五子汤	《审视瑶函》	熟地黄 当归 地肤子 白芍 川芎 菟丝子 覆盆子 枸杞子 车前子	滋肾养阴	心肾不足之眼目昏暗
	0600720148	生血补髓汤	《伤科补要》	当归 地黄 熟地黄 白术 枳壳 荆芥 白芍 防风 陈皮 盐杜仲 牡丹皮 川芎 干姜 牛膝 独活 五加皮 续断 黄芪 炒艾叶 香附 羌活 红花 甘草 茯苓	生血补髓	上骱后,气血两虚者
	0600720155	补血定痛汤	《万病回春》	当归 川芎 熟地黄 白芍 延胡索 桃仁 红花 香附 青皮 泽泻 牡丹皮	活血,止痛,祛瘀	小产后瘀血腹痛
	0600720162	养血润肤饮	《外科证治》	当归 熟地黄 地黄 黄芪 天冬 麦冬 升麻 黄芩片 桃仁 红花 天花粉	补中益气,养血止血,美肤益颜	面游风,初起面目浮肿,燥痒起皮,如白屑风状,渐渐痒极,延及耳项,有时痛如针刺。现用于皮肤瘙痒症,牛皮癣静止期,血虚症,红皮症等病久血虚风燥而见皮肤干燥脱屑,瘙痒,舌质红者
	0600720179	神应养真丹	《三因极一病证方论》	当归 天麻 川芎 羌活 白芍 熟地黄	滋肝补肾、活血祛风、养血生发	四气侵袭肝脏,半身不遂,手足顽麻,语言謇涩,头旋目眩;兼治妇人产后中风,角弓反张;堕车落马,打扑伤损,瘀血在内

续表

分类	代码	方名	来源	组成	功效	主治
补血 060072 –	0600720186	荆穗四物汤	《医宗金鉴》	当归 川芎 白芍 熟地黄 荆芥穗	解表散寒，和血调经	血虚头晕
	0600720193	除风益损汤	《原机启微》	熟地黄 当归 白芍 川芎 藁本 前胡 防风	养血祛风，活血通络	目为物伤，及血虚头痛
	0600720209	凉血四物汤	《医宗金鉴》	当归 地黄 川芎 赤芍 黄芩片 茯苓 陈皮 红花 甘草	化滞血	酒渣鼻
	0600720216	凉血地黄汤	《脾胃论》	黄柏 盐知母 青皮 炒槐角 当归 熟地黄	清热燥湿，养血凉荣	时值长夏，湿热大盛，客气胜而主气弱，肠澼病甚
	0600720223	熟地首乌汤	《眼科临证录》	熟地黄 制首乌 黄精 玄参 枸杞子 磁石	滋补肝肾，养血填精	老年性白内障
气血双补 060073 –	0600730017	八珍汤	《瑞竹堂经验方》	人参 白术 茯苓 当归 川芎 白芍 熟地黄 炙甘草	益气补血	气血两虚，面色萎黄，头晕眼花，四肢倦怠，气短懒言，心悸怔忡，食少泄泻，或月水不调，脐腹疼痛，或失血过多而有上述见症者
	0600730024	炙甘草汤	《伤寒论》	炙甘草 生姜 桂枝 人参 地黄 阿胶 麦冬 炒火麻仁 大枣	益气滋阴，通阳复脉	气虚血弱，虚羸少气，心悸心慌，虚烦失眠，大便干结，舌质淡红少苔，脉结代，虚劳肺痿，久咳不止，涎唾甚多，咽燥而渴，痰中有血，心悸，心烦，少气，失眠，自汗盗汗，脉虚数
	0600730031	十全大补汤	《太平惠民和剂局方》	人参 肉桂 川芎 地黄 茯苓 白术 炙甘草 黄芪 当归 白芍 生姜 大枣	温补气血	诸虚不足，五劳七伤，不进饮食，久病虚损，时发潮热，气攻骨脊，拘急疼痛，夜梦遗精，面色萎黄，脚膝无力，一切病后气不如旧，忧愁思虑伤动血气，喘嗽中满，脾肾气弱，五心烦闷，以及疮疡不敛，妇女崩漏等

分类	代码	方名	来源	组成	功效	主治
	0600730048	人参养荣汤	《太平惠民和剂局方》	当归　白芍　黄芪　人参　白术　熟地黄　茯苓　制远志　陈皮　炙甘草　五味子　枸杞子　首乌藤	益气补血，养心安神	脾肺气虚，营血不足，倦怠无力，食少气短，惊悸健忘，夜寐不安，虚热自汗，咽干口燥，咳嗽痰白，消瘦肤干，或外疡溃后气血不足，寒热不退，体倦瘦弱，食少气短，疮口久不收敛者
	0600730055	通乳丹	《傅青主女科》	人参　黄芪　当归　麦冬　桔梗　川木通	补气养血，佐以通乳	产后气血两虚，乳汁不下
	0600730062	泰山磐石散	《景岳全书》	人参　黄芪　当归　续断　黄芩片　川芎　酒白芍　土白术　炙甘草　砂仁　糯米	益气健脾，养血安胎	气血虚弱，胎动不安，堕胎，滑胎
气血双补060073 -	0600730079	人参养营汤	《太平惠民合剂局方》	人参　黄芪　当归　熟地黄　白芍　茯苓　大枣　陈皮　白术　制远志　炙甘草　肉桂　生姜	益气补血，养心安神	积劳虚损，症见呼吸少气，形瘦食少，心虚惊悸，疮疡虚证
	0600730086	加味圣愈汤	《医宗金鉴》	人参　黄芪　当归　川芎　熟地黄　白芍　盐杜仲　续断　砂仁　桑寄生　盐菟丝子	补气养血，安胎	产后血虚，劳倦盗汗，多困少力，咳嗽有痰
	0600730093	壮筋养血汤	《伤科补要》	当归　川芎　白芍　续断　红花　地黄　牡丹皮　盐杜仲　川牛膝	舒筋活血	伤筋络
	0600730109	托里消毒散	《外科正宗》	人参　川芎　黄芪　白芍　当归　白术　茯苓　金银花　白芷　甘草　皂角刺　桔梗	补益气血，托里解毒，消肿溃脓，去腐生肌	痈疽已成，不得内消者
	0600730116	香贝养荣汤加减	《医宗金鉴》	黄芪　党参　当归　赤芍　白芍　熟地黄　川芎　土白术　山药　醋香附　浙贝母　炙甘草	调补气血，理气化痰，解郁	瘰疬、石疽，乳岩后期

续表

分类	代码	方名	来源	组成	功效	主治
气血双补 060073 -	0600730123	归灵内托散	《医宗金鉴》	川芎 当归 白芍 熟地黄 薏苡仁 木瓜 防己 天花粉 金银花 白鲜皮 人参 白术 甘草 威灵仙 牛膝 土茯苓	补元益气，清热除湿，通络活血	杨梅疮，不问新久，但元气虚弱者
	0600730130	神功内托散	《外科正宗》	当归 白术 黄芪 人参 白芍 茯苓 陈皮 附片 木香 甘草 川芎 穿山甲	温补托里	痈疽疮疡日久，气血两虚，寒邪凝滞，不肿不痛，不能腐溃，身凉，舌淡，脉细
	0600730147	先天大造丸	《外科正宗》	紫河车 熟地黄 当归 茯苓 人参 枸杞子 菟丝子 肉苁蓉片 黄精 白术 何首乌 川牛膝 仙茅 骨碎补 巴戟天 盐补骨脂 制远志 木香 大青盐 丁香 黑枣	补先天，疗虚损	气血不足，风寒湿毒袭于经络，初起皮色不变，漫肿无头；或阴虚，外寒侵入，初起筋骨疼痛，日久遂成肿痛，溃后脓水清稀，久而不愈，渐成漏证；并治一切气血虚羸，劳伤内损，男妇久不生育
	0600730154	当归芍药汤	《千金要方》	当归 白芍 人参 肉桂 生姜 甘草 大枣 地黄	调和气血，行滞化瘀	产后虚损，不思饮食
	0600730161	助阳活血汤	《眼科阐微》	炙甘草 黄芪 当归 防风 蔓荆子 白芷 柴胡 升麻	助阳活血	眼睫无力，常欲垂闭及眼发，致热壅白睛，红眵多泪，无疼痛而瘾涩难开
	0600730178	寿胎丸	《医学衷中参西录》	炒菟丝子 桑寄生 续断 阿胶	补肾安胎	肾虚滑胎，及妊娠下血，胎动不安，胎萎不长者
	0600730185	肠宁汤	《傅青主女科》	当归 熟地黄 人参 麦冬 阿胶 山药 续断 甘草 肉桂	补气补血	妇人产后亡血过多，血虚少腹疼痛，按之即止
补阴 060074 -	0600740016	六味地黄丸	《小儿药证直诀》	熟地黄 山萸肉 山药 牡丹皮 茯苓 泽泻	滋阴补肾	肝肾阴虚，头目眩晕，眼花耳聋，咽喉燥痛，腰膝酸软，自汗盗汗，骨蒸劳热，遗精早泄，消渴引饮，小便频数，尿血便血，虚火牙痛，齿龈出血，须发早白，妇女月经先期，经来量少，小儿囟开不合，羸瘦骨蒸，行迟，语迟，齿迟，舌红少苔，脉细数

分类	代码	方名	来源	组成	功效	主治
补阴 060074 –	0600740023	左归丸	《景岳全书》	熟地黄　麸炒山药　山萸肉　枸杞子　盐菟丝子　酒川牛膝　鹿胶珠　龟胶珠	滋阴补肾，填精益髓	真阴肾水不足，不能滋养营卫，渐至衰弱，或虚热往来，自汗盗汗，或遗淋不禁，或眼花耳聋，或口燥舌干，或腰酸腿软
	0600740030	大补阴丸	《丹溪心法》	盐知母　盐黄柏　熟地黄　醋龟甲	滋阴降火	肝肾阴虚，由虚生热，骨蒸潮热，盗汗，足膝疼热，舌红少苔，尺脉数而有力
	0600740047	一贯煎	《续名医类案》	北沙参　麦冬　当归地黄　枸杞子　川楝子	滋阴疏肝	肝肾阴虚，肝气不舒，胸脘胁痛，嗳气吞酸，咽干口燥，舌红少津，脉弦细弱。现用于胃溃疡，胃炎，慢性肝炎，肋间神经痛，高血压，神经官能症等属肝肾阴虚者
	0600740054	知柏地黄丸	《医宗金鉴》	盐知母　盐黄柏　熟地黄　山药　山萸肉茯苓　泽泻　牡丹皮	滋阴降火	肾水不足，督脉空虚，骨枯髓减，致成骨痿，腰脊不举，骨蒸潮热
	0600740061	麦味地黄丸	《寿世保元》	山萸肉　山药　泽泻牡丹皮　茯苓　熟地黄　麦冬　五味子	滋补肺肾	肺肾阴虚证
	0600740078	杞菊地黄丸	《麻疹全书》	熟地黄　山萸肉　山药　牡丹皮　茯苓泽泻　枸杞子　菊花	滋肾养肝明目	肝肾阴虚，头晕目眩，视物不清，眼珠涩痛，怕日羞明，迎风流泪
	0600740085	甘露饮	《阎氏小儿方论》	地黄　熟地黄　茵陈麸炒枳壳　黄芩片枇杷叶　甘草　干石斛　天冬　麦冬	清热养阴，行气利湿	积热及痘后咽喉肿痛、口舌生疮、齿龈宣肿
	0600740092	两地汤	《傅青主女科》	酒地黄　玄参　地骨皮　麦冬　阿胶　酒白芍	养阴清热，凉血调经	阴虚血热证。症见月经先期而量少
	0600740108	地参菊花汤	《古今名方》	熟地黄　玄参　菊花石膏　升麻　蜂蜜	补阴，清热，止痛	补阴，清热，止痛。主阴虚胃热牙痛

续表

分类	代码	方名	来源	组成	功效	主治
补阴 060074 -	0600740115	石斛夜光丸	《原机启微》	天冬 麦冬 人参 茯苓 熟地黄 地黄 酒牛膝 焯苦杏仁 枸杞子 川芎 水牛角 蒺藜 麸炒枳壳 干石斛 五味子 青葙子 炙甘草 防风 酒苁蓉 黄连片 菊花 山药 盐菟丝子 决明子	滋阴补肾，清肝明目	神光散大，昏如雾露，眼前黑花，睹物成二，久而光不收敛，及内障瞳神淡白绿色
	0600740122	补肺阿胶汤	《小儿药证直诀》	阿胶珠 炒牛蒡子 炙甘草 马兜铃 焯苦杏仁 炒糯米	养阴补肺，镇咳止血	肺虚热盛证，症见咳嗽气喘、咽喉干燥、咯痰稠少或痰中带血、脉浮细数、舌红少苔
	0600740139	二至丸	《医方集解》	女贞子 墨旱莲	滋补肝肾	肝肾阴虚，头昏眼花，腰膝酸软，失眠，多梦，遗精口苦咽干，头发早白
	0600740146	补肝汤	《医宗金鉴》	当归 白芍 川芎 熟地黄 酸枣仁 木瓜 炙甘草	养血柔肝，滋养肝阴	肝之阴血亏虚证，症见目暗、筋缓
	0600740153	茜根散	《景岳全书》	茜草 黄芩片 阿胶 侧柏叶 地黄 甘草	滋阴降火，宁络止血	阴虚火旺证，症见鼻衄不止，心神烦闷
	0600740160	明目地黄汤	《审视瑶函》	熟地黄 地黄 山药 泽泻 当归 山萸肉 牡丹皮 柴胡 茯神	滋补肝肾	肝肾阴虚证，症见视瞻昏渺
	0600740177	固阴煎	《景岳全书》	人参 熟地黄 麸炒山药 山萸肉 制远志 炙甘草 五味子 盐菟丝子	补益肝肾，固涩滑脱	肝肾亏虚之遗泄，崩带，经多，胎动，产后恶露不止，妇人阴挺
	0600740184	通幽汤	《脾胃论》	地黄 熟地黄 焯桃仁 红花 当归 炙甘草 升麻	润燥通塞	噎膈，幽门不通，逆气上冲，吸门不开，饮食不下或食入反出，大便燥结
	0600740191	上下相资汤	《石室秘录》	熟地黄 山茱萸 玉竹 人参 玄参 北沙参 当归 麦冬 北五味子 牛膝 车前子	养阴清热，固冲止血	血崩之后，口舌燥裂，不能饮食

分类	代码	方名	来源	组成	功效	主治
	0600740207	月华丸	《医学心悟》	蒸天冬　蒸麦冬　酒洗地黄　熟地黄　乳山药　乳茯苓　蒸百部　蒸北沙参　蒸川贝母　阿胶　三七粉　獭肝　菊花　桑叶	滋阴润肺，降火平肝，消痰祛痰，止咳定喘	肺阴亏虚之咳嗽
	0600740214	养金汤	《类证治裁》	知母　桑白皮　地黄　阿胶　南沙参　焊苦杏仁　蜂蜜　麦冬	润肺清火	水涸火炎，肺金受克，咽喉燥痛
	0600740221	养胃增液汤	验方	干石斛　北沙参　玉竹　乌梅肉　白芍　甘草	滋脾养胃，佐以助运	小儿厌食。口干多饮而不喜进食，皮肤干燥，大便干结，舌苔光剥，或舌红少津，脉细
	0600740238	养精种玉汤	《傅青主女科》	酒当归　熟地黄　酒白芍　山萸肉	补肾养血	肾亏血虚，身体瘦弱，久不受孕
	0600740245	清海丸	《傅青主女科》	山萸肉　熟地黄　山药　白术　白芍　牡丹皮　麦冬　五味子　桑叶　玄参　地骨皮　北沙参　干石斛　煅龙骨	滋阴养血，凉血止血	血热所致之崩漏，月经过多等症
补阴 060074 -	0600740252	滋水清肝饮	《医宗己任编》	熟地黄　山萸肉　茯苓　当归　山药　牡丹皮　泽泻　白芍　柴胡　栀子　酸枣仁	滋养补肾，清肝泻火	阴虚肝郁，胁肋胀痛，胃脘疼痛，咽干口燥，舌红少苔，脉虚弦或细软
	0600740269	化阴煎	《景岳全书》	地黄　熟地黄　牛膝　猪苓　泽泻　黄柏　知母　绿豆　龙胆　车前子	滋肾养阴	水亏阴涸，阳火有余，小便癃闭，淋浊疼痛
	0600740276	加味麦门冬汤	《医学衷中参西录》	麦冬　党参　清半夏　山药　白芍　丹参　甘草　桃仁　大枣	滋阴养肺	养血清热，调经降逆。主阴虚肺燥
	0600740283	加减一阴煎	《景岳全书》	地黄　白芍　麦冬　熟地黄　知母　地骨皮　甘草	滋阴养血清热	阴血不足之虚热
	0600740290	归肾丸	《景岳全书》	熟地黄　枸杞子　山茱萸　菟丝子　茯苓　当归　山药　杜仲	滋阴养血，填精益髓	肾水不足，腰酸脚软，精亏血少，头晕耳鸣；肾阴不足，精衰血少，腰酸脚软，形容憔悴，阳痿遗精

续表

分类	代码	方名	来源	组成	功效	主治
补阴 060074 –	0600740306	耳聋左慈丸	《重订广温热论》	熟地黄 山萸肉 山药 泽泻 茯苓 牡丹皮 煅磁石 石菖蒲 五味子	滋肾平肝	肝肾阴虚，耳鸣耳聋，头晕目眩
	0600740313	芍药甘草汤	《伤寒论》	白芍 炙甘草	调和肝脾，缓急止痛	伤寒伤阴，筋脉失濡，腿脚挛急，心烦，微恶寒，肝脾不和，脘腹疼痛
	0600740320	虎潜丸	《丹溪心法》	黄柏 龟板 熟地黄 知母 陈皮 白芍 锁阳 虎骨 干姜	滋阴降火，强筋壮骨	精血不足，虚火亢盛，筋骨痿弱，腿足消瘦，步履乏力，精元不固，尺脉虚浮洪数，久不生育
	0600740337	益阴汤	《类证治裁》	山茱萸 熟地黄 牡丹皮 白芍 麦冬 五味子 山药 泽泻 灯心草 地骨皮 莲子	养阴敛汗	治阴虚有热，寐中盗汗
	0600740344	滋阴除湿汤	《外科正宗》	川芎 当归 白芍 熟地黄 柴胡 黄芩片 陈皮 知母 川贝母 泽泻 地骨皮 甘草	滋阴养血，除湿润燥	慢性湿疹、亚急性湿疹、脂溢性皮炎、异位性皮炎反复发作者
	0600740351	玉液汤	《医学衷中参西录》	黄芪 知母 鸡内金 葛根 五味子 天花粉	升气止渴	糖尿病，小儿夏季热，胃阴不足型慢性胃炎，流行性出血热多尿期
补阳 060075 –	0600750015	金匮肾气丸	《金匮要略》	地黄 山药 山萸肉 牡丹皮 泽泻 茯苓 桂枝 炮附片	补肾壮阳	肾气不足，腰酸脚软，肢体畏寒，少腹拘急，小便不利或频数，舌质淡胖，尺脉沉细，及痰饮喘咳，水肿脚气，消渴久泄。现用于糖尿病，甲状腺功能低下，慢性肾炎，肾上腺皮质功能减退及支气管哮喘等属于肾气不足者

分类	代码	方名	来源	组成	功效	主治
补阳 060075 -	0600750022	右归丸	《景岳全书》	熟地黄　麸炒山药　炒山萸肉　炒枸杞子　盐菟丝子　鹿胶珠　肉桂　姜杜仲　当归　附子	温补肾阳,填精益髓	肾阳不足,命门火衰,神疲气怯,畏寒肢冷,阳痿遗精,不能生育,腰膝酸软,小便自遗,肢节痹痛,周身浮肿,或火不能生土,脾胃虚寒,饮食少进,或呕恶膨胀,或翻胃噎膈,或脐腹多痛,或大便不实,泻痢频作
	0600750039	济生肾气丸	《金匮要略》	熟地黄　山药　酒黄肉　茯苓　泽泻　牡丹皮　肉桂　川牛膝　炒车前子　附片	温补脾肾,行气利水	肾虚水肿,小便不利
	0600750046	济生肾气丸加减	《济生方》	熟地黄　山药　山萸肉　茯苓　泽泻　牡丹皮　肉桂　炮附片　川牛膝　盐车前子	温补肾阳,利水消肿	肾阳不足证,症见腰重脚肿、小便不利、畏寒肢冷、痰饮咳喘、舌淡胖嫩、苔白滑、脉沉弦
	0600750053	十补丸	《济生方》	熟地黄　山药　山萸肉　泽泻　茯苓　牡丹皮　肉桂　五味子　附片　鹿茸片	补肾阳,益精血	肾脏虚弱,面色黧黑,足冷足肿,耳鸣耳聋,肢体羸瘦,足膝软弱,小便不利,腰脊疼痛
	0600750060	青娥丸	《太平惠民和剂局方》	核桃仁　盐补骨脂　盐杜仲　大蒜	补肾强腰	用于肾虚腰痛,起坐不利,膝软乏力
	0600750077	七味都气丸	《医宗己任编》	熟地黄　山萸肉　山药　茯苓　泽泻　牡丹皮　五味子	滋肾纳气	肾阴不足,肺气亏虚所致的虚咳气喘,腰膝酸软,眩晕耳鸣,口燥咽干,烦热盗汗,遗精,小便频数,舌红少津,脉细数
	0600750084	七福饮	《景岳全书》	熟地黄　当归　人参　白术　炙甘草　制远志　酸枣仁	收复神气,安神魂,敛心气	气血俱虚而心脾为甚者
	0600750091	右归饮	《景岳全书》	熟地黄　山药　枸杞子　山萸肉　炙甘草　茯苓	温补肾阳	肾阳不足,阳衰阴胜,腰膝酸痛,神疲乏力,畏寒肢冷,咳喘,泄泻,脉弱,以及产妇虚火不归元而发热者

续表

分类	代码	方名	来源	组成	功效	主治
补阳 060075 -	0600750107	内补丸	《女科切要》	鹿茸片 盐菟丝子 盐沙苑子 黄芪 肉桂 桑螵蛸 肉苁蓉片 附子 炒蒺藜 紫菀	补肾固任，收涩止带	肾阳失固证
	0600750114	补肾地黄丸	《医宗金鉴·幼科心法要诀》	熟地黄 泽泻 牡丹皮 山萸肉 牛膝 麸炒山药 鹿茸片 茯苓	补肾益髓	肾气亏损，脑髓不足之小儿解颅，形体瘦弱，目多白睛，满面愁烦
	0600750121	补肾壮筋汤	《伤科补要》	熟地黄 当归 川牛膝 山萸肉 茯苓 续断 杜仲 白芍 五加皮 麸炒青皮	补肾，壮筋	肾经虚损，下颏关节经常脱位
	0600750138	补肾安胎饮	《中医妇科治疗学》	人参 白术 盐杜仲 续断 益智仁 阿胶 艾叶 盐菟丝子 盐补骨脂 狗脊	固肾安胎	肾虚胎动不安
	0600750145	调肝汤	《傅青主女科》	酒当归 酒白芍 山萸肉 阿胶珠 盐巴戟天 甘草 麸炒山药	滋补肾阴，平调肝气	妇人肾阴不足，肝气不舒，行经后少腹疼痛
	0600750152	无比山药丸	《太平惠民和剂局方》	山药 茯神 泽泻 熟地黄 山萸肉 盐巴戟天 盐菟丝子 盐杜仲 牛膝 五味子 酒苁蓉 煅赤石脂	补肝益肾，强筋壮腰	脾肾亏虚所致腰腿无力，梦遗滑精，遗尿，耳鸣，目暗，盗汗等
	0600750169	四味回阳饮	《景岳全书》	人参 附片 炮姜 炙甘草	补气，回阳，救脱	元阳虚脱，危在顷刻者
	0600750176	温肾丸	《妇科玉尺》	熟地黄 山萸肉 盐巴戟天 当归 续断 蛇床子 盐菟丝子 鹿茸片 盐益智仁 地黄 盐杜仲 茯苓 山药	温肾助阳、益精种子	卵巢排卵功能不良之属于肾阳不足者

分类	代码	方名	来源	组成	功效	主治
补阳 060075 –	0600750183	毓麟珠	《景岳全书》	人参 土白术 茯苓 当归 炙甘草 酒白芍 川芎 熟地黄 盐菟丝子 酒杜仲 鹿角霜 花椒	补益气血，温养肝肾，强固冲任，调经助孕	妇人气血不足，肝肾两虚，月经不调，或后错色淡，或量少腹痛，或淋沥不断，腰膝酸软，小腹冷痛，性欲减退，身体瘦弱，久不受孕等
	0600750190	二仙汤	《中医方剂临床手册》	仙茅 淫羊藿 巴戟天 当归 黄柏 知母	温肾阳，补肾精，泻肾火，调冲任	更年期综合征、高血压病、闭经以及其他慢性病见有肾阴阳两虚、虚火上扰者
	0600750206	壮筋续骨丹	《伤科大成》	当归 川芎 白芍 熟地黄 杜仲 续断 五加皮 骨碎补 桂枝 三七 黄芪 虎骨 补骨脂 菟丝子 党参 木瓜 北刘寄奴 土鳖虫	补肝肾，强筋骨	骨折、脱臼、伤筋等复位之后
	0600750213	补肾明目丸	《银海精微》	川芎 当归 熟地黄 菊花 山药 知母 石菖蒲 黄柏 大青盐 远志 蒺藜 巴戟天 五味子 白芍 桑螵蛸 蒺蔚子 菟丝子 青葙子 密蒙花 枸杞子 肉苁蓉片 石决明	滋补肝肾	诸内障，欲变五风，变化视物不明
	0600750220	补肾活血汤	《伤科大成》	熟地黄 杜仲 杞子 补骨脂 没药 菟丝子 当归尾 山萸肉 红花 独活 肉苁蓉片	补肾益精，活血化瘀	肾受外伤，两耳立聋，额黑，面浮白光，常如哭状，肿如弓形
	0600750237	养荣壮肾汤	《傅青主女科》	当归 防风 独活 肉桂 杜仲 续断 桑寄生		产后感受风寒，腰痛不可转侧
	0600750244	益肾调经汤	《中医妇科治疗学》	杜仲 续断 熟地黄 当归 白芍 益母草 艾叶炭 巴戟 乌药	温肾调经	妇女肾虚，经来色淡而多，经后腹痛腰酸，肢软无力，脉沉弦无力

续表

分类	代码	方名	来源	组成	功效	主治
补阳 060075 –	0600750251	温胞饮	《傅青主女科》	菟丝子 巴戟天 补骨脂 肉桂 附片 人参 白术 芡实 山药	温补肾阳，养精益气	妇女宫寒不孕，月经后期等
阴阳双补 060076 –	0600760014	地黄饮子	《圣济总录》	熟地黄 盐巴戟天 山萸肉 干石斛 酒苁蓉 炮附片 五味子 肉桂 茯苓 麦冬 石菖蒲 制远志 薄荷	滋肾阴，补肾阳，开窍化痰	下元虚衰，痰浊上泛之喑痱证
	0600760021	龟鹿二仙胶	《医便》	鹿角 龟甲 人参 枸杞子	滋阴填精，益气壮阳	男、妇真元虚损，久不孕育；精极，梦泄遗精，瘦削少气，目视不明
	0600760038	补天大造丸	《医学心悟》	人参 土蒸白术 酒当归 炒酸枣仁 炙黄芪 制远志 酒白芍 乳山药 乳茯苓 酒蒸枸杞 紫河车 龟甲胶 鹿角胶 熟地黄	补五脏虚损	五脏虚损
	0600760045	七宝美髯丹	《医方集解》引邵应节方	制何首乌 茯苓 牛膝 酒浸当归 酒浸枸杞子 酒浸菟丝子 黑脂麻拌炒补骨脂	补益肝肾，乌发壮骨	肝肾不足，须发早白，齿牙动摇，梦遗滑精，崩漏带下，肾虚不育，腰膝酸软
	0600760052	五子衍宗丸	《医学入门》	枸杞子 菟丝子 覆盆子 五味子 车前子	补肾益精	肾虚精亏所致的阳痿不育、遗精早泄、腰痛、尿后余沥
	0600760069	健步虎潜丸	《伤科补要》	龟胶珠 鹿胶珠 炙虎骨 何首乌 川牛膝 杜仲 锁阳 威灵仙 当归 黄柏 人参 羌活 白芍 白术 熟地黄 附片 生姜 黄连片 甘草	滋补肝肾，接骨续筋	跌打损伤，血虚气弱，腰胯膝腿疼痛，筋骨酸软无力，步履艰难
固涩方						
固表止汗 060081 –	0600810016	牡蛎散	《太平惠民和剂局方》	黄芪 麻黄根 煅牡蛎 浮小麦	敛阴止汗，益气固表	体虚自汗、盗汗证

分类	代码	方名	来源	组成	功效	主治
敛肺止咳 060082 -	0600820015	九仙散	《卫生宝鉴》	人参 款冬花 桑白皮 桔梗 阿胶 五味子 乌梅肉 川贝母 蜜罂粟壳	敛肺止咳，益气养阴	久嗽气血两虚者
涩肠固脱 060083 -	0600830014	真人养脏汤	《太平惠民和剂局方》	人参 当归 炒白术 煨肉豆蔻 肉桂 炙甘草 白芍 木香 诃子 蜜罂粟壳	涩肠固脱，温补脾肾	泻痢日久，脾肾虚寒，日夜无度，腹痛喜温喜按，倦怠食少及脱肛坠下
	0600830021	四神丸	《内科摘要》	煨肉豆蔻 补骨脂 五味子 制吴茱萸	温肾暖脾，固肠止泻	脾肾虚寒，大便不实，饮食不思，或食而不化，或腹痛，神疲乏力，舌淡苔薄白，脉沉迟无力
	0600830038	桃花汤	《伤寒论》	赤石脂 干姜 粳米	温中涩肠	久痢不愈，便脓血，色黯不鲜，腹痛喜温喜按，舌质淡苔白，脉迟弱，或微细。现用于痢疾后期，伤寒肠出血，慢性肠炎，溃疡病，带下等属于脾肾阳虚者
	0600830045	驻车丸	《备急千金要方》	黄连片 阿胶 当归 干姜	育阴清热，和血	久痢伤阴，赤痢腹痛，里急后重，形体消瘦，颧红盗汗，舌红少苔，脉细数
	0600830052	赤石脂丸	《类证活人书》	黄连片 当归 赤石脂 干姜	温中涩肠	伤寒热痢
涩精止遗 060084 -	0600840013	桑螵蛸散	《本草衍义》	桑螵蛸 制远志 石菖蒲 人参 茯神 当归 煅龙骨 醋龟甲	调补心肾，涩精止遗	心肾两虚，小便频数，如稠米泔，心神恍惚，健忘食少，或溺后遗沥不尽，或睡中遗尿，或梦遗失精，舌淡苔白，脉细弱者
	0600840020	补肾固冲丸	《中医学新编》	盐菟丝子 续断 盐巴戟天 盐杜仲 当归 熟地黄 鹿角霜 枸杞子 阿胶 党参 炒白术 大枣 砂仁	补肾健脾，固冲安胎	脾肾亏虚之胎动不安，滑胎等
	0600840037	缩泉丸	《魏氏家藏方》	乌药 盐益智仁 山药	温肾祛寒，缩尿止遗	下焦虚寒、小便频数及小儿遗尿症

续表

分类	代码	方名	来源	组成	功效	主治
涩精止遗 060084 –	0600840044	金锁固精丸	《医方集解》	沙苑子　芡实　莲须 龙骨　牡蛎	补肾固精	肾虚精关不固，遗精滑泄，腰酸耳鸣，四肢乏力，舌淡苔白，脉细弱
固崩止带 060085 –	0600850012	固冲汤	《医学衷中参西录》	炒白术　黄芪　煅龙骨　煅牡蛎　山萸肉白芍　海螵蛸　茜草棕榈炭　五倍子	健脾益气，固冲止血	脾肾亏虚，冲脉不固证
	0600850029	易黄汤	《傅青主女科》	麸炒山药　麸炒芡实盐黄柏　酒车前子白果	固肾止带，清热祛湿	妇人任脉不足，湿热侵注，致患黄带，宛如黄茶浓汁，其气腥秽者
	0600850036	固经汤	《嵩崖尊生》	黄柏　白芍　黄芩片龟胶珠　阿胶　椿皮香附　地榆　黄芪	清热凉血，活血化瘀，益气固本，养血止血	崩漏
	0600850043	固经丸	《医学入门》	黄芩片　白芍　龟甲椿皮　黄柏　香附	滋阴清热，固经止带	阴虚血热，月经先期，经血量多、色紫黑
	0600850050	固本止崩汤	《傅青主女科》	熟地黄　白术　黄芪当归　炮姜　人参	固本止崩	妇人虚火血崩，两目黑暗，昏晕在地，不省人事
安神方						
重镇安神 060091 –	0600910013	桂枝甘草龙骨牡蛎汤	《伤寒论》	桂枝　甘草　龙骨煅牡蛎	温补心阳，潜阳镇逆，收敛心气	心阳受损之烦躁不安
	0600910020	定吐丸	《医宗金鉴》	丁香　全蝎　姜半夏大枣	定惊止呕	惊恐呕吐，睡卧惊惕，呕吐清涎，神气怯弱，或心胸发热
	0600910037	朱砂安神丸	《内外伤辨惑论》	朱砂粉　黄连片　炙甘草　地黄　当归	镇心安神，清热养血	心火亢盛，阴血不足证
	0600910044	镇惊丸	《医宗金鉴》	茯神　麦冬　朱砂远志　石菖蒲　酸枣仁　牛黄　黄连片珍珠　胆南星　藤钩天竺黄　水牛角　甘草	平肝熄风、镇静安神	小儿心、肝热盛，因受惊吓，神气溃乱而致痫证

分类	代码	方名	来源	组成	功效	主治
滋养安神 060092 -	0600920012	天王补心丹	《校注妇人良方》	朱砂粉 人参 茯苓 玄参 丹参 桔梗 制远志 酒当归 炒酸枣仁 五味子 麦冬 天冬 柏子仁 地黄	滋阴清热，养血安神	心肾不足，阴亏血少，失眠，心悸，梦遗，健忘
	0600920029	酸枣仁汤	《金匮要略》	炒酸枣仁 甘草 知母 茯苓 川芎	养血安神，清热除烦	虚劳虚烦不得眠，心悸盗汗，头目眩晕，咽干口燥脉弦或细数
	0600920036	黄连阿胶汤	《伤寒论》	黄连片 阿胶 鸡子黄 白芍 黄芩片	滋阴降火	少阴病，得之二三日以上，心中烦，不得卧
	0600920043	安神定志丸	《医学心悟》	茯苓 茯神 制远志 人参 石菖蒲 煅龙齿	镇惊定志，养心安神	因惊恐而失眠，夜寐不宁，梦中惊跳怵惕
	0600920050	养心汤	《证治准绳》	黄芪 茯苓 茯神 当归 川芎 炙甘草 炒半夏曲 柏子仁 制远志 炒酸枣仁 炒五味子 人参 肉桂	益气养血，宁心安神	心血虚证，症见心神不安，怔忡惊悸
	0600920067	柏子养心丸	《体仁汇编》	柏子仁 枸杞子 麦冬 当归 石菖蒲 茯神 玄参 熟地黄 甘草	养心安神，滋阴补肾	阴血亏虚，心肾失调之证
	0600920074	甘麦大枣汤	《金匮要略》	甘草 小麦 大枣	养心安神，和中缓急	妇人脏阴不足，致患脏燥，精神恍惚，悲伤欲哭，不能自主，呵欠频作，甚则言行失常
	0600920081	交泰丸	《韩氏医通》	黄连片 肉桂	交通心肾，清火安神	心火偏亢，心肾不交，怔忡，失眠
	0600920098	远志丸	《济生方》	远志 人参 茯苓 柏子仁 车前子 决明子 细辛 茺蔚子	固摄精气，交通心肾，宁神定志	因事有所大惊，夜多异梦，神魂不安，惊悸恐怯
	0600920104	定志丸	《审视瑶函》	远志 石菖蒲 人参 茯苓 朱砂	健脾安神、明目	近视、健忘
	0600920111	茯神散	《医宗金鉴》	茯神 人参 黄芪 赤芍 牛膝 琥珀 龙齿 地黄 肉桂 当归	健脾养血、宁心安神	产后血虚，心气弱，惊悸，恍惚不安宁

续表

分类	代码	方名	来源	组成	功效	主治
滋养安神 060092 -	0600920128	益脾镇惊散	《医宗金鉴》	人参 白术 茯苓 朱砂 钩藤 甘草	镇心，抑肝，益脾	小儿气弱受惊，致成泄泻，昼则惊惕，夜卧不安，粪稠若胶，色青如苔者
开窍方						
凉开 060101 -	0601010019	安宫牛黄丸	《温病条辨》	牛黄 郁金 水牛角 黄连片 朱砂粉 冰片 麝香 珍珠粉 栀子 雄黄粉 黄芩片	清热解毒，开窍醒神	温热病，热邪内陷心包，痰热壅闭心窍，高热烦躁神昏谵语，或舌蹇肢厥，或下利脉实，以及中风窍闭，小儿惊厥属痰热内闭心窍者
	0601010026 -	紫雪	《外台秘要》	石膏 寒水石 滑石 磁石 玄参 羚羊角片 水牛角 升麻 沉香 丁香 木香 甘草 朱砂粉	清热开窍，熄风止痉	温热病，热邪内陷心包，高热烦躁，神昏谵语，抽搐痉厥，口渴唇焦，尿赤便闭，以及小儿热盛惊厥
	0601010033	至宝丹	《灵苑方》	水牛角 玳瑁 琥珀 朱砂粉 雄黄粉 牛黄 冰片 麝香 安息香	化痰开窍，清热解毒	卒中急风不语，中恶气绝，中诸物毒，暗风，中热疫毒，阴阳二毒，山岚瘴气毒，蛊毒，水毒等所致昏厥，痰盛气粗，舌红苔黄垢腻，脉滑数。以及产后血晕，口鼻血出，恶血攻心，烦躁气喘，吐逆，难产闷乱，死胎不下
	0601010040	万氏牛黄清心丸	《痘疹世医心法》	牛黄 朱砂粉 黄连片 黄芩片 栀子 郁金	清热解毒，开窍安神	温邪内陷，热入心包，身热烦躁，神昏妄语，中风痰热内闭，神昏语謇，及小儿惊风，发热抽搐
	0601010057	小儿回春丹	《敬修堂药说》	川贝母 陈皮 木香 白豆蔻 枳壳 法半夏 沉香 天竺黄 僵蚕 全蝎 檀香 牛黄 麝香 胆南星 钩藤 大黄 天麻 甘草 朱砂	开窍定惊，清热化痰	小儿急惊，痰热蒙蔽，发热烦躁，神昏惊厥，或反胃呕吐，夜啼吐乳，痰嗽哮喘，腹痛泄泻

分类	代码	方名	来源	组成	功效	主治
温开 060102 –	0601020018	苏合香丸	《太民惠民和剂局方》	白术　朱砂粉　麝香　煨诃子肉　香附　沉香　木香　丁香　安息香　檀香　荜茇　水牛角　醋乳香　苏合香　冰片	芳香开窍，行气止痛	中风中气，猝然昏倒，牙关紧闭，不省人事，或中恶客忤，胸腹满痛，或突然昏迷，痰壅气闭，以及时疫霍乱，腹满胸痞，欲吐泻不得，甚则昏闭者
	0601020025	紫金锭	《丹溪心法附余》	山慈菇　京大戟　千金子霜　五倍子　麝香　雄黄粉　朱砂粉	化痰开窍，辟秽解毒，消肿止痛	中暑时疫；外敷疔疮肿毒，虫咬损伤，无名肿毒，以及痄腮、丹毒、喉风等
理气方						
行气 060111 –	0601110016	越鞠丸	《丹溪心法》	香附　川芎　苍术　栀子　六神曲	行气解郁	气、血、痰、火、湿、食等郁，胸膈痞闷，脘腹胀痛，吞酸呕吐，饮食不化
	0601110023	枳实薤白桂枝汤	《金匮要略》	枳实　薤白　厚朴　桂枝　瓜蒌	通阳散结，祛痰下气	胸阳不振，痰气互结之胸痹证
	0601110030	法半夏厚朴汤	《金匮要略》	法半夏　姜厚朴　紫苏叶　茯苓　生姜	行气散结，降逆化痰	梅核气
	0601110047	金铃子散	《太平圣惠方》	川楝子　醋延胡索	疏肝泄热，活血止痛	肝气不舒，气郁化火，致患心腹胁肋诸痛，或发或止，口苦，舌红苔黄，脉弦数
	0601110054	厚朴温中汤	《内外伤辨惑论》	姜厚朴　陈皮　炙甘草　茯苓　木香　草豆蔻　干姜	行气除满，温中燥湿	脾胃寒湿气滞证
	0601110061	天台乌药散	《圣济总录》	乌药　木香　盐小茴香　青皮　高良姜　槟榔　川楝子　巴豆霜	行气疏肝，散寒止痛	寒凝气滞所致的小肠疝气，少腹痛引睾丸，喜暖畏寒
	0601110078	暖肝煎	《景岳全书》	当归　枸杞子　盐小茴香　肉桂　乌药　沉香　茯苓　生姜	温补肝肾，行气止痛	肝肾阴寒，小腹疼痛，疝气
	0601110085	顺气活血汤	《伤科大成》	紫苏梗　姜厚朴　麸炒枳壳　砂仁　当归　红花　木香　赤芍　燀桃仁　苏木　醋香附	行气活血，祛瘀止痛	气滞血瘀之胸腹挫伤，胀满作痛

123

续表

分类	代码	方名	来源	组成	功效	主治
行气 060111 –	0601110092	木香顺气散	《沈氏尊生书》	木香 砂仁 麸炒苍术 厚朴 枳壳 炙甘草 乌药 生姜 香附 青皮 肉桂 川芎	疏肝解郁，行气消聚	肝气郁滞之腹中气结成块
	0601110108	瓜蒌薤白半夏汤	《金匮要略》	瓜蒌 薤白 姜半夏 白酒	行气解郁，通阳散结，祛痰宽胸	痰盛瘀阻胸痹证，症见胸中满痛彻背，背痛彻胸，不能安卧者，短气，或痰多黏而白，舌质紫暗或有暗点，苔白或腻
	0601110115	乌药汤	《济阴纲目》	乌药 醋香附 木香 当归 甘草	行气止痛	血海疼痛
	0601110122	柴胡清肝汤	《医宗金鉴》	柴胡 地黄 当归 白芍 连翘 炒牛蒡子 黄芩片 栀子 天花粉 甘草 防风 川芎	疏肝清热	血虚火动，肝气郁结，致患鬓疽，初起尚未成脓者毋论阴阳表里，俱可服之
	0601110139	柴胡疏肝散	《景岳全书》	醋陈皮 柴胡 白芍 川芎 香附 麸炒枳壳 炙甘草	疏肝行气，活血止痛	胁肋疼痛，寒热往来
	0601110146	香棱丸	《济生方》	木香 丁香 酒三棱 麸炒枳壳 麸炒莪术 麸炒青皮 炒川楝子 盐小茴香	行气导滞，破血消癥	积聚，癥块，痰癖
	0601110153	启膈散	《医学心悟》	北沙参 茯苓 丹参 川贝母 郁金 砂仁 荷叶蒂 杵头糠	润燥解郁，化痰降逆	噎膈，咽下梗塞，食入即吐，或朝食暮吐，胃脘胀痛，舌绛少津，大便干结者
	0601110160	橘皮汤	《千金要方》	陈皮 生姜	行滞，止呕	治干呕哕，手足厥冷，妊娠恶阻
	0601110177	解肝煎	《景岳全书》	陈皮 姜半夏 姜厚朴 茯苓 荷叶 白芍 砂仁 生姜	疏肝理气，化湿畅中	暴怒伤肝，气逆胀满者
	0601110184	四磨汤	《济生方》	人参 槟榔 沉香 乌药	行气降逆，宽胸散结	七情伤感，上气喘息，胸膈满闷，不思饮食
	0601110191	五磨饮子	《医方集解》	乌药 沉香 槟榔 枳实 木香	破滞降逆	暴怒暴死，名曰气厥者

分类	代码	方名	来源	组成	功效	主治
	0601110207	六磨汤	《证治准绳》	沉香　木香　槟榔　乌药　麸炒枳实　大黄	疏肝降逆、理气导滞	腹胀，嗳气频作，大便不畅
	0601110214	荆蓬煎丸	《卫生宝鉴》	木香　麸炒青皮　盐小茴香　槟榔　麸炒枳壳　醋三棱　醋莪术	理气活血，通络消积	气滞血阻证，症见痃癖，冷热积聚，痞块
	0601110221	瓜蒌薤白白酒汤	《金匮要略》	瓜蒌　薤白　白酒	通阳散结，行气祛痰	胸阳不振，痰气互结之胸痹轻证
	0601110238	通气散	《医林改错》	柴胡　醋香附　川芎	行气活血，通窍开闭	肝郁气滞，耳聋不闻雷声
	0601110245	正气天香散	刘河间方，录自《医学纲目》	乌药　醋香附　陈皮　紫苏叶　干姜	疏肝理气	治妇人一切气，症见心胸攻筑，胁肋刺痛，月经不调
	0601110252	乌药散	《小儿药证直诀》	乌药　香附　高良姜　赤芍	调和乳汁	乳母冷热不和及心腹时痛，或水泻，或乳不好，因以饲儿，致儿心腹疼痛，或时下利
行气 060111 -	0601110269	匀气散	《医宗金鉴》	陈皮　桔梗　炮姜　砂仁　炙甘草　木香	温中健脾	小儿胎受寒凉而腹痛多啼，面色青白，不乳
	0601110276	加味乌药汤	《济阴纲目》	乌药　香附　砂仁　木香	活血调经止痛	痛经，月经前或月经初行时，少腹胀痛，胀甚于痛，或连胸胁乳房胀痛，舌淡，苔薄白，脉弦紧
	0601110283	加味枳术丸	《医略六书》	麸炒白术　枳实　法半夏　神曲　炒苍术　炒莱菔子　草豆蔻　黄连片　葛花　泽泻	健脾消积	痰积、食积、酒积、茶积之腹痛、脉沉数滑者
	0601110290	正骨紫金丹	《医宗金鉴》	丁香　木香　血竭　儿茶　熟大黄　红花　当归　莲子肉　茯苓　白芍　牡丹皮　甘草	止痛化瘀	跌打扑坠闪错损伤，并一切疼痛，瘀血凝聚
	0601110306	天仙藤散	《校注妇人良方》	天仙藤　香附　陈皮　甘草　乌药　生姜　紫苏叶　木瓜	行气化湿，活血	子气，妊娠三月之后，两足至腿膝渐肿，行步艰辛喘闷，食欲不振，似水气状，甚或脚指间有黄水出

续表

分类	代码	方名	来源	组成	功效	主治
行气 060111 -	0601110313	沉香化气丸	《证治准绳》	大黄　黄芩片　人参　白术　沉香	理气疏肝，消积和胃	肝胃气滞所致的脘腹胀痛，胸膈痞满，不思饮食，嗳气泛酸
	0601110320	沉香化滞丸	《中医大辞典》	沉香　牵牛子　枳实　五灵脂　山楂　枳壳　陈皮　香附　厚朴　莪术　砂仁　三棱　木香　青皮　大黄	行气和中，破积导滞	行气和中，破积导滞
	0601110337	良附丸	《良方集腋》	高良姜　香附	行气和中，破积导滞	肝郁气滞，胃有寒凝，脘腹疼痛，喜温喜按，成胸胁胀痛，或痛经，苔白，脉沉紧者
	0601110344	复元通气散	《医学入门》	陈皮　牵牛子　甘草　延胡索　木香　小茴香　穿山甲　当归　乳香　没药	理气活血止痛	一切气不宣通，瘀血凝滞，周身走痛，并跌坠损伤，或负重挫闪，气滞血分作痛，气疝作痛
	0601110351	海藻玉壶汤	《外科正宗》	海藻　贝母　陈皮　昆布　青皮　川芎　当归　连翘　法半夏　甘草　独活　海带	化痰软坚，理气散结，滋阴泻火	瘿瘤初起，或肿或硬，或赤或不赤，但未破者，甲状腺机能亢进，脂膜炎，乳腺增生，淋巴结核，结核性腹膜炎，多发性疖病等
	0601110368	橘核丸	《医学心悟》	盐橘核　川楝子　炒山楂　四制香附　荔枝核　炒小茴香　神曲	行气活血，软坚散结	癥瘕疝癖，小肠膀胱等气
	0601110375	趁痛丸	《经效产宝续编》	牛膝　当归　肉桂　白术　黄芪　薤白　独活　生姜　炙甘草	益气补血，温经止痛	治产后遍身疼痛
降气 060112 -	0601120015	苏子降气汤	《太平惠民和剂局方》	紫苏子　陈皮　法半夏　当归　前胡　肉桂　姜厚朴　炙甘草　生姜　大枣	降气平喘，祛痰止咳	上实下虚，痰涎壅盛，喘咳短气，胸膈满闷，或腰疼脚弱，肢体倦怠，或肢体浮肿，舌苔白滑或白腻等

分类	代码	方名	来源	组成	功效	主治
降气 060112 –	0601120022	定喘汤	《摄生众妙方》	炒白果仁 麻黄 炒紫苏子 款冬花 燀苦杏仁 蜜桑白皮 甘草 黄芩片 法半夏	宣肺降气，清热化痰	风寒外束，痰热壅肺，哮喘咳嗽，痰稠色黄，胸闷气喘，喉中有哮鸣声，或有恶寒发热，舌苔薄黄，脉滑数
	0601120039	小半夏汤	《摄生众妙方》	法半夏 生姜	化痰散饮，和胃降逆	痰饮内停，心下痞闷，呕吐不渴及胃寒呕吐，痰饮咳嗽
	0601120046	旋覆代赭汤	《伤寒论》	旋覆花 煅赭石 人参 生姜 炙甘草 大枣 法半夏	降逆化痰，益气和胃	胃虚痰阻气逆证
	0601120053	橘皮竹茹汤	《金匮要略》	陈皮 竹茹 人参 生姜 甘草 大枣	降逆止呕，益气清热	久病体弱或吐下后胃虚有热，气逆不降，呃逆或呕吐，舌嫩红，脉虚数
	0601120060	大半夏汤	《金匮要略》	法半夏 人参 蜂蜜	和胃降逆，益气润燥	胃反呕吐，朝食暮吐，或暮食朝吐
	0601120077	丁香柿蒂汤	《病因脉治》	丁香 柿蒂 人参 生姜	温中益气，降逆止呃	胃虚有寒，呃逆不止，或恶心呕吐，得热则减，得寒则甚者
	0601120084	厚朴麻黄汤	《金匮要略》	厚朴 麻黄 石膏 苦杏仁 法半夏 干姜 细辛 小麦 五味子	胃气虚寒之呃逆	寒饮化热饮邪上逆
理血方						
活血祛瘀 060121 –	0601210013	桃核承气汤	《伤寒论》	燀桃仁 桂枝 大黄 芒硝 炙甘草	逐瘀泻热	瘀热蓄于下焦，少腹急结，大便色黑，小便自利，甚则谵语烦渴，其人如狂，至夜发热，及血瘀经闭，痛经，产后恶露不下，脉沉实或涩
	0601210020	血府逐瘀汤	《伤寒论》	燀桃仁 红花 当归 地黄 川芎 赤芍 牛膝 桔梗 柴胡 枳壳 甘草	活血化瘀，行气止痛	上焦瘀血，头痛胸痛，胸闷呃逆，失眠不寐，心悸怔忡，瘀血发热，舌质暗红，边有瘀斑或瘀点，唇暗或两目暗黑脉涩或弦紧，妇人血瘀经闭不行，痛经，肌肤甲错，目晡潮热，以及脱疽，眼科云雾移睛、青盲等目疾

分类	代码	方名	来源	组成	功效	主治
活血祛瘀 060121 -	0601210037	补阳还五汤	《医林改错》	黄芪 当归 赤芍 地龙 川芎 红花 燀桃仁	补气，活血，通络	中风后遗症，正气亏虚，脉络瘀阻，半身不遂，口眼㖞斜，语言謇涩，口角流涎，大便干燥，小便频数，或遗尿不禁，舌苔白，脉缓
	0601210044	复元活血汤	《医学发明》	柴胡 天花粉 当归 红花 甘草 炮山甲 酒大黄 酒桃仁	活血祛瘀，疏肝通络	跌打损伤，恶血留于胁下，痛不可忍，或小腹作痛，或痞闷及便毒初起肿痛
	0601210051	温经汤	《金匮要略》	制吴茱萸 当归 白芍 川芎 人参 桂枝 阿胶 牡丹皮 生姜 甘草 法半夏 麦冬	温经散寒，养血祛瘀	冲任虚寒，瘀血阻滞，月经不调，或前或后，或逾期不止，或一月再行，或经停不至，傍晚发热，手心烦热，唇口干燥，或小腹冷痛，久不受孕者
	0601210068	生化汤	《傅青主女科》	当归 川芎 燀桃仁 炮姜 炙甘草	养血祛瘀，温经止痛	产后血瘀留瘀，恶露不行，血块内结，小腹冷痛
	0601210075	失笑散	《太平惠民和剂局方》	酒五灵脂 生蒲黄	活血化瘀，散结止痛	小肠气及心腹痛，或产后恶露不行，或月经不调，少腹急痛
	0601210082	桂枝茯苓丸	《金匮要略》	桂枝 茯苓 牡丹皮 燀桃仁 白芍	活血化瘀，缓消癥块	妇人宿有癥病，经断未及三月，而得漏下不止，胎动在脐上，月经困难，经停腹胀痛，难产，胎死腹中，胞衣不下，产后恶露不尽而腹痛拒按者
	0601210099	代抵当丸	《证治准绳》	当归 醋山甲 燀桃仁 酒大黄 芒硝 地黄 肉桂	行瘀散结，清利水道	虚人蓄血
	0601210105	活络效灵丹	《医学衷中参西录》	当归 丹参 乳香 没药	活血祛瘀，通络止痛	气血瘀滞，心腹疼痛，腿臂疼痛，跌打瘀肿，内外疮疡，以及癥瘕积聚等

分类	代码	方名	来源	组成	功效	主治
活血祛瘀 060121 –	0601210112	少腹逐瘀汤	《医林改错》	盐小茴香 炒干姜 醋延胡索 醋没药 当归 麸炒苍术 川芎 肉桂 生蒲黄 炒五灵脂 赤芍	活血祛瘀，温经止痛	少腹积块，疼痛或不痛，或痛而无积块，或少腹胀满，或经期腰酸，小腹胀，或月经一月见三五次，接连不断，断而又来，其色或紫或黑，或有血块，或崩或漏，兼少腹疼痛，或粉红兼白带者
	0601210129	身痛逐瘀汤	《医林改错》	秦艽 川芎 燀桃仁 红花 甘草 羌活 醋没药 当归 醋五灵脂 醋香附 牛膝 地龙	活血行气，祛风除湿，通痹止痛	瘀血挟风湿，经络痹阻，肩痛，臂痛，腰腿痛，或周身疼痛，经久不愈者
	0601210136	通窍活血汤	《医林改错》	赤芍 川芎 燀桃仁 红花 葱白 生姜 大枣 麝香 黄酒	活血通窍	头发脱落，眼疼白珠红，酒渣鼻，久聋，紫白癜风，牙疳，妇女干血劳，小儿疳证等
	0601210143	大营煎	《景岳全书》	当归 熟地黄 枸杞子 炙甘草 盐杜仲 川牛膝 肉桂	温经扶阳，养血填精	真阴精血亏损，以及妇人经迟血少，腰膝筋骨疼痛，阳痿
	0601210150	宫外孕Ⅱ号加党参、黄芪	山西医学院第一附属医院验方	醋三棱 醋莪术 丹参 赤芍 党参 黄芪 燀桃仁	活血化瘀，佐以益气	异位妊娠已破损期不稳定型
	0601210167	膈下逐瘀汤	《医林改错》	醋五灵脂 当归 川芎 燀桃仁 牡丹皮 赤芍 乌药 醋延胡索 甘草 醋香附 红花 麸炒枳壳	活血祛瘀，行气止痛	膈下瘀阻气滞，形成痞块，痛处不移，卧则腹坠，肾泻久泻
	0601210174	通瘀煎	《景岳全书》	当归 红花 山楂 乌药 麸炒青皮 木香 醋香附 泽泻	活血祛瘀，行气止痛	妇人气滞血瘀，经脉不利，痛极拒按
	0601210181	逐瘀止崩汤	《安徽中医验方选集》	当归 川芎 三七粉 丹参 醋没药 五灵脂 丹皮炭 艾叶炭 阿胶 蒲黄炭 煅龙骨 煅牡蛎 海螵蛸	活血祛瘀，固冲止血	血瘀崩漏

续表

分类	代码	方名	来源	组成	功效	主治
	0601210198	逐瘀止血汤	《傅青主女科》	大黄　酒地黄　当归　赤芍　牡丹皮　麸炒枳壳　醋龟甲　燀桃仁	行血化瘀，活血止痛	妇人升高坠落，或闪挫受伤，以致恶血下流如崩状
	0601210204	舒筋活血汤	《伤科补要》	羌活　防风　荆芥　独活　当归　续断　麸炒青皮　川牛膝　五加皮　盐杜仲　红花　麸炒枳壳	舒筋活络	损伤中后期筋脉挛缩，关节活动不利
	0601210211	化积丸	《杂病源流犀烛》	醋三棱　醋莪术　醋香附　苏木　醋五灵脂　煅瓦楞子　阿魏　浮海石　槟榔　雄黄粉	活血化瘀，化痰消积	诸气内痛，痞积疼痛
	0601210228	延胡索散	《济生方》	醋延胡索　酒当归　炒蒲黄　赤芍　肉桂　醋乳香　醋没药　姜黄　木香　甘草	活血行气，调经止痛	妇人气滞血瘀，脘腹胀痛，或经行腹痛
活血祛瘀 060121 -	0601210235	和营通气散	《中医伤科学讲义》	当归　丹参　醋香附　川芎　醋延胡索　麸炒青皮　枳壳　郁金　姜半夏　木香　小茴香	活血祛瘀	躯干内伤，气阻血滞，胸腔腰腹闷胀不舒，呼吸不利
	0601210242	黎峒丸	《景岳全书》	牛黄　冰片　麝香　阿魏　大黄　儿茶　血竭　醋乳香　醋没药　三七粉　天竺黄	续筋接骨，疏风活络	金疮跌仆伤，痈疽疮痛，疯犬咬伤，蜂蛇蝎毒
	0601210259	桃仁红花煎	《素庵医案》	丹参　赤芍　燀桃仁　红花　醋香附　醋延胡索　醋青皮　当归　川芎　地黄	活血化瘀，祛痛散结	心血瘀阻，心悸，胸闷不适，心痛时作，痛如针刺，唇甲青紫，舌质紫暗或有瘀斑，脉涩或结或代
	0601210266	调营饮	《证治准绳》	醋莪术　川芎　当归　大黄　赤芍　醋延胡索　瞿麦　槟榔　陈皮　大腹皮　炒葶苈子　茯苓　桑白皮　细辛　肉桂　炙甘草　生姜　大枣　白芷	活血化瘀，行气利水	肝脾血瘀证

分类	代码	方名	来源	组成	功效	主治
活血祛瘀 060121 -	0601210273	理冲汤	《医学衷中参西录》	黄芪 党参 白术 山药 天花粉 知母 三棱 醋莪术 鸡内金	祛瘀消积，补益气血	妇女经闭不行，或产后恶露不尽，结为癥瘕，以致阴虚作热，阳虚作冷，食少劳嗽，室女月闭血枯，男子劳瘵，脏腑癥瘕积聚，气郁脾弱，满闷痞胀，不能饮食
	0601210280	棕蒲散	《陈素庵妇科补解》	棕榈炭 蒲黄炭 当归 川芎 地黄 炒白芍 牡丹皮 秦艽 泽兰 盐杜仲	活血祛瘀，固冲调经	血瘀崩漏
	0601210297	益气活血通脉汤	《临床眼底病学》（黄叔仁经验方）	葛根 黄芪 党参 丹参 川芎 地龙 燀桃仁	益气活血，化瘀通脉	气虚血瘀，脉络阻滞
	0601210303	和营止痛汤	《伤科补要》	赤芍 当归 川芎 苏木 陈皮 燀桃仁 续断 乌药 醋乳香 醋没药 川木通 甘草	活血和营止痛，祛瘀生新	跌打损伤
	0601210310	丹参饮	《时方歌括》	丹参 檀香 砂仁	活血祛瘀，行气止痛	心痛，胃脘诸痛
	0601210327	七厘散	《良方集腋》	朱砂粉 麝香 冰片 乳香 红花 没药 血竭 儿茶	活血祛瘀，止血止痛	跌打损伤、筋断骨折之瘀血肿痛，或刀伤出血
	0601210334	八厘散	《医宗金鉴》	苏木 半两钱 煅自然铜 乳香 没药 麝香 红花 丁香 制马钱子	接骨散瘀	跌打损伤
	0601210341	续骨活血汤	《中医伤科学讲义》	当归 赤芍 白芍 地黄 红花 土鳖虫 烫骨碎补 煅自然铜 续断 积雪草 醋乳香 醋没药	祛瘀止痛，活血接骨	骨折及软组织损伤
	0601210358	新伤续断汤	《中医伤科学讲义》	当归 土鳖虫 醋乳香 醋没药 丹参 煅自然铜 烫骨碎补 泽兰 醋延胡索 苏木 续断 桑枝 燀桃仁	活血化瘀，止痛接骨	骨损伤初、中期

续表

分类	代码	方名	来源	组成	功效	主治
	0601210365	接骨紫金丹	《杂病源流犀烛》	土鳖虫 醋乳香 醋没药 煅自然铜 烫骨碎补 大黄 血竭 硼砂 当归	活血定痛，接骨续筋	跌打损伤骨折，瘀血攻心，发热昏晕，不省人事
	0601210372	鸡鸣散	《伤科补要》	当归 焯桃仁 大黄	活血祛瘀	跌打损伤，血瘀凝积，胸腹蓄血，气绝欲死，或久积瘀血，烦躁疼痛，叫呼不得
	0601210389	会厌逐瘀汤	《医林改错》	焯桃仁 红花 地黄 甘草 桔梗 麸炒枳壳 赤芍 当归 柴胡 玄参	行气活血，化痰开音	气滞血瘀痰凝证。症见饮水即呛，呃逆
	0601210396	大红丸	《仙授理伤续断秘方》	何首乌 制川乌 制天南星 白芍 土炒当归 骨碎补 炒牛膝 细辛 赤小豆 煅自然铜 桑芽炭	坚筋固骨，滋血生力	扑损伤折，骨碎筋断，疼痛痹冷，内外俱损，瘀血留滞，外肿内痛，肢节痛倦
活血祛瘀 060121 -	0601210402	大黄茯苓丸	《产科发蒙》	大黄 茯苓 桂枝 白芍 桃仁 牡丹皮	活血祛瘀	妇人有癥瘕蓄瘀害妊娠者
	0601210419	大黄䗪虫丸	《金匮要略》	熟大黄 土鳖虫 烫水蛭 炒虻虫 炒蛴螬 干漆 桃仁 炒苦杏仁 黄芩片 地黄 白芍 甘草	活血破瘀，通经消癥	五劳虚极所致正虚而血瘀之证
	0601210426	活血止痛汤	《伤科大成》	当归 川芎 醋乳香 苏木 红花 醋没药 土鳖虫 三七粉 赤芍 陈皮 积雪草 紫荆藤	活血止痛	损伤瘀血，红肿疼痛
	0601210433	艾附暖宫丸	《沈氏尊生书》	艾叶 香附 桂枝 当归 赤芍 续断 乌药 巴戟天 鸡血藤	温经养血暖宫	血虚气滞、下焦虚寒所致的月经不调、痛经
	0601210440	冲和散	《中药部颁标准》	紫荆皮 独活 赤芍 白芷 石菖蒲	活血散瘀，消肿止痛	痈疽初起、湿痰流注、瘀血流注

分类	代码	方名	来源	组成	功效	主治
活血祛瘀 060121 -	0601210457	当归芍药散	《金匮要略》	当归 白芍 茯苓 白术 泽泻 川芎	疏肝健脾，活血化瘀，健脾利湿	妇人妊娠，肝郁气滞，脾虚湿胜，腹中疠痛
	0601210464	芎归泻心汤	《会约医镜》	当归尾 川芎 蒲黄 牡丹皮	活血散瘀	治败血停积，上干于心，胸膈胀闷，烦躁昏乱，狂言妄语
	0601210471	抵当汤	《伤寒论》	水蛭 虻虫 大黄 桃仁	攻逐蓄血	伤寒瘀热在里，血蓄下焦，不结胸而少腹硬满
	0601210488	活血散瘀汤	《外科正宗》	当归尾 赤芍 桃仁 酒大黄 川芎 苏木 牡丹皮 枳壳 瓜蒌 子 槟榔	活血祛瘀	产后恶露不尽，或经后瘀血作痛，或男子跌打损伤后瘀血流注肠胃作痛，渐成内痈；及腹痛大便燥结者。亦可用于治疗委中毒，局部肿痛微硬，屈曲艰难
	0601210495	活血煎	《秘传眼科龙目论》	当归 地黄 川芎 白芷 羌活 乳香 没药	祛瘀，利气	肝虚目赤，赤灌大眦而肿
	0601210501	顺经汤	《傅青主女科》	当归 熟地黄 白芍 牡丹皮 茯苓 南沙参 荆芥穗炭	补肾清肝	妇人肾阴不足，肝气上逆，经前一二日，忽然腹痛而吐血
	0601210518	桃仁承气汤	《温疫论》	大黄 芒硝 桃仁 当归 赤芍 牡丹皮	活血祛瘀泄热泻下	瘟疫昼夜发热，日晡益甚，既投承气，昼日热减，至夜独热，由于瘀血未行者
	0601210525	海桐皮汤	《医宗金鉴》	海桐皮 透骨草 乳香 没药 当归 花椒 川芎 红花 威灵仙 白芷 甘草 防风	通畅气血，舒展经络，消退肿胀	治跌打损伤，筋翻骨错疼痛不止
	0601210532	调经散	《太平惠民和剂局方》	当归 肉桂 没药 琥珀 赤芍 细辛 麝香	活血止痛，利水安神	产后身肿，疼痛，躁烦
	0601210549	脱花煎	《景岳全书》	当归 肉桂 川芎 牛膝 车前子 红花	祛瘀下胎	胎漏、胎动不安、堕胎等辨证属瘀血阻滞者

133

续表

分类	代码	方名	来源	组成	功效	主治
活血祛瘀 060121 -	0601210556	散结定痛汤	《傅青主女科》	当归 炒山楂 川芎 牡丹皮 荆芥穗炭 炒桃仁 益母草 乳香	养血，化瘀，止痛	产后瘀血，小腹硬痛，兼见恶露不下或不畅
	0601210563	散瘀和伤汤	《医宗金鉴》	制马钱子 红花 法半夏 骨碎补 甘草	活血散瘀	一切蹦撞损伤，瘀血积聚
	0601210570	鳖甲煎丸	《金匮要略》	醋鳖甲 射干 黄芩片 柴胡 鼠妇虫 干姜 大黄 白芍 桂枝 葶苈子 石韦 厚朴 牡丹皮 瞿麦 凌霄花 法半夏 人参 土鳖虫 阿胶珠 制蜂房 硝石 蜣螂 桃仁	消痞化积 活血化瘀 疏肝解郁	肝硬化、肝脾肿大、肝癌等病，血瘀肝郁型黄疸
	0601210587	凉血五根汤	《赵炳南临床经验集》	白茅根 天花粉 茜草 紫草 板蓝根	凉血活血，解毒化斑	血热发斑，热毒阻络所引起的皮肤病
止血 060122 -	0601220012	十灰散	《十药神书》	大蓟炭 小蓟炭 侧柏炭 荷叶炭 茜草炭 栀子炭 茅根炭 大黄炭 丹皮炭 棕榈炭	凉血止血	血热妄行之上部出血证
	0601220029	咳血方	《丹溪心法》	青黛 瓜蒌子 栀子炭 诃子	清肝宁肺，凉血止血	肝火犯肺之咳血证
	0601220036	小蓟饮子	《济生方》	地黄 小蓟 滑石粉 川木通 栀子 炒蒲黄 藕节 淡竹叶 当归 炙甘草	凉血止血，利水通淋	热结下焦之血淋、尿血
	0601220043	槐花散	《普济本事方》	炒槐花 侧柏叶 荆芥穗 麸炒枳壳	清肠止血，疏风行气	风热湿毒，壅遏肠道，损伤血络证
	0601220050	黄土汤	《金匮要略》	甘草 地黄 白术 炮附片 阿胶 黄芩片 灶心黄土	温阳健脾，养血止血	脾阳不足，脾不统血证
	0601220067	槐角丸	《太平惠民和剂局方》	槐角 地榆 黄芩片 当归 麸炒枳壳 防风	清肠止血，驱湿毒	肠风，痔漏下血，伴里急后重，肛门痒痛者

分类	代码	方名	来源	组成	功效	主治
止血 060122 –	0601220074	胶艾汤	《金匮要略》	川芎　当归　阿胶 甘草　艾叶　白芍 地黄	养血止血安胎	妇人冲任虚损，崩漏下血，月经过多，淋漓不止，产后或流产损伤冲任，下血不绝，或妊娠胞阻，胎漏下血，腹中疼痛
	0601220081	芩术四物汤	《医宗金鉴》	熟地黄　当归　白芍 川芎　黄芩片　白术	清热凉血，养血调经	阳盛血热
	0601220098	生蒲黄汤	《中医眼科六经法要》	蒲黄　墨旱莲　丹参 郁金　牡丹皮　地黄 荆芥炭　川芎	滋阴降火，化瘀止血	肾阴亏损，虚火上炎，热迫血溢
	0601220104	安老汤	《傅青主女科》	人参　黄芪　土白术 酒当归　熟地黄　山 萸肉　阿胶珠　芥穗 炭　醋香附　木耳炭 甘草	补气养血，固冲止血	老年妇女肝脾两虚，肾水亏耗，月经已绝，忽而复行，或下紫血块，或下血淋漓如红血淋
	0601220111	槐角地榆汤	《外科大成》	地榆　槐角　炒白芍 菜　焦栀子　麸炒枳 壳　黄芩　荆芥	清热燥湿，清肠止血	湿热蕴结之痔漏肿痛出血
	0601220128	四生丸	《妇人良方》	荷叶　艾叶　侧柏叶 地黄	凉血止血	血热妄行，吐血、衄血，血色鲜红，口干咽燥，舌红或绛，脉弦数
	0601220135	宁血汤	《中医眼科学》	仙鹤草　墨旱莲　地 黄　栀子炭　白芍 白及　白蔹　侧柏叶 阿胶　白茅根	清火，凉血，止血	内眼出血初期，仍有出血倾向，属血热妄行者
	0601220142	地榆丸	《证治准绳》	地榆　当归　阿胶 黄连片　诃子肉　木 香　乌梅	清热止血，固涩养营	泻痢或血痢
治风方						
疏散外风 060131 –	0601310010	川芎茶调散	《太平惠民和剂局方》	薄荷　川芎　荆芥 细辛　防风　白芷 羌活　炙甘草	疏风止痛	风邪头痛，或偏或正，或巅顶作痛，作止无时，或见恶寒发热，目眩鼻塞，舌苔薄白，脉浮者

续表

分类	代码	方名	来源	组成	功效	主治
疏散外风 060131 -	0601310027	大秦艽汤	《素问病机气宜保命集》	秦艽　甘草　川芎　当归　白芍　细辛　羌活　防风　黄芩片　石膏　白芷　白术　地黄　熟地黄　茯苓　独活	疏风清热，养血活血	中风外无六经之形证，内无便溺之阻隔，手足不能运动，舌强不语，属血弱不能养筋者
	0601310034	小活络丹	《太平惠民和剂局方》	制川乌　制草乌　地龙　制天南星　醋乳香　醋没药	祛风除湿，化痰通络，活血止痛	风寒湿邪侵袭经络，肢体筋脉挛痛，关节伸屈不利，疼痛游走不定，中风后手足不仁，日久不愈，经络中有痰湿死血，腰腿沉重，或腿臂间作痛，跌打损伤，瘀阻经络而疼痛者
	0601310041	牵正散	《杨氏家藏方》	制白附子　炒僵蚕　全蝎	祛风化痰，通络止痉	风中头面经络
	0601310058	玉真散	《外科正宗》	制天南星　防风　白芷　天麻　羌活　制白附子	祛风化痰，定搐止痉	破伤风，牙关紧急，角弓反张，甚则咬牙缩舌，亦治疯犬咬伤，外治跌打损伤，金疮出血
	0601310065	消风散	《外科正宗》	当归　地黄　防风　蝉蜕　知母　苦参　炒黑芝麻　荆芥　麸炒苍术　炒牛蒡子　煅石膏　甘草　川木通	疏风除湿，清热养血	风湿侵淫血脉，致生疮疥，瘙痒不绝，及大人小儿风热瘾疹，偏身云片斑点，乍有乍无者
	0601310072	苍耳子散	《严氏济生方》	白芷　辛夷　炒苍耳子　薄荷	疏风邪，通鼻窍	风邪上攻，致成鼻渊，鼻流浊涕不止，前额疼痛。现用于慢性鼻炎、副鼻窦炎见有上述症状者
	0601310089	化风丹	《中医眼科学》	羌活　独活　荆芥　薄荷　川芎　蝉蜕　防风　钩藤　天麻　甘草	熄风镇痉，豁痰开窍	用于风痰闭阻、中风偏瘫、癫痫、面神经麻痹、口眼歪斜

分类	代码	方名	来源	组成	功效	主治
疏散外风 060131 -	0601310096	除湿汤	《眼科纂要》	连翘 盐车前子 麸炒枳壳 黄芩片 黄连片 陈皮 荆芥 防风 茯苓 滑石粉 川木通 甘草	清热利湿	风弦赤烂外障,脾胃湿热甚者
	0601310102	除湿汤加减	《眼科纂要》	连翘 滑石粉 盐车前子 麸炒枳壳 黄芩片 黄连片 木通 陈皮 荆芥 茯苓 防风 甘草	风弦赤烂外障,脾胃湿热甚者	脾胃湿热,兼受风邪证
	0601310119	正容汤	《审视瑶函》	羌活 制白附子 防风 秦艽 木瓜 胆南星 姜半夏 炒僵蚕 甘草 茯神木 生姜	祛风化痰,舒筋活络	风痰阻络证,症见口眼歪斜,仪容不正
	0601310126	解语丹	《医学心悟》	制白附子 石菖蒲 制远志 姜天麻 全蝎 羌活 胆南星 木香 甘草	祛风除痰,宣窍通络	心脾中风,痰阻廉泉,舌强不语,半身不遂
	0601310133	抑阳酒连散加减	《原机启微》	地黄 独活 黄柏 防风 知母 炒蔓荆子 前胡 羌活 白芷 甘草 黄芩片 寒水石 栀子 黄连片	祛风除湿,滋阴清热	肾阴不足,风湿夹热证
	0601310140	当归饮子	《证治准绳》	当归 川芎 白芍 地黄 防风 荆芥 黄芪 甘草 炒蒺藜 何首乌	养血活血,祛风补肾	气血亏虚,风热外侵证
	0601310157	青洲白丸子	《太平惠民和剂局方》	制天南星 姜半夏 生白附子 川芎	祛风痰,通经络	风痰入络,手足麻木,半身不遂,口眼歪斜,痰涎壅塞,以及小儿惊风,大人头风,妇人血风

续表

分类	代码	方名	来源	组成	功效	主治
疏散外风 060131 –	0601310164	大活络丹	《兰台轨范》引宋代《圣济总录》	金钱白花蛇 乌梢蛇 威灵仙 天麻 全蝎 两头尖 制草乌 何首乌 醋龟甲 麻黄 贯众 炙甘草 羌活 肉桂 藿香 乌药 黄连片 熟地黄 熟大黄 木香 沉香 细辛 赤芍 没药 丁香 乳香 僵蚕 制天南星 青皮骨碎补 白豆蔻 酒安息香 附片 黄芩片 茯苓 酒香附 玄参 白术 防风 葛根 炙虎骨 当归 血竭 地龙 水牛角 麝香 松香 牛黄 冰片 人参	调理气血，祛风除湿，活络止痛，化痰熄风	中风后，半身不遂，腰腿沉重，筋肉挛急；亦治风寒湿痹
平熄内风 060132 –	0601320019	羚角钩藤汤	《通俗伤寒论》	羚羊角片 钩藤 桑叶 菊花 地黄 白芍 川贝母 姜竹茹 茯神 甘草	凉肝熄风，增液舒筋	肝风上扰，头晕胀痛，耳鸣心悸，手足躁扰，甚则瘛疭，狂乱痉厥，及肝经热盛，热极动风，孕妇子痫，产后惊风
	0601320026	镇肝熄风汤	《医学衷中参西录》	牛膝 煅赭石 龙骨 牡蛎 龟甲 白芍 玄参 天冬 炒川楝子 茵陈 麦芽 甘草	镇肝熄风，滋阴潜阳	内中风证，肝阳上亢，肝风内动，头目眩晕，或脑中时常作疼发热，或目胀耳鸣，或心中烦热，或时常噫气，或肢体渐觉不利，或口眼渐形歪斜，或面色如醉，甚或眩晕，至于颠仆，昏不知人，移时始醒，或醒后不能复原，精神短少，或肢体痿废，或成偏枯，其脉弦长有力
	0601320033	天麻钩藤饮	《杂病证治新义》	姜天麻 钩藤 煅石决明 栀子 黄芩片 牛膝 盐杜仲 益母草 桑寄生 首乌藤 朱茯神	平肝熄风，清热活血，补益肝肾	肝经有热，肝阳偏亢，头痛头胀，耳鸣目眩，少寐多梦，或半身不遂，口眼歪斜，舌红，脉弦数

分类	代码	方名	来源	组成	功效	主治
平熄内风 060132 -	0601320040	大定风珠	《温病条辨》	白芍　阿胶　龟甲　地黄　火麻仁　五味子　牡蛎　麦冬　炙甘草　鳖甲　鸡子黄	滋阴熄风	下焦温病，热邪久羁，吸烁真阴，神倦瘈疭，脉气虚弱，舌绛苔少，时时欲脱者
	0601320057	钩藤饮	《医学正传》	钩藤　蝉蜕　防风　人参　麻黄　白僵蚕　天麻　蝎尾　炙甘草　川芎	平肝熄风，宁神明目	小儿脾胃气弱，呕吐泄泻，致成慢惊
	0601320064	三甲复脉汤	《温病条辨》	炙甘草　地黄　白芍　麦冬　牡蛎　阿胶　火麻仁　鳖甲　龟甲	滋阴潜镇	温邪深入下焦，热深厥甚，心中憺憺大动，甚或心胸疼痛，脉象细促者
	0601320071	绿风羚羊饮	《医宗金鉴》	玄参　防风　茯苓　知母　黄芩片　细辛　桔梗　羚羊角片　车前子　大黄	清热泻火，平肝熄风	绿风内障，头眩额痛，鼻、目牵引作痛
	0601320088	羚羊角汤	《医醇賸义》	羚羊角片　醋龟甲　地黄　牡丹皮　白芍　柴胡　蝉蜕　菊花　夏枯草　煅石决明　薄荷　大枣	清肝补肾，潜阳祛风	肝阳上亢证
	0601320095	滋生青阳汤	《医醇賸义》	地黄　煅石决明　煅磁石　干石斛　黛麦冬　牡丹皮　白芍　薄荷　醋柴胡　姜天麻　桑叶	滋阴潜阳，平肝熄风	肝阴不足，肝风内动证
	0601320101	四物消风饮	《医宗金鉴》	地黄　当归　荆芥　防风　赤芍　川芎　白鲜皮　蝉蜕　薄荷　独活　柴胡　大枣	调荣养血，消风	赤白游风，滞于血分发赤色者
	0601320118	止痉汤	《辨证录》	蝉蜕　半枝莲　蜈蚣　僵蚕　全蝎　地龙　胆南星　白附子　甘草　羌活　葛根　白芍　黄芩片　大黄　芒硝	熄风柔肝，化瘀通络	新产妇人，血虚发痉，手足牵搐，口眼歪斜，甚则角弓反张

续表

分类	代码	方名	来源	组成	功效	主治
平熄内风 060132 –	0601320125	阿胶鸡子黄汤	《通俗伤寒论》	阿胶 鸡子黄 地黄 白芍 茯神 炙甘草 石决明 牡蛎 钩藤 络石藤	养血滋阴，柔肝熄风	邪热久留，灼伤真阴，筋脉拘急，手足蠕动，或头目晕眩，舌绛苔少，脉细而数等证
	0601320132	羚羊角饮子	《秘传眼科龙木论》	羚羊角片 人参 茯苓 大黄 玄参 天门冬 黄芩片 车前子	柔肝熄风	小儿实热急疳，黑翳如珠外障
	0601320149	搜风解毒汤	《医宗金鉴》	土茯苓 白鲜皮 金银花 薏苡仁 防风 木通 木瓜 皂角	搜风通络，清热解毒	杨梅结毒，初起结肿，筋骨疼痛，及服轻粉药后筋骨挛痛，瘫痪不能动者
	0601320156	琥珀抱龙丸	《活幼心书》	琥珀 天竺黄 檀香 人参 茯苓 甘草 枳壳 枳实 朱砂 山药 制南星	镇静安神，清热化痰	发热抽搐，烦躁不安，痰喘气急，惊痫不安
	0601320163	石决明散	《沈氏尊生书》	石决明 决明子 青葙子 栀子 大黄 赤芍 麦冬 木贼 荆芥 羌活	清热平肝，祛风散邪，明目退翳	目生障膜
治燥方						
轻宣外燥 060141 –	0601410017	杏苏散	《温病条辨》	紫苏叶 法半夏 茯苓 前胡 桔梗 麸炒枳壳 甘草 生姜 大枣 燀苦杏仁 陈皮	清宣凉燥，化痰止咳	外感凉燥，头微痛，恶寒无汗，咳嗽痰稀，鼻塞嗌塞，苔白脉弦
	0601410024	桑杏汤	《温病条辨》	桑叶 燀苦杏仁 北沙参 浙贝母 淡豆豉 栀子 梨皮	清宣燥热，润燥止咳	秋感温燥，灼伤肺津，身不甚热，干咳无痰，咽干口渴，舌红，苔薄白而燥，右脉数大者
	0601410031	清燥救肺汤	《医门法律》	桑叶 蜜枇杷叶 麦冬 人参 甘草 阿胶 煅石膏 炒黑芝麻 炒苦杏仁	清燥润肺，养阴益气	温燥伤肺，头痛身热，干咳无痰，气逆而喘，咽喉干燥，鼻燥，胸满胁痛，心烦口渴，舌干少苔，脉虚大而数
	0601410048	翘荷汤	《温病条辨》	连翘 薄荷 焦栀子 桔梗 绿豆皮 甘草	疏风清热，解毒消肿	燥气化火，清窍不利，耳鸣目赤，龈胀咽痛者

分类	代码	方名	来源	组成	功效	主治
轻宣外燥 060141 -	0601410055	沙参麦冬汤	《温病条辨》	北沙参 玉竹 甘草 桑叶 白扁豆 天花粉 麦冬	滋阴润肺，化痰止咳	燥伤肺胃阴分，津液亏损，咽干口渴，干咳痰少而黏，或发热，脉细数，舌红少苔者
	0601410062	清金化痰汤	《统旨方》	黄芩片 栀子 桔梗 麦冬 桑白皮 川贝母 知母 瓜蒌子 橘红 茯苓 甘草	清肺化痰	咳嗽，咯痰黄稠腥臭，或带血丝，面赤，鼻出热气，咽喉干痛，舌苔黄腻，脉象濡数
	0601410079	枇杷清肺汤	《医宗金鉴》	人参 枇杷叶 甘草 黄连片 茯苓 黄柏	清养肺胃，解毒化痰	肺胃热盛证
滋阴润燥 060142 -	0601420016	增液汤	《温病条辨》	玄参 麦冬 地黄	增液润燥	阳明温病，无上焦证，数日不大便，其阴素虚，不可用承气汤者
	0601420023	麦门冬汤	《金匮要略》	清半夏 麦冬 甘草 人参 粳米 大枣	清养肺胃，降逆下气	肺痿，肺胃津伤，虚火上炎，咳唾涎沫，气逆而喘，咽干口燥，舌干红少苔，脉虚数者
	0601420030	益胃汤	《温病条辨》	北沙参 麦冬 冰糖 地黄 玉竹	养阴益胃	阳明温病，下后汗出，胃阴受伤者
	0601420047	养阴清肺汤	《重楼玉钥》	地黄 麦冬 甘草 玄参 浙贝母 牡丹皮 薄荷 白芍	养阴清肺，解毒利咽	白喉，喉间起白如腐，不易拨去，咽喉肿痛，初起发热，或不发热，鼻干唇燥，或咳或不咳，呼吸有声，喘促气逆，甚至鼻翼煽动，脉数
	0601420054	百合固金汤	《慎斋遗书》	地黄 熟地黄 麦冬 川贝母 百合 当归 白芍 甘草 玄参 桔梗	滋养肺肾，止咳化痰	肾水不足，虚火刑金，咳嗽气喘，咽喉燥痛，痰中带血或咯血，手足烦热，舌红少苔，脉细数
	0601420061	凉血消风汤	《朱仁康临床经验集》	地黄 当归 荆芥 蝉蜕 知母 苦参 炒蒺藜 石膏 甘草	凉血清热，养血消风	脂溢性皮炎，人工荨麻疹，玫瑰糠疹
祛湿方						
燥湿和胃 060151 -	0601510014	平胃散	《太平惠民和剂局方》	漂苍术 姜厚朴 陈皮 炙甘草	燥湿运脾，行气和胃	湿困脾胃，脘腹胀满，不思饮食，口淡无味，呕吐恶心，嗳气吞酸，常多泄泻，肢体沉重，怠惰嗜卧，舌苔白腻而厚，脉缓

续表

分类	代码	方名	来源	组成	功效	主治
燥湿和胃 060151 -	0601510021	藿香正气散	《太平惠民和剂局方》	大腹皮 白芷 紫苏叶 茯苓 白术 半夏曲 陈皮 姜厚朴 桔梗 广藿香 炙甘草	解表化湿，理气和中	外感风寒，内伤湿滞，发热恶寒，头痛，胸膈满闷，脘腹疼痛，恶心呕吐，肠鸣泄泻，舌苔白腻等
	0601510038	六和汤	《太平惠民和剂局方》	砂仁 法半夏 燀苦杏仁 人参 炙甘草 茯苓 广藿香 白扁豆 木瓜 香薷 姜厚朴	祛暑化湿，健脾和胃	心脾不调，气不升降，霍乱转筋，呕吐泄泻，寒热交作，痰喘咳嗽，胸膈痞满，头目昏痛，肢体浮肿，嗜卧倦怠，小便赤涩，伤寒阴阳不分，冒暑伏热烦闷，或成痢疾，中酒烦渴畏食
	0601510045	白术散	《全生指迷方》	白术 大腹皮 生姜 陈皮 茯苓	健脾理气，分消水湿	妊娠子肿，面目肿如水状
	0601510052	藿朴夏苓汤	《重订广温热论》	藿香 厚朴 姜半夏 茯苓 苦杏仁 薏苡仁 猪苓 白豆蔻 淡豆豉 泽泻	理气化湿，疏表和中	湿温初起，恶寒无汗，身热不扬，肢体困倦，肌肉烦疼，面色垢腻，口不渴或渴不欲饮，胸次痞闷，大便溏而不爽，舌苔白滑或腻，脉濡缓或沉细似伏
清热祛湿 060152 -	0601520013	茵陈蒿汤	《伤寒论》	茵陈 栀子 大黄	清热，利湿，退黄	湿热黄疸，一身面目俱黄，色鲜明如橘子，腹微满，口中渴，小便不利，舌苔黄腻，脉沉实或滑数
	0601520020	八正散	《太平惠民和剂局方》	炒车前子 瞿麦 萹蓄 滑石 栀子 炙甘草 木通 熟大黄	清热泻火，利水通淋	心经邪热，一切蕴毒，咽干口燥，大渴引饮，心忪面热，烦躁不宁，目赤睛疼，唇焦鼻衄，口舌生疮，咽喉肿痛，及小便赤涩，或癃闭不通，热淋，血淋
	0601520037	三仁汤	《温病条辨》	燀苦杏仁 滑石粉 通草 豆蔻 淡竹叶 姜厚朴 薏苡仁	宣畅气机，清利湿热	湿温初起，头痛恶寒，身重疼痛，舌白不渴，脉弦细而濡，面色淡黄，胸闷不饥，午后身热，状若阴虚，病难速已

分类	代码	方名	来源	组成	功效	主治
清热祛湿 060152 -	0601520044	连朴饮	《霍乱论》	姜厚朴 姜黄连片 石菖蒲 姜半夏 炒淡豆豉 焦栀子 芦根	清热化湿，理气和中	湿热蕴伏，霍乱吐利，胸脘痞闷，口渴心烦，小便短赤，舌苔黄腻
	0601520051	拈痛汤	《兰室秘藏》	羌活 防风 升麻 葛根 麸炒白术 麸炒苍术 当归 人参 甘草 苦参 酒黄芩 知母 茵陈 猪苓 泽泻	利湿清热，疏风止痛	湿热为病，肩背沉重，肢节疼痛，胸膈不利
	0601520068	二妙散	《丹溪心法》	盐黄柏 麸炒苍术	清热燥湿	湿热下注，筋骨疼痛，脚膝无力，或足膝红肿热痛，或下部湿疮，以及湿热带下，淋浊等症
	0601520075	加味二妙散	《丹溪心法》	黄柏 麸炒苍术 当归 牛膝 防己 醋龟甲 粉萆薢	清热燥湿，通利筋脉	湿热浸淫证
	0601520082	五淋散	《太平惠民和剂局方》	茯苓 当归 甘草 赤芍 栀子 灯心草	清热利湿，通淋化浊	膀胱有热，水道不通，尿少次频，脐腹急痛，作止有时，劳倦即发，或尿如豆汁，或尿有砂石，或尿淋如膏，或热淋尿血
	0601520099	黄芩滑石汤	《温病条辨》	豆蔻 黄芩片 滑石粉 通草 茯苓皮 猪苓 大腹皮	清热利湿	湿温病或暑温病热重于湿者
	0601520105	宣痹汤	《温病条辨》	防己 燀苦杏仁 滑石粉 连翘 栀子 薏苡仁 法半夏 蚕砂 赤小豆皮	清化湿热，宣痹通络	湿热痹证，湿聚热蒸，阻于经络，寒战发热，骨节烦疼，面色痿黄，小便短赤，舌苔黄腻或灰滞
	0601520112	石韦散	《证治汇补》	石韦 冬葵果 瞿麦 滑石粉 盐车前子	清热利湿，通淋排石	淋病，小便不利，溺时刺痛
	0601520129	甘露消毒丹	《温热经纬》	滑石粉 茵陈 黄芩片 石菖蒲 木通 川贝母 射干 连翘 白豆蔻 广藿香 薄荷	利湿化浊，清热解毒	湿温时疫，邪在气分，湿热并重证

续表

分类	代码	方名	来源	组成	功效	主治
清热祛湿 060152 -	0601520136	苦参汤	《中医大辞典》	苦参 蛇床子 白芷 金银花 野菊花 黄柏 地肤子 石菖蒲	清热燥湿止痒	疥癞,疯癫,疮疡
	0601520143	清中汤	《医宗金鉴》	陈皮 姜半夏 茯苓 甘草 栀子 黄连片 豆蔻	清热化湿,理气和胃	湿热中阻证
	0601520150	清肝止淋汤	《傅青主女科》	醋白芍 酒当归 酒地黄 阿胶珠 牡丹皮 黄柏 牛膝 茯苓 黑豆	养血清肝	妇人血虚火旺,带下色红,似血非血,淋沥不断
	0601520167	二妙丸	《丹溪心法》	炒苍术 盐黄柏	燥湿清热	用于湿热下注,足膝红肿热痛,下肢丹毒,白带,阴囊湿痒
	0601520174	三妙丸	《医学正传》	盐黄柏 炒苍术 牛膝	燥湿清热,消肿止痛	湿热下注引起的湿热痹证、湿疹痒痛、脚气肿痛、湿热带下等
	0601520181	四妙丸	《成方便读》	知母 盐黄柏 牛膝 薏苡仁	清热利湿,通筋利痹	湿热下注,两足麻木,筋骨酸痛等。用于治疗丹毒,急慢性肾炎,湿疹,骨髓炎,关节炎等
	0601520198	化毒除湿汤	《疡科心得集》	当归尾 泽兰 薏苡仁 牡丹皮 赤芍 金银花 枳壳 通草	燥湿解毒	湿热下注
	0601520204	当归拈痛汤	《医学启源》	羌活 防风 升麻 葛根 白术 苍术 当归 人参 甘草 苦参 黄芩片 知母 茵陈 猪苓 泽泻	燥湿清热,上下分消,宣通经脉	湿热为病,肢节烦痛,肩背沉重,胸膈不利,遍身疼,下注于胫,肿痛不可忍
	0601520211	栀子柏皮汤	《伤寒论》	栀子 甘草 黄柏	清热泻湿退黄	伤寒身黄发热
	0601520228	香连丸	《太平惠民和剂局方》	黄连片 木香	清热燥湿	热痢
	0601520235	秦艽丸	《医宗金鉴》	秦艽 苦参 大黄 黄芪 防风 漏芦 黄连片 乌梢蛇	清热除湿,祛风止痒	风湿热毒外侵,遍身生疥,干痒,搔之皮起。现用于脓窠疮,慢性湿疹,神经性皮炎,皮肤瘙痒症,寻常性狼疮,盘状性红斑狼疮

分类	代码	方名	来源	组成	功效	主治
清热祛湿 060152 -	0601520242	止带方	《世补斋不谢方》	猪苓 茯苓 盐车前子 泽泻 茵陈 赤芍 牡丹皮 黄柏 栀子 牛膝	清热利湿止带	湿热下注之黄带
利水渗湿 060153 -	0601530012	五苓散	《伤寒论》	桂枝 猪苓 茯苓 泽泻 白术	利水渗湿，温阳化气	外有表证，内停水湿，头痛发热，烦渴欲饮，或水入即吐，小便不利，水湿内停的水肿，泄泻，小便不利，以及霍乱头痛，发热，身疼痛，热多欲饮水者，痰饮，脐下动悸，吐涎沫而头眩或短气而咳者
	0601530029	猪苓汤	《伤寒论》	猪苓 茯苓 泽泻 阿胶 滑石粉	利水，养阴，清热	水热互结，邪热伤阴所致的发热，渴欲引水，或下利，咳而呕渴，心烦不得眠者
	0601530036	防己黄芪汤	《金匮要略》	黄芪 防己 炙甘草 白术 生姜 大枣	益气祛风，健脾利水	表虚不固之风水或风湿证
	0601530043	五皮散	《华氏中藏经》	姜皮 桑白皮 陈皮 大腹皮 茯苓皮	利水消肿，理气健脾	脾失健运，水湿外溢肌肤，头面四肢悉肿，气喘胸闷，小便不利
	0601530050	除湿胃苓汤	《医宗金鉴》	苍术 姜厚朴 陈皮 猪苓 泽泻 茯苓 白术 滑石粉 防风 栀子 木通 肉桂 甘草 灯心草	健脾利湿	缠腰火丹，水泡大小不等，其色黄白，破烂流水，痛甚
	0601530067	胃苓汤	《丹溪心法》	麸炒苍术 姜厚朴 陈皮 炙甘草 生姜 大枣 桂枝 白术 泽泻 茯苓 猪苓	祛湿和胃，行气利水	夏秋之间，脾胃伤冷，水谷不分，泄泻如水，以及水肿、腹胀、小便不利者
	0601530074	五神汤	《洞天奥旨》	茯苓 金银花 牛膝 盐车前子 紫花地丁	清热利湿，解毒消肿	湿热壅结之多骨痈，腿痛，委中毒，下肢丹毒等
	0601530081	不换金正气散	《太平惠民和剂局方》	姜厚朴 广藿香 甘草 炒半夏曲 漂苍术 陈皮 生姜 大枣 茯苓	燥湿和胃，解表化浊	四时伤寒，瘴疫时气，头痛壮热，腰背拘急，山岚瘴气，寒热往来，霍乱吐泻，赤白下利，五膈气噎，咳嗽痰涎，行步喘乏

续表

分类	代码	方名	来源	组成	功效	主治
利水渗湿 060153 –	0601530098	薏苡仁汤	《类证治裁》	薏苡仁 麸炒苍术 独活 防风 麻黄 桂枝 当归 川芎 羌活 制川乌 生姜	祛风散寒，除湿通络	着痹
	0601530104	加味五苓散	《医宗金鉴》	焦栀子 茯苓 当归 白芍 黄芩片 甘草 地黄 泽泻 盐车前子 川木通 滑石粉	清热利湿，通淋	膀胱湿热证
	0601530111	沉香散	《金匮翼》	沉香 陈皮 当归 白芍 炙甘草 石韦 滑石粉 冬葵果 炒王不留行	疏利气机，通利小便	气淋，小便涩滞，淋漓不宣，少腹胀满
	0601530128	清肺饮	《证治汇补》	黄芩片 桑白皮 麦冬 盐车前子 川木通 栀子 茯苓	清肺热，利水道	肺脾气燥淋病
	0601530135	萆薢渗湿汤	《疡科心得集》	粉萆薢 茯苓 薏苡仁 泽泻 滑石粉 黄柏 牡丹皮 通草	清热利湿	湿热下注之臁疮
	0601530142	五皮饮	《麻科活人全书》	大腹皮 茯苓皮 陈皮 五加皮 姜皮	行气化湿，利水消肿	全身水肿，胸腹胀满，小便不利以及妊娠水肿
	0601530159	加味五淋散	《医宗金鉴》	焦栀子 茯苓 当归 白芍 黄芩片 甘草 地黄 泽泻 车前子 滑石 木通	清热利湿，润燥通淋	子淋，孕妇小便频数窘涩，点滴疼痛
	0601530166	春泽汤	《医宗金鉴》	人参 白术 茯苓 泽泻 猪苓	补气生清，化气行水	伤暑泄泻，泻定仍渴，小便不利
	0601530173	茵陈五苓散	《金匮要略》	茵陈蒿 桂枝 猪苓 茯苓 泽泻 白术	利湿退黄	湿热黄疸，湿重于热，小便不利者
	0601530180	健固汤	《傅青主女科》	人参 茯苓 麸炒白术 巴戟天 炒薏苡仁	补脾渗湿	妇人脾虚湿盛，经前泄水
	0601530197	健脾利水汤	《胎产心法》	人参 茯苓 麸炒白术 当归 川芎 大腹皮 紫苏 陈皮 炙甘草	健脾利水	孕妇脾胃气虚，或久泻不止，以致面目虚浮者

分类	代码	方名	来源	组成	功效	主治
利水渗湿 060153 –	0601530203	猪苓散	《银海精微》	猪苓 车前子 木通 大黄 栀子 狗脊 滑石 萹蓄 苍术	清肝肾之邪	肾水衰，行动举止则眼中神水之中荡漾，有黑影如蝇翅
	0601530210	鲤鱼汤	《千金要方》	鲤鱼 白术 生姜 白芍 当归 茯苓	利水消肿	治妊娠腹大，胎间有水气，通身肿满
温化寒湿 060154 –	0601540011	苓桂术甘汤	《金匮要略》	茯苓 桂枝 白术 炙甘草	温阳化饮，健脾利湿	中阳不足，痰饮内停，胸胁支满，目眩心悸，咳而气短，舌苔白滑，脉弦滑
	0601540028	真武汤	《伤寒论》	茯苓 白芍 白术 生姜 炮附片	温阳利水	脾肾阳衰，水气内停，小便不利，四肢沉重疼痛，腹痛下利，或肢体浮肿，苔白不渴，太阳病发汗，汗出不解，其人仍发热，心下悸，头眩，身瞤动，振振欲擗地者
	0601540035	实脾饮	《重订严氏济生方》	姜厚朴 白术 木瓜 炒草果仁 槟榔 炮附片 茯苓 炮姜 炙甘草	温阳健脾，行气利水	阳虚阴水，下半身肿较甚，胸腹胀满，身重食少，手足不温，大便溏，小便短
	0601540042	萆薢分清散	《丹溪心法》	益智仁 粉萆薢 石菖蒲 乌药	温肾缩尿，分清化浊	下焦虚寒之膏淋、白浊
	0601540059	附子汤	《伤寒论》	炮附片 茯苓 人参 白术 白芍	温经助阳，祛寒益气	寒湿内侵，身体骨节疼痛，恶寒肢冷，苔白滑，脉沉微
祛风胜湿 060155 –	0601550010	羌活胜湿汤	《内外伤辨惑论》	羌活 独活 防风 藁本 川芎 炒蔓荆子 炙甘草	祛风，胜湿，止痛	湿气在表，头痛头重，或腰脊重痛，或一身尽痛，微热昏倦
	0601550027	独活寄生汤	《备急千金要方》	独活 桑寄生 盐杜仲 细辛 秦艽 川牛膝 茯苓 肉桂 防风 川芎 人参 甘草 当归 白芍 地黄	祛风湿，止痹痛，益肝肾，补气血	痹证日久，肝肾两虚，气血不足证

续表

分类	代码	方名	来源	组成	功效	主治
	0601550034	蠲痹汤	《百一选方》	羌活 姜黄 当归 赤芍 黄芪 防风 炙甘草 生姜	祛风除湿，蠲痹止痛	治中风身体烦痛，项背拘急，手足冷痹，腰膝沉重，举动艰难
	0601550041	乌头汤	《金匮要略》	麻黄 白芍 黄芪 制川乌 炙甘草	散寒除湿，除痹止痛	脚部疼痛，不可屈伸。寒湿痹证
	0601550058	八仙逍遥散	《医宗金鉴》	防风 荆芥 川芎 甘草 当归 黄柏 苍术 牡丹皮 川椒 苦参	祛风除湿止痛	跌打损伤，肿硬疼痛，及一切风湿疼痛
	0601550065	三痹汤	《妇人良方》	续断 杜仲 防风 肉桂 细辛 人参 茯苓 当归 白芍 甘草 秦艽 地黄 川芎 独活 黄芪 川牛膝	祛风除痹	血气不足，手足拘挛，风痹，气痹
祛风胜湿 060155 –	0601550072	五加皮汤	《医宗金鉴》	当归 没药 五加皮 芒硝 青皮 花椒 香附 丁香 麝香 葱白 地骨皮 牡丹皮	舒筋和血，定痛消瘀	两额骨跌打损伤破皮，二目及面浮虚肿
	0601550089	防风汤	《宣明论方》	防风 甘草 当归 茯苓 苦杏仁 肉桂 黄芩片 秦艽 葛根 麻黄	疏风活络，宣痹止痛	行痹，外感风湿，恶寒发热，遍体骨节疼痛，游走不定，舌苔淡白，脉浮
	0601550096	防风根汤	《杂病源流犀烛》	防风 白术 当归 姜黄 黄芪 桑枝	疏风活络，宣痹止痛	络虚而致之肩臑疼痛连臂，渐下入环跳、髀膝
	0601550102	防风散	《秘传眼科龙木论》	茺蔚子 防风 桔梗 五味子 知母 玄参 大黄 细辛 芒硝 车前子 黄芩片	疏风明目	圆翳内障，初患之时，眼前多见蝇飞花发，薄烟轻雾，渐渐加重，继则黑睛上出现一点青白，宛如油点浮于水面暗处，视之其翳青白而大，明处视之，其形差小，不痛不痒，渐至失明

分类	代码	方名	来源	组成	功效	主治
祛风胜湿 060155 -	0601550119	羌活胜风汤	《原机启微》	白术 枳壳 羌活 川芎 白芷 独活 防风 前胡 桔梗 薄荷 荆芥 甘草 柴胡 黄芩片	祛风胜湿	治风热上扰，眵多眊躁，紧涩羞明，赤脉贯睛，头痛鼻塞，肿胀涕泪，脑巅沉重，眉骨酸疼，外翳如云雾、丝缕、秤星、螺盖
	0601550126	补筋丸	《医宗金鉴》	五加皮 蛇床子 沉香 丁香 川牛膝 茯苓 莲须 肉苁蓉片 菟丝子 当归 熟地黄 牡丹皮 木瓜 山药 人参 木香	补肾壮筋，益气养血，活络止痛	跌仆伤筋，血脉壅滞，青紫肿痛者
	0601550133	定痛膏	《疡医准绳》	芙蓉叶 紫金皮 独活 制南星 白芷	祛风，消肿，止痛	跌打损伤及疮疡初期焮肿疼痛
	0601550140	除湿蠲痛汤	《证治准绳》	苍术 羌活 茯苓 泽泻 白术 陈皮 甘草	除湿蠲痛	主风湿外客，周身骨节沉重酸痛，天阴即发
祛痰方						
燥湿化痰 060161 -	0601610011	二陈汤	《太平惠民和剂局方》	姜半夏 茯苓 陈皮 炙甘草	燥湿化痰，理气和中	痰湿内阻，脾胃不和，胸脘痞闷，呕吐恶心，或头眩心悸，或咳嗽痰多
	0601610028	温胆汤	《三因极一病证方论》	姜半夏 姜竹茹 麸炒枳实 陈皮 炙甘草 茯苓 生姜 大枣	理气化痰，和胃利胆	胆郁痰扰证
	0601610035	黄连温胆汤	《六因条辨》	陈皮 法半夏 茯苓 甘草 姜竹茹 麸炒枳壳 黄连	清热利湿，化痰宁心	伤暑汗出，身不大热，烦闷欲呕，舌黄腻
	0601610042	治痰茯苓丸	《全生指迷方》	茯苓 麸炒枳壳 法半夏 芒硝	燥湿行气，软坚化痰	中脘停痰，臂痛难举，或四肢浮肿，脉沉细
	0601610059	导痰汤	《校注妇人良方》	姜半夏 制天南星 麸炒枳实 茯苓 橘红 炙甘草 生姜	燥湿豁痰，行气开郁	痰涎壅盛，胸膈痞塞，或咳嗽恶心，饮食少思
	0601610066	涤痰汤	《证治准绳》	制天南星 姜半夏 麸炒枳实 橘红 茯苓 石菖蒲 人参 姜竹茹 甘草 生姜	豁痰开窍	中风，痰迷心窍，舌强不能言

续表

分类	代码	方名	来源	组成	功效	主治
燥湿化痰 060161 -	0601610073	苍附导痰丸	《叶天士女科诊治秘方》	茯苓 姜半夏 陈皮 甘草 麸炒苍术 醋香附 制天南星 麸炒枳壳 生姜 麸炒神曲	燥湿化痰, 行滞调经	形盛多痰, 气虚, 至数月而经始行; 形肥痰盛经闭; 肥人气虚生痰多下白带
	0601610080	丹溪治湿痰方	《丹溪心法》	麸炒苍术 白术 姜半夏 茯苓 滑石粉 醋香附 川芎 当归	豁痰除湿, 活血调经	痰湿阻滞, 月经不调
	0601610097	开郁二陈汤	《万氏妇人科》	姜半夏 陈皮 茯苓 麸炒青皮 川芎 醋莪术 木香 槟榔 麸炒苍术 甘草 生姜	理气化痰, 破瘀消癥	气郁血闭, 经闭不行
	0601610103	化坚二陈汤	《医宗金鉴》	陈皮 姜半夏 茯苓 甘草 炒僵蚕 黄连片 荷叶	化痰散结	痰核结于上下眼胞皮里肉外, 其形大者如枣, 小者如豆, 推之移动, 皮色如常, 硬肿不疼, 由湿痰气郁而成
清热化痰 060162 -	0601620010	清气化痰丸	《医方考》	陈皮 燀苦杏仁 麸炒枳实 酒黄芩 瓜蒌子 茯苓 胆南星 法半夏	清热化痰, 理气止咳	热痰内结, 咳嗽痰黄, 稠厚胶黏, 甚则气急呕恶, 胸膈痞满, 小便黄赤
	0601620027	小陷胸汤	《伤寒论》	黄连片 法半夏 瓜蒌	清热化痰, 宽胸散结	小结胸病, 痰热互结, 胸脘痞闷, 按之则痛, 或咳痰黄稠, 舌苔黄腻, 脉滑数者
	0601620034	礞石滚痰丸	《丹溪心法附余》	酒大黄 酒黄芩 煅青礞石 沉香	泻火逐痰	实热老痰证
	0601620041	加味二陈汤	《医宗金鉴》	姜半夏 陈皮 茯苓 甘草 黄芩片 黄连片 薄荷 生姜	清热化痰	舌下痰包
	0601620058	黛蛤散	验方	青黛 煅蛤壳	清肝泻肺, 凉血止血	痰嗽, 终夕不寐, 面浮如盘
	0601620065	海藻玉壶汤加减	《外科正宗》	海藻 昆布 法半夏 陈皮 青皮 连翘 川贝母 当归 川芎 甘草 夏枯草 山慈菇 黄药子 香附 郁金 制马钱子 附片 姜半夏 炒五灵脂 醋乳香 醋没药	开郁化痰, 软坚散结	气滞痰凝之瘿瘤

分类	代码	方名	来源	组成	功效	主治
	0601620072	程氏生铁落饮	《医学心悟》	天冬 麦冬 浙贝母 胆南星 橘红 制远志 石菖蒲 连翘 茯苓 茯神 玄参 钩藤 丹参 朱砂粉 生铁落	镇心安神，化痰开窍	狂症，发作则暴，骂詈不避亲疏，甚则登高而歌，弃衣而走，踰垣上屋，此痰火结聚所致；心热癫痫
	0601620089	桑白皮汤	《景岳全书》	桑白皮 姜半夏 紫苏子 燀苦杏仁 浙贝母 黄芩片 黄连片 栀子 生姜	清火涤痰，止咳平喘	痰热壅肺，顿咳痉咳期
	0601620096	癫狂梦醒汤	《医林改错》	燀桃仁 柴胡 醋香附 赤芍 姜半夏 大腹皮 青皮 陈皮 桑白皮 紫苏子 川木通 甘草	疏肝行气，豁痰化瘀	癫狂，哭笑不休，詈骂歌唱，不避亲疏者
清热化痰 060162 -	0601620102	将军定痛丸	《审视瑶函》	黄芩片 炒僵蚕 陈皮 天麻 桔梗 青礞石 白芷 薄荷 大黄 法半夏	泻火逐痰，平肝熄风	头目胀痛剧烈，甚至目珠变硬，巅顶疼痛，视力下降，畏光流泪，抱轮红赤或白睛混赤，胞睑肿胀，黑睛浑浊，瞳神散大而展缩不灵，动辄眩晕，恶心呕吐痰涎
	0601620119	竹茹汤	《普济本事方》	葛根 甘草 法半夏	温中降逆	胃热呕吐
	0601620126	青竹茹汤	《证治准绳》	竹茹 陈皮 生姜 茯苓 姜半夏	化痰除湿，降逆止呕	伤寒后，哕干呕，不下食
	0601620133	桔梗杏仁煎	《景岳全书》	桔梗 苦杏仁 甘草 阿胶 金银花 麦冬 百合 夏枯草 连翘 浙贝母 枳壳 红藤	润肺止咳	咳嗽吐脓，痰中带血，或胸膈隐痛，将成肺痈者
	0601620140	清宁散	《幼幼集成》	桑白皮 葶苈子 茯苓 车前子 栀子 炙甘草	清热化痰，疏风清热，宣肺止咳	小儿心肺蕴热发惊，甚则搐搦，咳嗽
	0601620157	半夏汤	《圣济总录》	法半夏 麻黄 杜衡 白芍 枳实 细辛 炒苦杏仁 乌梅炭 松萝 淡竹叶	下气除热	肝劳实热，闷怒，精神不守，恐畏不能独卧，目视不明，气逆不下，胸中满塞
润燥化痰 060163 -	0601630019	贝母瓜蒌散	《医学心悟》	川贝母 瓜蒌 天花粉 茯苓 橘红 桔梗	润肺清热，理气化痰	燥热伤肺，咳嗽痰黄，咯吐不爽，咽喉干痛

续表

分类	代码	方名	来源	组成	功效	主治
温化寒痰 060164 –	0601640018	苓甘五味姜辛汤	《金匮要略》	茯苓 甘草 干姜 细辛 五味子	温肺化饮	咳逆，寒饮内停，咳嗽痰稀，喜唾，胸满喘逆，舌苔白滑，脉沉迟
	0601640025	三子养亲汤	《金匮要略》	紫苏子 芥子 莱菔子	温肺化痰，降气消食	痰壅气逆食滞证
化痰熄风 060165 –	0601650017	半夏白术天麻汤	《医学心悟》	法半夏 白术 天麻 茯苓 橘红 陈皮 甘草	化痰熄风，健脾祛湿	痰饮上逆，头昏眩晕，恶心呕吐
	0601650024	定痫丸	《医学心悟》	天麻 蒸川贝母 胆南星 姜半夏 蒸茯神 石菖蒲 全蝎 炒僵蚕 陈皮 制远志 酒丹参 麦冬 朱砂粉 琥珀	涤痰熄风，开窍安神	痫症，突然发作，晕仆在地，喉中痰鸣，发出类似猪、羊叫声，甚则抽搐目斜，亦治癫狂
	0601650031	平肝化痰汤	《中西医结合治疗眼病》	胆南星 法半夏 炒僵蚕 地龙 钩藤 燀桃仁 当归 稀莶草 郁金 炒栀子 红花	熄风祛痰	风痰上壅证
	0601650048	洗心汤	《辨证录》	人参 甘草 清半夏 陈皮 附片 茯神 酸枣仁 六神曲 石菖蒲	开郁逐痰，健胃通气	肝郁气滞，痰浊壅积，致患呆病，终日不言不语，不思饮食，忽歌忽笑，洁秽不分，亲疏不辨者
	0601650055	顺气导痰汤	验方	姜半夏 陈皮 茯苓 甘草 生姜 胆南星 麸炒枳实 木香 醋香附	理气解郁，化痰醒神	痰气郁结证
消食方						
消食化滞 060171 –	0601710018	保和丸	《丹溪心法》	山楂 六神曲 姜半夏 茯苓 陈皮 连翘 炒莱菔子	消食和胃	食积停滞，胸脘痞满，腹胀时痛，嗳腐吞酸，恶食或呕吐泄泻，脉滑，舌苔厚腻或黄
	0601710025	枳实导滞丸	《内外伤辨惑论》	大黄 麸炒枳实 焦六神曲 茯苓 黄芩片 泽泻 黄连片 白术	消食化积，清热利湿	湿热积滞内阻，胸脘痞闷，下痢或泄泻，腹痛，里急后重，或大便秘结，小便黄赤，舌苔黄腻，脉象沉实

分类	代码	方名	来源	组成	功效	主治
消食化滞 060171 -	0601710032	大安丸	《丹溪心法》	山楂 焦六神曲 法半夏 茯苓 陈皮 炒莱菔子 连翘 白术	消食和胃健脾	食积，脾虚食滞不化
	0601710049	消乳丸	《婴童百问》	醋香附 焦六神曲 炒麦芽 陈皮 炒砂仁 炙甘草	温中快膈，止呕吐，消乳食	小儿伤食不化，呕吐，脉沉者
	0601710056	木香槟榔丸	《赤水玄珠》	木香 槟榔 麸炒枳壳 陈皮 醋青皮 醋香附 醋三棱 醋莪术 黄连片 酒黄柏 大黄 炒牵牛子	行气导滞，攻积泄热	痢疾，食积
	0601710063	白豆蔻散	《奇效良方》	白豆蔻 肉豆蔻 高良姜 木香 肉桂 附片 麸炒枳壳 陈皮 人参 丁香 甘草	暖胃消食，行气宽中	积聚，心腹胀满，宿食不消，气刺疞痛，泻泄，善噫，呕吐酸水，手足厥冷
	0601710070	阿魏丸	《博济方》	阿魏 醋当归 肉桂 醋陈皮 白及 白芷 醋莪术 醋延胡索 木香 酒川芎 醋吴茱萸 附片 干姜 肉豆蔻 朱砂	通和五脏	男妇一切气攻刺疼痛，呼吸不得，大肠滑泄
	0601710087	消疳理脾汤	《医宗金鉴》	芜荑 三棱 莪术 麸炒青皮 陈皮 芦荟 槟榔 使君子 甘草 黄连片 胡黄连 炒麦芽 麸炒神曲	健脾益气化湿，杀虫消食导滞	脾疳，面黄，肌肉消瘦，身体发热，困倦喜睡，心下痞硬，乳食懒进，睡卧喜冷，好食泥土，肚腹坚硬疼痛，头大颈细，有时吐泻，口干烦渴，大便腥黏
	0601710094	消积丸	《圣济总录》	牵牛子 青皮 丁香 木香 硇砂 沉香 槟榔 干姜 巴豆	宽利膈脘	积滞
健脾消食 060172 -	0601720017	健脾丸	《证治准绳》	土白术 木香 酒黄连片 甘草 茯苓 人参 焦六神曲 陈皮 砂仁 炒麦芽 山楂 山药 煨肉豆蔻	健脾和胃，消食止泻	脾胃虚弱，食积内停，脘腹痞胀，饮食减少，大便溏薄，苔腻微黄，脉濡弱

续表

分类	代码	方名	来源	组成	功效	主治
健脾消食 060172 –	0601720024	枳实消痞丸（失笑丸）	《兰室秘藏》	干姜 炙甘草 麦芽曲 茯苓 白术 半夏曲 人参 姜厚朴 枳实 黄连片	消痞除满，健脾和胃	脾虚气滞，寒热错杂，心下虚痞，恶食懒倦，右关脉弦
	0601720031	葛花解醒汤	《内外伤辨》	木香 茯苓 陈皮 白术 干姜 泽泻 焦六神曲 青皮 砂仁 豆蔻 葛花	分消酒湿，理气健脾	饮酒太过，呕吐痰逆，心神烦乱，胸膈痞塞，手足战摇，饮食减少，小便不利。或酒积，以致口舌生疮，牙疼，泄泻，或成饮癖
	0601720048	枳术丸	《证治准绳》	白术 麸炒枳实	健脾消痞	老幼虚弱，食不消，脏腑软，气不下降，胸膈满闷
	0601720055	资生健脾丸	《先醒斋医学广笔记》	人参 白术 茯苓 薏苡仁 莲子 山药 炒麦芽 白扁豆 麸炒枳实 麸炒枳壳 黄连片 豆蔻 广藿香 泽泻 桔梗 山楂 六神曲 炙甘草	健脾开胃，消食止泻，调和脏腑，滋养荣卫	脾胃虚弱，食不运化，脘腹胀满，面黄肌瘦，大便溏泄
驱虫方						
驱虫方 060181 –	0601810015	乌梅丸	《伤寒论》	乌梅 细辛 干姜 黄连片 当归 附子 花椒 桂枝 人参 黄柏	温脏驱蛔	脏寒蛔厥证
	0601810022	理中安蛔汤	《类证治裁》	人参 白术 茯苓 雷丸 花椒 乌梅	温中安蛔	中阳不振，蛔虫腹痛
	0601810039	连梅安蛔丸	《通俗伤寒论》	胡黄连 花椒 雷丸 乌梅 黄柏 槟榔	清肝安蛔，止痛定厥	蛔厥证
	0601810046	驱蛔汤	经验方	乌梅 胡黄连 雷丸 槟榔 使君子 枳壳 白芍	驱杀蛔虫	虫积腹痛，烦躁易怒，口干舌赤，脉弦细数
涌吐方						
涌吐方 060191 –	0601910012	瓜蒂散	《伤寒论》	瓜蒂 赤小豆	涌吐痰涎宿食	痰涎宿食填塞上脘，胸中痞硬，烦懊不安，气上冲咽喉不得息，舌苔厚腻，寸脉微浮者

分类	代码	方名	来源	组成	功效	主治
涌吐方 060191 -	0601910029	救急稀涎散	《圣济总录》	猪牙皂 白矾	开关涌吐	中风闭证，痰涎壅盛，痰声辘辘，不省人事，不能言语，但不遗尿，脉象滑实有力者，亦治喉痹
治痈方						
内服方 060201 -	0602010018	止痛如神方	《医宗金鉴》	当归尾 黄柏 桃仁 槟榔 大皂角 防风 苍术 秦艽 泽泻 熟大黄	除湿清热止痛	痔疮初起，结肿胀闷，灼热作痒及肛门裂、便秘
	0602010025	连翘败毒散	《医方集解》	柴胡 前胡 枳壳 桔梗 羌活 独活 茯苓 川芎 甘草 连翘 金银花	清热解毒，消散痈肿	疮毒
	0602010032	消瘕汤	《辨证录》	白芍 白术 鳖甲 甘草 郁金 枳壳 天花粉 牡丹皮 香附 茯苓 巴戟 白豆蔻 木香	消瘕散结	饮食之时，忽遇可惊之事，遂停滞不化，久成瘕瘕者
	0602010049	消瘿散	《证治准绳》	海藻 海带 昆布 海马 煅蛤壳 煅石燕 海螵蛸	化痰软坚，散结消瘿	瘿气
外用方 060202 -	0602020017	九一丹	《医宗金鉴》	升药 煅石膏	提脓生肌	疮疡溃后，脓腐将净，欲生肌收回者
	0602020024	万灵膏	《万氏家抄方》	当归尾 红花 大黄 苏木 桃仁 苦杏仁 三棱 莪术 枳壳 枳实 苍术 厚朴 槟榔 青皮 芥子 香附 木香 乌药 茜草根 苎麻根 地黄 花椒 肉桂 干漆 大皂角 延胡索 白芷 淫羊藿 生天南星 生半夏 防风 荆芥 羌活 独活 紫苏梗 生巴豆 麻黄 秦艽 赤芍 生马钱子 大风子 海风藤 防己 川芎 穿山甲 蜂房 生白附子 高良姜 骨碎补 蜈蚣 蛇蜕 桑枝 槐枝 柳枝 桃枝	活血化瘀，消肿止痛	癖积，并未溃肿毒，瘰疬痰核，跌打闪挫及心腹疼痛、泻痢、风气、杖疮

续表

分类	代码	方名	来源	组成	功效	主治
外用方 060202 -	0602020031	八宝丹	《疡医大全》	牛黄 琥珀 珍珠 冰片 乳香 朱砂 滑石粉	生肌敛疮	一切溃疡，脓腐已净而须收口者
	0602020048	三品一条枪	《外科正宗》	白矾 砒石 雄黄粉 乳香	祛腐，拔瘘	痔疮、肛瘘、瘰疬、疔疮、发背、脑疽等
	0602020055	千金散	《中医外科学》	乳香 没药 轻粉 朱砂粉 砒石 赤石脂 炒五倍子 雄黄粉 蛇含石	祛腐敛疮	疮疡
	0602020062	太乙膏	《外科正宗》	玄参 白芷 当归 赤芍 大黄 地黄 马钱子 阿魏 柳枝 槐枝 血余炭 铅丹 乳香 没药 麻油	消肿清火，解毒生肌	一切疮疡已溃或未溃者
	0602020079	四黄膏	《朱仁康临床经验集》	黄连片 黄芩片 大黄 黄柏 芙蓉叶 泽兰	清热解毒，消肿	一切肿毒
	0602020086	生肌玉红膏	《外科正宗》	白芷 甘草 当归 血竭 轻粉 虫白蜡 紫草 麻油	解毒生肌	痈疽，发背等疮，溃烂流脓，以及疔疮、疗根脱出需长肉收口者
	0602020093	白降丹	《医宗金鉴》	朱砂粉 雄黄粉 水银 硼砂 硝石 大青盐 白矾 皂矾	提脓拔毒，退管生肌	痈疽发背，一切疔毒
	0602020109	回阳玉龙膏	《外科正宗》	制草乌 制南星 干姜 白芷 赤芍 肉桂	温经回阳，活血止痛	一切阴证疮疡，阴疽发背，痰湿流注，鼓椎风，伤损久痛，风湿冷痹
	0602020116	红灵丹	《中医外科学》	雄黄粉 乳香 硼砂 青礞石 没药 冰片 硝石 朱砂 麝香	活血止痛，消坚化痰	疽未溃；初、中期阴茎癌
	0602020123	阳和解凝膏	《外科全生集》	牛蒡子 透骨草 附片 桂枝 大黄 当归 肉桂 生草乌 生川乌 地龙 僵蚕 赤芍 白芷 白蔹 白及 川芎 续断 防风 荆芥 五灵脂 木香 香橼 陈皮 乳香 没药 苏合香 麝香	温阳化湿，消肿散结	寒湿凝滞所致之阴疽，流注，瘰疬，冻疮，乳癖等阴性疮疡，兼治筋骨酸痛，寒性疟疾（贴背心）

分类	代码	方名	来源	组成	功效	主治
外用方 060202 -	0602020130	阳毒内消散	《药蔹启秘》	麝香 冰片 白及 制天南星 姜黄 醋龟甲 冰片 轻粉 皂矾 铜绿 青黛	活血，止痛，消肿，化痰，解毒	一切阳证肿疡
	0602020147	陀僧膏	《医宗金鉴》	密佗僧 赤芍 当归 乳香 没药 赤石脂 苦参 百草霜 银黝 桐油麻油 血竭 儿茶 大黄	收敛生肌	恶疮，流注，瘰疬，跌仆损伤，金刃伤
	0602020154	桂麝散	《药蔹启秘》	麻黄 细辛 肉桂 猪牙皂 生半夏 丁香 制天南星 麝香 冰片	温化痰湿，消肿止痛	一切阴疽，流注
	0602020161	象皮膏	《伤科补要》	大黄 川芎 当归 地黄 红花 黄连片 甘草 荆芥 肉桂 白及 白蔹	活血生肌，接筋续骨	跌打断骨，开放性损伤及各种溃疡腐肉已去，且已控制感染无明显脓性分泌物，期待其生长进而愈合者
	0602020178	黄连膏	《医宗金鉴》	黄连片 当归 黄柏 地黄 姜黄 麻油 蜂蜡	清热解毒、润燥止痛	鼻疮干燥肿痛，皮肤湿疹，红肿热疮，水火烫伤，乳头碎痛
	0602020185	双柏膏	黄耀燊经验方	大黄 黄柏 侧柏叶 泽兰 薄荷	活血祛瘀，消肿止痛	骨折，跌打损伤及疮疡初起，局部红肿热痛而无溃疡

注：方剂组成中柴胡指南柴胡或北柴胡；醋柴胡指醋南柴胡或醋北柴胡，紫草指内蒙紫草或新疆紫草。

附 录 B
（规范性附录）
校验码计算

B.1 代码位置序号

代码位置序号是指包括校验码在内的，由右至左的顺序号（校验码的代码位置序号为1）。

B.2 计算步骤

校验码的计算步骤如下：

a）从代码位置序号2开始，所有偶数位的数字代码求和。

b）将步骤a的和乘以3。

c）从代码位置序号3开始，所有奇数位的数字代码求和。

d）将步骤b与步骤c的结果相加。

e）用大于或等于步骤d所得结果且为10最小整数倍的数减去步骤d所得结果，其差即为所求校验码的值。

示例：代码060011001校验码的计算见表B.1。

表 B.1　校验码计算示例

步骤	举例说明									
1. 自右向左顺序编号	位置序号	10	9	8	7	6	5	4	3	2	1
	代码	0	6	0	0	1	1	0	0	1	X
2. 从序号2开始求出偶数位上数字之和①	$1+0+1+0+0=2$　①									
3. ①＊3＝②	$2×3=6$　②									
4. 从序号3开始求出奇数位上数字之和③	$0+1+0+6=7$　③									
5. ②＋③＝④	$6+7=13$　④									
6. 用大于或等于结果④且为10最小整数倍的数减去④，其差即为所求校验码的值	$20-13=7$ 校验码 X＝7									

《中药方剂编码规则》编制说明

一、任务来源及工作概况

《深圳经济特区中医药条例》（以下简称《条例》）经深圳市第四届人民代表大会常务委员会第三十六次会议于 2010 年 4 月 2 日通过，自 2010 年 7 月 1 日起施行。该条例规定，有关中药处方和调剂的管理应在法规实施之日起六个月内制定具体实施办法。

根据《深圳经济特区中医药条例》配套要求，结合贯彻《国务院关于扶持和促进中医药事业发展的若干意见》、深圳市《关于全面加快经济发展方式转变的实施意见》的实施方案，为促进中医药数字化、信息化、标准化、规范化，推动医院数字化管理，确保人民用药安全有效，特制定《中药方剂编码规则》。

二、目的和意义

中药方剂是在中医基本理论的指导下，根据病情需要，按照辨证论治、理法方药的要求和组方原则，选择适当的药物，确定合适的剂量，制成一定的剂型，说明服法，用于临床治病的药方。

中药方剂编码技术规范将使繁琐杂乱的中医方名得以用简明的数学语言表达，是 HIS 数字化建设的基础之一，是实现中医药信息化、标准化、现代化管理的重要抓手和路径。这不仅为中医药的规范化、科学化管理，增强中医药服务领域的透明度，确保人民群众的用药安全与有效，具有一定的现实指导意义，同时有利于中医药科学普及，走进千家万户并打入国际市场。

三、工作原则和技术依据

（一）工作原则

编制《中药方剂编码规则》的工作原则是，根据《深圳经济特区中医药条例》，结合贯彻《国务院关于扶持和促进中医药事业发展的若干意见》有关规定和要求，以《中国药典》（一部）2010 年版和《广东省中药饮片炮制规范》（2011 年版）以及各省、直辖市、自治区中药加工炮制规范为参考依据，结合贯彻落实深圳市《关于全面加快经济发展方式转变的实施意见》的实施方案，促进中医药数字化、标准化建设，推动医院和医药产业信息化、规范化管理，确保人民用药安全有效。本规范严格按照《深圳市行政机关制定技术标准文件指导规则》等有关规定进行制定。深圳市卫生和人口计划生育委员会、深圳市市场监督管理局、深圳市人民政府法制办遵循上级药品标准和标准化有关法规和政策的要求，本着公正、公开、协调一致的原则，展开项目预研、标准起草、意见征求和申报评审。

（二）技术依据

1. 编写规则按照 GB/T 1.1—2009《标准化工作导则 第 1 部分：标准的结构和编写规则》的要求进行。

2. 在 GB/T 7635.1—2002《全国主要产品分类与代码》药材饮片的基础上，采用 7 层 10 位数字代码，其中最后一层为校验位，使每一位数字代表特定的信息（含义），对常用的中药方剂 703 首进行了重新分类、编排与编码，给出了 703 个中药方剂代码。

四、标准的制定过程

2005 年，广东省中医药局立项科研课题"中药处方及调剂规范化的研究"。《中药处方与调剂规范》，由深圳市卫生局廖利平等同志领衔担纲，于 2005 年 11 月由中国中医药出版社正式出版发行。2006～2009 年分别列为深圳市、广东省、国家中医药管理局的继续教育项目。该项课题研究成果荣获 2009 年中华中医药学会科技进步二等奖。

2010 年，课题组在深圳市组织召开征求意见研讨会，来自市场监管局、药品监管局、深圳市标准技术研究院、药品检验所的有关领导、专家和深圳市名中医代表以及课题组成员共 50 多人参加了此次会议。

2010 年 10 月—11 月，课题组对前期研究成果进行了修改与完善，采用标准规范格式，形成标准征求意见稿。

2010 年 11 月 19 日，深圳市市场监督管理局召开深圳经济特区技术规范《中药处方与调剂及编码规范》征求意见会，市场监管局及市卫生和人口计划生育委员会有关领导及我市各大医院医药专家到会。

2010 年 11 月 24 日，深圳市卫生和人口计划生育委员会召开深圳经济特区技术规范《中药处方与中药饮片调剂规范》及《中药饮片和中药方剂编码规则》征求意见会，市卫生和人口计划生育委员会与我市各大医院医药专家、市标准院课题组成员出席了会议，对有关技术规范进行了更深入、更全面的讨论与修改。

2010 年 11 月—12 月，深圳市标准技术研究院与深圳市各大医院医药专家、江西中医学院专家对《中药饮片编码规则》中饮片代码的编码、赋码、格式编排进行了大量核对、检查和修改。同时也对《中药方剂编码规则》中方剂代码的编码，赋码、格式编排进行了大量核对、检查和修改工作。

五、标准的主要内容

（一）关于标准的适用范围

本规范适用于中药方剂的临床用药、科研教学、统计和管理等工作的信息处理和信息交换。

（二）关于标准的属性

本规范为深圳经济特区技术规范。本规范 2 个附录中，1 个是资料性附录，1 个是规范性附录。

（三）有关条款的说明

1. 编码原则

《中药方剂编码规则》给出了本部分的编码原则，分别是：

唯一性：每一种方剂只对应一个编码，即使某种方剂不再使用，其编码将作为唯一识别码永久保存不变。

科学性：选择中药方剂最稳定的本质属性或特征作为分类的基础和依据。

可扩展性：留有足够的扩展空间，可根据实际情况对分类进行类目扩充。

兼容性：与相关标准协调一致。

稳定性：方剂代码一旦分配，只要方剂的基本属性没有发生变化，就保持不变。

2. 中药方剂编码规则

《中药方剂编码规则》给出了中药方剂的编码规则，包括中药方剂代码结构、中药方剂代码分层说明、中药方剂编码举例。

中药方剂代码分为 7 层 10 位数字结构。其各代码代表含义：第 1 层用 1 位数字，表示农林渔业中药产品大部类代码；第 2 层用 1 位数字，表示中药产品部类代码；第 3 层用 1 位数字，表示中药方剂代码；第 4 层用 2 位数字，表示功用大类，"解表剂"、"泻下剂"、"和解剂"等 20 个类目；第 5 层用 1 位数字，表示功用小类，如"解表方"中类分为"辛温解表"、"辛凉解表"、"扶正解表"、"表里双解"等 4 个小类；第 6 层用 1 位数字，表中药方剂流水号；第 7 层 1 位数字，表示校验码。

例如："麻黄汤"分类代码为0、6、0、01、1、001、7，其中第1层第1位数字0代表农林渔业中药产品大类，第2层第2位数字6代表中药类产品，第3层第3位数字0，表示其为中药方剂，第4层第4、5位数字01代表为"解表剂"功用大类，第5层第6位数字1代表为"辛温解表"功用小类，第6层第7、8、9位数字001代表"辛温解表类"的第1个方剂，其余依此类推，第7层校验码为7。

3. 编码维护和管理

《中药方剂编码规则》内容包括编码维护和管理机构、编码的维护和管理细则。

（四）贯彻标准的要求和措施建议

标准宣传贯彻的目的在于使相关的医疗机构及其人员能更好地学习、理解、运用《中药方剂编码规则》。

标准宣传贯彻会宜由深圳市卫生和人口计划生育委员会、高校、医疗机构等组织和举办，可采用专家讲座、交流答疑、发放宣传材料等方式。材料应包括《中药方剂编码规则》正文和带图、文的宣传材料等。

六、起草单位和工作组组成

归口单位：本标准由深圳市卫生和人口计划生育委员会提出并归口。

负责起草单位：深圳市卫生和人口计划生育委员会、深圳市标准技术研究院、深圳市宝安区中医院、深圳市中医院、深圳市罗湖区中医院、深圳市友和医药有限公司、江西中医学院。

主要起草人：廖利平、黎志文、林晓生、刘荣禄、李顺民、周哲、曾庆明、易炳学、吴宗彬、肖文康、苏巍、张尚斌、张丽芬、刘志承、曾长龙、张颖、孙勇、翁思妹、张若晗、张敖。

三、中药饮片在供应链管理中的编码与表示

关于发布深圳市标准化指导性技术文件中药饮片在供应链管理中的编码与表示的通知

各有关单位：

为规范我市中药饮片在供应链管理中的编码与表示，保障中药质量安全，我局会同市卫人委组织制定了深圳市标准化指导性技术文件《中药饮片在供应链管理中的编码与表示》（编号：SZDB/Z 48—2011），现予以发布，自 2011 年 11 月 1 日起实施。

特此通知。

深圳市市场监督管理局

二〇一一年十月二十六日

中药饮片在供应链管理中的编码与表示

1 范围

本指导性技术文件规定了中药饮片产品、规格、产地、单位、等级、生产日期、批次号、数量等产品标识内容信息的编码与表示。

本指导性技术文件适用于中药饮片供应链管理流程中的信息处理和信息交换。

2 规范性引用文件

下列文件对于本文件的应用是必不可少的。凡是注日期的引用文件，仅所注日期的版本适用于本文件。凡是不注日期的引用文件，其最新版本（包括所有的修改单）适用于本文件。

GB 12904 商品条码 零售商品的编码与条码表示

GB/T 15425 EAN · UCC 系统 128 条码

GB/T 16986 商品条码 应用标识符

GB/T 18127 商品条码 物流单元编码与条码表示

GB/T 2260 中华人民共和国行政区划代码

GB/T 2659 世界各国和地区名称代码

GB/Z 26337.1—2010 供应链管理 第 1 部分：综述与基本原理

SZJG 38.1—2011 中药饮片与中药方剂编码规则 第 1 部分 中药饮片

ISO/IEC 18000—6 信息技术——针对物品管理的射频识别（RFID）第 6 部分：针对频率为860 ~ 930MHz 无接触通信空气接口参数

3 术语和定义

以下术语和定义适用于本指导性技术文件。

3.1 供应链

供应链是围绕核心企业，通过对信息流、物流、资金流的控制，从采购原材料开始，制成中间产品以及最终产品，最后由销售网络把产品送到消费者手中的将供应商、制造商、分销商、零售商直到最终用户联成一个整体的功能网链结构。

3.2 供应链管理

供应链管理就是以最少的成本从采购开始到满足最终顾客需求的所有过程，包括物流、信息流、资金流的高效率运作，最终实现整条供应链的利润最大化。

4 编码原则

4.1 唯一性

每一种中药饮片只对应一个编码，应分配一个单独的、唯一的编码。

4.2 兼容性

中药饮片编码应与相关标准协调一致。

4.3 稳定性

中药饮片编码一旦分配，只要中药饮片的基本属性没有发生变化，就应保持不变。

5 信息编码

5.1 中药饮片零售产品

中药饮片编码采用 13 位数据结构，如表 1 所示，可参见 GB 12904。

表 1 编码数据结构

EAN. UCC 厂商识别代码	项目参考代码	校验位
$N_1\ N_2\ N_3\ N_4\ N_5\ N_6\ N_7\ N_8\ N_9\ N_{10}\ N_{11}\ N_{12}$		N_{13}

其中 N_1 到 N_8 为厂商识别代码，厂商识别代码为生产或供应该中药饮片的制造商、供应商的全球唯一标识代码。

厂商识别代码由 7~8 位数字组成，中国物品编码中心负责分配和管理。

厂商识别代码的前 3 位代码为前缀码，国际物品编码协会分配给中国物品编码中心的前缀码为 690 – 695。

项目参考代码 4~5 位，一般为厂商编制。

厂商识别代码为 8 位的，项目参考代码为 4 位。厂商识别代码为 7 位的，项目参考代码为 5 位。

校验位计算方法参见 GB 12904。

5.2 系列号

5.2.1 总则

系列号是分配给一个实体永久性的系列代码，由制造商分配，为字母数字字符，长度可变。

应用标识符 "21" 对应的编码数据的含义为系列号。

中药饮片系列号由中药饮片代码、产地代码、中药饮片计量单位信息代码和中药饮片等级代码组成，为 14 位 4 层结构。编码结构如表 2 所示。

表 2 系列号编码结构

中药饮片代码	产地代码	计量单位信息	等级
$X_1\quad X_2\quad X_3\quad X_4$	$X_5\quad X_6\quad X_7\quad X_8\quad X_9\quad X_{10}$	$X_{11}\quad X_{12}$	$X_{13}\quad X_{14}$

5.2.2 中药饮片代码

中药饮片代码 4 位，为中药饮片在 SZJG 38.1—2011 中的顺序号，参见 SZJG 38.1—2011 中药饮片与中药方剂编码规则 第 1 部分：中药饮片编码规则。

5.2.3 中药饮片产地

中药饮片产地是指加工前原材料的产地，此代码用于区分同一品种多个产地。产地代码为 6 位。

中国产地编码参见 GB/T 2260 中华人民共和国行政区划代码。

国外产地编码参见 GB/T 2659 世界各国和地区名称代码中阿拉伯数字代码。前三位添 "0" 补齐。

5.2.4 中药饮片计量单位信息

中药饮片计量单位信息用于区别同一品种的不同计量单位，如冬虫夏草等中药饮片可分别按千克、袋、盒进行计量。计量单位信息见表 3。

表3 计量单位信息列表

编码	名称
01	g
02	kg
03	ml
04	条
05	个
06	瓶
07	袋
08	支
09	粒
10	块
11	对
12	盒

5.2.5 中药饮片等级

中药饮片等级用于指明中药饮片的分类等级。等级信息见表4。

表4 等级信息列表

编码	名称
01	统片
02	选片
03	道地选片

5.3 批号

批号是与贸易项目相关的数据信息，用于产品追溯。批号数据信息可涉及贸易项目本身或其所包含的项目。

应用标识符"10"对应的编码数据的含义为贸易项目的批号代码。编码格式见表5。

表5 批号

AI	名称
10	$X_1 \cdots X_j$ （$j \leqslant 20$）

5.4 生产日期

生产日期是指生产、加工或组装的日期，由制造商确定。

应用标识符"11"对应的编码数据的含义为贸易项目的生产日期，编码格式见表6。

表6 生产日期编码结构

1.1 AI	1.2 生产日期		
	1.4 年	1.5 月	1.6 日
1.3 11	1.7 N_1N_2	1.8 N_3N_4	1.9 N_5N_6

年：以2位数字表示，不可省略。例如2011年为11。

月：以2位数字表示，月份的数字，不可省略。例如1月为01。

日：以2位数字表示，相关月份的日数，例如某月的2日为02。如果无须特定的日子，填写00。

5.5 物流单元内贸易项目数量

应用标识符"37"对应的编码数据含义为物流单元内贸易项目的数量，编码格式见表7。

表7 贸易项目数量

AI	贸易项目数量
37	$X_1\cdots X_j$ （j≤8）

贸易项目数量：物流单元中贸易项目的数量，由数字字符表示，长度可变，最长8位。

6 信息标识的表示

为实现中药饮片信息的自动或人工采集，在供应链中信息的标识要以标签、标记或标注等标识载体来表示。标识载体必须保留或贴在外包装上，直到该品种被消费或损坏为止。

中药饮片在供应链中的信息标识的数据载体可以是条码、射频标签等自动识别载体。

6.1 条码表示

6.1.1 零售贸易项目的条码表示

中药饮片贸易项目为通过销售点的贸易项目时，建议采用EAN/UPC码制进行条码表示，见图1所示。技术要求见GB 12904。

图1 零售贸易项目条码

6.1.2 非零售贸易项目的条码表示

中药饮片贸易项目为不通过销售点的贸易项目，建议采用UCC/EAN—128、ITF—14或EAN/UPC条码。

如果中药饮片贸易项目为不通过销售点的一个批次的贸易项目或不通过销售点的序列化贸易项目，建议结合应用标识符，用UCC/EAN—128条码表示，见图2所示，技术要求见GB/T 15425。应用标识符参照GB/T 16986。

(01)06901234567892(11)070821(10)3802(21)245(37)186

图 2　非零售贸易项目编码及相关信息条码

6.1.3　物流单元条码表示

物流单元条码表示技术要求见 GB/T 18127，建议采用 UCC/EAN—128 条码表示。物流单元基本信息的条码表示见图 3 所示。

(00)069012340000000016

图 3　物流单元条码

6.2　射频识别表示

6.2.1　技术要求

采用射频识别技术（RFID）为标识载体时，标签工作频率应符合国家有关规定，通讯协议应符合 ISO/IEC 18000—6C 的规定。参见 ISO/IEC 18000—6 信息技术—针对物品管理的射频识别（RFID）第 6 部分：针对频率为 860～930MHz 无接触通信空气接口参数。

6.2.2　封装材料要求

射频标签的封装材料要求无毒、无异味、无刺激、无污染、耐用性好。

封装材料表面应标识有与芯片一致的标识代码，可采用激光打印，要求字迹清晰，在自然环境中不褪色。

《中药饮片在供应链管理中的编码与表示》编制说明

一、任务来源及工作概况

根据《深圳经济特区中医药条例》配套要求，结合贯彻落实深圳市《关于全面加快经济发展方式转变的实施意见》的实施方案，为促进中医药数字化、信息化、标准化、规范化，推动医院数字化管理，确保人民用药安全有效，由深圳市卫生和人口计划生育委员会牵头制定了深圳市标准化指导性技术文件《中药饮片在供应链管理中的编码与表示》。该指导性技术文件由深圳市市场监督管理局于 2011 年批准立项，由深圳市卫生和人口计划生育委员会和深圳市标准技术研究院联合起草。

二、目的和意义

我国中药品种繁多，来源复杂，原有各学科、各行业的分类方法相互缺乏联系，使得教学、科研、临床之间难以融合和渗透，也使得中药的生产、加工、仓储、流通、使用等各个环节的管理无法有序衔接，从而在一定程度上阻碍着中药事业的发展。具有悠久历史的中药，其传统管理手段亟须进行改革，而随着现代科学技术的发展，尤其是信息网络的应用，使得实现中药管理的规范化、现代化成为可能。

中药饮片是密切联系中药材、中医临证方剂和中成药，承载关键质量信息，并充分体现中医学特色的中药载体，其质量的优劣直接影响中医药临床疗效的体现。要推进中药现代化的发展，中药饮片、药材及中成药必须齐头并进，尤其中药饮片行业应受到更多的重视，必须对优质中药饮片的生产技术进行系统研究，建立优质中药饮片的生产规范，实现中药饮片的产业化。

在保证中药饮片质量的实践方面，探索建立完善的中药饮片质量安全可追溯体系十分必要，要做到这一点，就应该完善"农户＋中药种植基地＋中药饮片生产＋中成药生产＋医院"的产业链，让饮片生产企业掌握道地药材种类、数量、种植面积、地理风貌、成分含量（包括微生物、农残、重金属）等第一手资料与信息，收集关联数据，创建和完善中药材档案，推进中药材源头追溯和流程跟踪，以中药饮片产业化为核心，扩大中药材规模化种植面积，培育、种植优良中药材，指导药农正确使用肥料和农药等，将安全管理延伸到原料生产阶段。

目前坚持为中药材建档案，推进中药材源头追溯和流程跟踪进程，并在中药饮片产品标签信息码（生产批号）的开发、管理、使用、查询等方面下工夫的饮片企业还不多。国家应鼓励中药饮片企业以中药饮片产品标识管理为重点，花大力气狠抓产品安全、产品生产记录、包装标识（色标管理）和市场准入的全流程可追溯管理。如针对代表性产品，进行质量安全可追溯试点，并将试点成功经验作为实施中药饮片标准化的中药考核内容进行参照，积累建立行业可追溯制度的宝贵经验。

目前我国中药企业虽有千余家，但真正上规模且符合国际生产标准的企业并不多。国产中药难以从种植源头、生产加工等方面进行严格的质量监控，这也是我国中药无法抢占国际市场的一大原因。2004 年 4 月 30 日欧盟出台的《传统药品法案》，规定到 2011 年 4 月后，中药将受到严格的管理。面对国内外的严峻形势，我国中药制药出口企业也在积极寻找对应的策略，当前溯源方案是解决中药出口问题的较好对策和技术支持。

形成标准化指导性技术文件《中药饮片在供应链管理中的编码与表示》，有助于中药饮片供应链管理水平的提升，有助于中药饮片供应链可追溯系统的建立，保障消费者对中药饮片产品相关信息的知情权，确保消费者用药安全、有效。同时，本指导性技术文件的应用，将提高中药产品质量和竞争力，有助于我国中药饮片占领国际市场。

三、工作原则和技术依据

（一）工作原则

编制《中药饮片在供应链管理中的编码与表示》的工作原则是，根据《深圳经济特区中医药条例》有关规定和要求，以《中国药典》（一部）2010 年版和《广东省中药饮片炮制规范》（2011 年版）为依据，以各省、直辖市、自治区中药加工炮制规范为参考依据，结合贯彻落实深圳市《关于全面加快经济发展方式转变的实施意见》的实施方案，促进中医药数字化、标准化建设，推动医院和医药产业信息化、规范化管理，确保人民用药安全有效。本指导性技术文件严格按照《深圳市行政机关制定技术标准文件指导规则》等有关规定进行制定。深圳市卫生和人口计划生育委员会、深圳市市场监督管理局、深圳市人民政府法制办遵循上级药品标准和标准化有关法规和政策的要求，本着公正、公开、协调一致的原则，展开项目预研、标准起草、意见征求和申报评审。

（二）技术依据

1. 编写规则按照 GB/T 1.1—2009《标准化工作导则　第一部分：标准的结构和编写规则》的要求进行。

2. 以 GB 12904《商品条码　零售商品的编码与条码表示》、GB/T 15425《EAN·UCC 系统 128 条码》、GB/T 16986《商品条码　应用标识符》、GB/T 18127《商品条码　物流单元编码与条码表示》、GB/T 2260《中华人民共和国行政区划代码》、GB/Z 26337.1—2010《供应链管理　第 1 部分：综述与基本原理》、SZJG 38.1—2011《中药饮片与中药方剂编码规则　第 1 部分：中药饮片》、ISO/IEC 18000—6《信息技术——针对物品管理的射频识别（RFID）第 6 部分：针对频率为 860~930MHz 无接触通信空气接口参数》等为依据，又考虑中药饮片产品的药品属性和深圳市的地区特殊性制定标准，保证编码的唯一性、兼容性和稳定性。

四、标准的制定过程

（一）前期准备

2011 年 2 月，深圳市卫生和人口计划生育委员会与深圳市标准技术研究院开展了对本指导性技术文件的前期研究工作，探讨本指导性技术文件立项目的和结构要点，为本指导性技术文件的起草打下了很好的基础。

（二）标准立项

2011 年 3 月，深圳市卫生和人口计划生育委员会把本指导性技术文件的名称确定为《中药饮片在供应链管理中的编码与表示》，并根据项目的需要，深圳市卫生和人口计划生育委员会与深圳市标准技术研究院成立了联合起草小组，共同讨论并确定了主要关键技术和技术路线。2011 年 3 月底，深圳市卫生和人口计划生育委员会完成了深圳市标准化指导性技术文件《中药饮片在供应链管理中的编码与表示》的立项书填写和申报工作。2011 年 5 月，深圳市市场监督管理局正式批准该标准立项。

（三）确定标准编制的原则

起草组在充分研究了中药的特殊情况和发展趋势基础上，在比较准确和充分地掌握有关信息后，确定了本标准的修订原则：即一方面既要保证标准的"科学性"、"前瞻性"和"先进性"，同时也要结合中药饮片编码的"唯一性"、"兼容性"和"稳定性"，考虑所制定出的指导性技术文件在深圳市的"适用性"和"通用性"。

（四）提出标准草案

2011年6月，按照标准制定原则，在进行文献调研的基础上，征集了相关行业专家的意见，《中药饮片在供应链管理中的编码与表示》起草组提出标准草案（工作组讨论稿）。

（五）工作组召开讨论会

2011年7月至8月，工作组先后召开6次讨论会，讨论会由来自市卫生和人口计划生育委员会、市标准院、市人民医院等单位一线专家组成。专家小组对标准起草小组提供的标准草案逐条、逐字进行了讨论，几经修改，充分交换了意见。起草小组对暂时无法形成统一意见的问题进行了详细的记录，以便下一步调研中征求医院和药品生产企业的意见。

（六）调研

2011年8月上旬，工作组先后赴市人民医院、北大医院、市中医院、友和公司等单位调研，并在调研基础上进一步修改、完善标准文本。

（七）意见征集

2011年8月中旬，工作组在反复讨论、交换意见的基础上，形成深圳市标准化指导性技术文件征求意见稿，向社会公开征求意见。

五、标准的主要内容

本指导性技术文件以 GB 12904《商品条码　零售商品的编码与条码表示》、GB/T 15425《EAN·UCC 系统 128 条码》、GB/T 16986《商品条码　应用标识符》、GB/T 18127《商品条码　物流单元编码与条码表示》、GB/Z 26337.1—2010《供应链管理　第1部分：综述与基本原理》、SZJG 38.1—2011《中药饮片与中药方剂编码规则　第1部分：中药饮片》和 ISO/IEC 18000—6《信息技术——针对物品管理的射频识别（RFID）　第6部分：针对频率为 860～930MHz 无接触通信空气接口参数》为依据，给出了适合深圳市中药饮片的编码规则、表示方法和技术要求。

（一）关于标准的适用范围

本标准适用于中药饮片供应链管理流程中的信息处理和信息交换。

（二）关于标准的属性

本标准为指导性技术文件。

（三）有关条款的说明

1. 术语和定义

明确了供应链和供应链管理的定义。

2. 编码原则

中药饮片编码符合唯一性、兼容性、稳定性的原则。

3. 信息编码

（1）中药饮片零售产品

中药饮片零售产品的编码以 GB 12904 为原则，编码格式采用零售环节通用的13位编码结构。

（2）系列号

在供应链环节物品编码的规则中规定需要在编码前加入应用标识符（AI），以 GB/T 16986 为原则利用使用较为灵活的系列号涵盖中药饮片编码中特殊的部分，以中药饮片代码、产地代码、中药饮片计量单位信息代码和中药饮片等级代码组成14位4层结构的系列号。1至4位利用 SZJG 38.1—2011 中饮片编码表的序列号代表饮片代码，5至10位为产地代码，11至12位为饮片计量单位信息代码，13至14位为中药饮片等级代码。编码规则详见标准。

中国产地编码参见 GB/T 2260 中华人民共和国行政区划代码，详见附录 A。

国外产地编码参见 GB/T 2659 世界各国和地区名称代码中阿拉伯数字代码，评见附录 B。

（3）批号

作为供应链应用中比较重要的编码，单独提出在标准中叙述，内容参考了 GB/T 16986。

（4）生产日期

作为供应链应用中比较重要的编码，单独提出在标准中叙述，内容参考了 GB/T 16986。

（5）物流单元内贸易项目数量

作为供应链应用中比较重要的编码，单独提出在标准中叙述，内容参考了 GB/T 16986。

4. 信息标识的表示

（1）条码表示

①零售贸易项目的条码表示

中药饮片贸易项目为通过销售点的贸易项目时，建议采用 EAN/UPC 码制进行条码表示。技术要求见 GB 12904。对于中药饮片来说，零售贸易项目主要是通过药房、药店、诊所、医院等渠道直接销售给消费者的项目。

②非零售贸易项目的条码表示

中药饮片贸易项目为不通过销售点的贸易项目，建议采用 UCC/EAN—128、ITF—14、EAN/UPC 条码。例如药品生产企业、经销商等批次贸易或者不通过销售点的序列化贸易项目采用此类条码表示方法。技术要求见 GB/T 15425，应用标识符参照 GB/T 16986。

③物流单元条码表示

物流单元条码建议采用 UCC/EAN—128 条码表示，技术要求见 GB/T 18127。

（2）射频识别表示

规定了射频识别的技术要求，标签工作频率要符合国家相关规定，通讯协议符合 ISO/IEC 18000—6 的规定。同时还规定了封装材料的要求。

（四）贯彻标准的要求和措施建议

标准宣传贯彻的目的在于使中药饮片供应链中的管理人员及相关保障人员能更好地学习、理解、运用《中药饮片在供应链管理中的编码与表示》。

标准宣传贯彻会宜由深圳市卫生和人口计划生育委员会、高校、医疗机构等组织和举办，可采用专家讲座、交流答疑、发放宣传材料等方式。材料应包括《中药饮片在供应链管理中的编码与表示》正文和带图、文的宣传材料等。

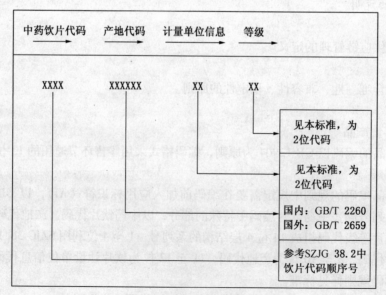

图1　系列号编码结构图

六、应用举例

在供应链环节物品编码的规则中规定，需要在编码前加入应用标识符（AI），以 GB/T 16986 为原则，利用使用较为灵活的系列号涵盖中药饮片编码中特殊的部分，以中药饮片代码、产地代码、中药饮片计量单位信息代码和中药饮片等级代码组成 14 位 4 层结构的系列号。1 至 4 位利用 SZJG 38.1—2011 中饮片编码表的序列号代表饮片代码，5 至 10 位为产地代码，11 至 12 位为饮片计量单位信息代码，13 至 14 位为中药饮片等级代码。编码规则详见标准。系列号编码结构图如图 1 所示。

例如：西红花 13 位零售条码如图 2 所示。

商品详细信息

商品条码

6 947074 155561

产品名称	西红花
产品名称（英文）	xihonghua
UNSPSC 分类	51212009（药物及其制剂＞＞其他类药物＞＞草药＞＞皂草素）
品牌名称	杭州桐君堂
规格	8 克
宽度	25 厘米
高度	12 厘米
深度	10 厘米
原产国	中国
装配国	中国
二级品牌	杭州桐君堂
建议零售价	18.00 人民币

图 2　零售条码示例

西红花对应的 SZJG 38.1—2011 的序列号为 1012，杭州的产地代码为 330100，克的最小计量单位代码为 01，若此中药饮片等级为统片，则代码为 01，则根据标准编码规则组成的系列号为 10123301000101。

再如某中药饮片生产企业（国家物品编码中心赋予制造厂商代码为 6901234，商品条码注册流程详见附录 C），生产的陈皮有道地精选陈皮（产地为广东新会）、陈皮统货（产地为江西樟树）两种等级，包装规格分别有 3 克和 10 克，以此四种产品为例，说明中药饮片在供应链管理中的编码表示与应用。

（一）零售贸易项目条码表示

零售贸易项目主要是通过药房、药店、诊所、医院等渠道直接销售给消费者的项目。该四种产品的零售产品条码见表 1。

表 1　四种陈皮产品的零售产品条码

产品	厂商代码	由企业自行分配的产品系列号	校验码	零售产品条码
道地精选陈皮（3 克小包装）	6901234	00030	6	6901234000306
道地精选陈皮（10 克小包装）	6901234	00031	3	6901234000313

续表

产品	厂商代码	由企业自行分配的产品系列号	校验码	零售产品条码
陈皮统货（3克小包装）	6901234	00032	0	6901234000320
陈皮统货（10克小包装）	6901234	00033	7	6901234000337

（二）非零售贸易项目条码表示

非零售贸易项目为不通过销售点的贸易项目，例如药品生产企业、经销商等批次贸易或者不通过销售点的序列化贸易项目。如某药品经销商从某企业采购一批2011年9月1日生产的批次为20110901的道地精选陈皮（10克小包装）5千克，其非零售贸易项目的条码为：

(01) 6901234000313 (21) 0432 440705　02　　03 (10) 20110901 (11) 110901 (37) 005
　　　　　　　　　　　　(1)　(2)　(3)　(4)

其中（01）、（21）、（10）、（11）、（37）分别为应用标识符，分别对应的含义及代码含义为：

（01）为产品应用标识符，6901234000313表示为该企业道地精选陈皮（10克小包装）的产品代码；

（21）为系列号应用标识符，是分配给一个实体永久性的系列代码，由四层组成，其中第1层0432表示为陈皮饮片，440705表示产地为广东省新会区，02表示计量单位为千克，03表示该饮片的等级为道地选片；

（10）为生产批号应用标识符，20110901表示该商品的生产批号为20110901；

（11）为生产日期应用标识符，110901表示该商品的生产日期为2011年9月1日；

（37）为物流单元内贸易项目数量应用标识符，005表示该批商品的贸易项目数量为5（千克）。

（三）物流单元条码表示

物流单元为主要用于运输、仓储、配送、口岸监管建立的包装单元，技术要求见GB/T 18127，建议采用UCC/EAN—128条码，该条码是一种连续型、非定长条码，能更多地标识贸易单元中需表示的信息，如产品批号、数量、规格、生产日期、有效期、交货地等。

七、起草单位和工作组组成

归口单位：本标准由深圳市卫生和人口计划生育委员会提出并归口。

负责起草单位：深圳市卫生和人口计划生育委员会、深圳市标准技术研究院、深圳市罗湖区中医院、深圳市中医院、江西中医学院、深圳市人民医院、北京大学深圳医院、深圳市友和医药有限公司。

主要起草人：廖利平、张敖、翁思妹、易炳学、曾长龙、周国莉、袁劲松、原文鹏、张丽芬、张尚斌、赵洋、曾淑君、裴晓东、张若晗。

附 录 A
中华人民共和国行政区划代码
（GB/T 2260—2002）

110000 北京市	130101 市辖区	130300 秦皇岛市	130527 南和县
110100 市辖区	130102 长安区	130301 市辖区	130528 宁晋县
110101 东城区	130103 桥东区	130302 海港区	130529 巨鹿县
110102 西城区	130104 桥西区	130303 山海关区	130530 新河县
110105 朝阳区	130105 新华区	130304 北戴河区	130531 广宗县
110106 丰台区	130107 井陉矿区	130321 青龙满族自治县	130532 平乡县
110107 石景山区	130108 裕华区	130322 昌黎县	130533 威县
110108 海淀区	130121 井陉县	130323 抚宁县	130534 清河县
110109 门头沟区	130123 正定县	130324 卢龙县	130535 临西县
110111 房山区	130124 栾城县	130400 邯郸市	130581 南宫市
110112 通州区	130125 行唐县	130401 市辖区	130582 沙河市
110113 顺义区	130126 灵寿县	130402 邯山区	130600 保定市
110114 昌平区	130127 高邑县	130403 丛台区	130601 市辖区
110115 大兴区	130128 深泽县	130404 复兴区	130602 新市区
110116 怀柔区	130129 赞皇县	130406 峰峰矿区	130603 北市区
110117 平谷区	130130 无极县	130421 邯郸县	130604 南市区
110200 县	130131 平山县	130423 临漳县	130621 满城县
110228 密云县	130132 元氏县	130424 成安县	130622 清苑县
110229 延庆县	130133 赵县	130425 大名县	130623 涞水县
120000 天津市	130181 辛集市	130426 涉县	130624 阜平县
120100 市辖区	130182 藁城市	130427 磁县	130625 徐水县
120101 和平区	130183 晋州市	130428 肥乡县	130626 定兴县
120102 河东区	130184 新乐市	130429 永年县	130627 唐县
120103 河西区	130185 鹿泉市	130430 邱县	130628 高阳县
120104 南开区	130200 唐山市	130431 鸡泽县	130629 容城县
120105 河北区	130201 市辖区	130432 广平县	130630 涞源县
120106 红桥区	130202 路南区	130433 馆陶县	130631 望都县
120110 东丽区	130203 路北区	130434 魏县	130632 安新县
120111 西青区	130204 古冶区	130435 曲周县	130633 易县
120112 津南区	130205 开平区	130481 武安市	130634 曲阳县
120113 北辰区	130207 丰南区	130500 邢台市	130635 蠡县
120114 武清区	130208 丰润区	130501 市辖区	130636 顺平县
120115 宝坻区	130223 滦县	130502 桥东区	130637 博野县
120116 滨海新区	130224 滦南县	130503 桥西区	130638 雄县
120200 县	130225 乐亭县	130521 邢台县	130681 涿州市
120221 宁河县	130227 迁西县	130522 临城县	130682 定州市
120223 静海县	130229 玉田县	130523 内丘县	130683 安国市
120225 蓟县	130230 唐海县	130524 柏乡县	130684 高碑店市
130000 河北省	130281 遵化市	130525 隆尧县	130700 张家口市
130100 石家庄市	130283 迁安市	130526 任县	130701 市辖区

130702	桥东区	130983	黄骅市	140222	天镇县	140721	榆社县
130703	桥西区	130984	河间市	140223	广灵县	140722	左权县
130705	宣化区	131000	廊坊市	140224	灵丘县	140723	和顺县
130706	下花园区	131001	市辖区	140225	浑源县	140724	昔阳县
130721	宣化县	131002	安次区	140226	左云县	140725	寿阳县
130722	张北县	131003	广阳区	140227	大同县	140726	太谷县
130723	康保县	131022	固安县	140300	阳泉市	140727	祁县
130724	沽源县	131023	永清县	140301	市辖区	140728	平遥县
130725	尚义县	131024	香河县	140302	城区	140729	灵石县
130726	蔚县	131025	大城县	140303	矿区	140781	介休市
130727	阳原县	131026	文安县	140311	郊区	140800	运城市
130728	怀安县	131028	大厂回族自治县	140321	平定县	140801	市辖区
130729	万全县	131081	霸州市	140322	盂县	140802	盐湖区
130730	怀来县	131082	三河市	140400	长治市	140821	临猗县
130731	涿鹿县	131100	衡水市	140401	市辖区	140822	万荣县
130732	赤城县	131101	市辖区	140402	城区	140823	闻喜县
130733	崇礼县	131102	桃城区	140411	郊区	140824	稷山县
130800	承德市	131121	枣强县	140421	长治县	140825	新绛县
130801	市辖区	131122	武邑县	140423	襄垣县	140826	绛县
130802	双桥区	131123	武强县	140424	屯留县	140827	垣曲县
130803	双滦区	131124	饶阳县	140425	平顺县	140828	夏县
130804	鹰手营子矿区	131125	安平县	140426	黎城县	140829	平陆县
130821	承德县	131126	故城县	140427	壶关县	140830	芮城县
130822	兴隆县	131127	景县	140428	长子县	140881	永济市
130823	平泉县	131128	阜城县	140429	武乡县	140882	河津市
130824	滦平县	131181	冀州市	140430	沁县	140900	忻州市
130825	隆化县	131182	深州市	140431	沁源县	140901	市辖区
130826	丰宁满族自治县	140000	山西省	140481	潞城市	140902	忻府区
130827	宽城满族自治县	140100	太原市	140500	晋城市	140921	定襄县
130828	围场满族蒙古族自治县	140101	市辖区	140501	市辖区	140922	五台县
		140105	小店区	140502	城区	140923	代县
130900	沧州市	140106	迎泽区	140521	沁水县	140924	繁峙县
130901	市辖区	140107	杏花岭区	140522	阳城县	140925	宁武县
130902	新华区	140108	尖草坪区	140524	陵川县	140926	静乐县
130903	运河区	140109	万柏林区	140525	泽州县	140927	神池县
130921	沧县	140110	晋源区	140581	高平市	140928	五寨县
130922	青县	140121	清徐县	140600	朔州市	140929	岢岚县
130923	东光县	140122	阳曲县	140601	市辖区	140930	河曲县
130924	海兴县	140123	娄烦县	140602	朔城区	140931	保德县
130925	盐山县	140181	古交市	140603	平鲁区	140932	偏关县
130926	肃宁县	140200	大同市	140621	山阴县	140981	原平市
130927	南皮县	140201	市辖区	140622	应县	141000	临汾市
130928	吴桥县	140202	城区	140623	右玉县	141001	市辖区
130929	献县	140203	矿区	140624	怀仁县	141002	尧都区
130930	孟村回族自治县	140211	南郊区	140700	晋中市	141021	曲沃县
130981	泊头市	140212	新荣区	140701	市辖区	141022	翼城县
130982	任丘市	140221	阳高县	140702	榆次区	141023	襄汾县

141024	洪洞县	150207	九原区	150721	阿荣旗	152524	苏尼特右旗
141025	古县	150221	土默特右旗	150722	莫力达瓦达斡尔族	152525	东乌珠穆沁旗
141026	安泽县	150222	固阳县		自治旗	152526	西乌珠穆沁旗
141027	浮山县	150223	达尔罕茂明安联合	150723	鄂伦春自治旗	152527	太仆寺旗
141028	吉县		旗	150724	鄂温克族自治旗	152528	镶黄旗
141029	乡宁县	150300	乌海市	150725	陈巴尔虎旗	152529	正镶白旗
141030	大宁县	150301	市辖区	150726	新巴尔虎左旗	152530	正蓝旗
141031	隰县	150302	海勃湾区	150727	新巴尔虎右旗	152531	多伦县
141032	永和县	150303	海南区	150781	满洲里市	152900	阿拉善盟
141033	蒲县	150304	乌达区	150782	牙克石市	152921	阿拉善左旗
141034	汾西县	150400	赤峰市	150783	扎兰屯市	152922	阿拉善右旗
141081	侯马市	150401	市辖区	150784	额尔古纳市	152923	额济纳旗
141082	霍州市	150402	红山区	150785	根河市	210000	辽宁省
141100	吕梁市	150403	元宝山区	150800	巴彦淖尔市	210100	沈阳市
141101	市辖区	150404	松山区	150801	市辖区	210101	市辖区
141102	离石区	150421	阿鲁科尔沁旗	150802	临河区	210102	和平区
141121	文水县	150422	巴林左旗	150821	五原县	210103	沈河区
141122	交城县	150423	巴林右旗	150822	磴口县	210104	大东区
141123	兴县	150424	林西县	150823	乌拉特前旗	210105	皇姑区
141124	临县	150425	克什克腾旗	150824	乌拉特中旗	210106	铁西区
141125	柳林县	150426	翁牛特旗	150825	乌拉特后旗	210111	苏家屯区
141126	石楼县	150428	喀喇沁旗	150826	杭锦后旗	210112	东陵区
141127	岚县	150429	宁城县	150900	乌兰察布市	210113	沈北新区
141128	方山县	150430	敖汉旗	150901	市辖区	210114	于洪区
141129	中阳县	150500	通辽市	150902	集宁区	210122	辽中县
141130	交口县	150501	市辖区	150921	卓资县	210123	康平县
141181	孝义市	150502	科尔沁区	150922	化德县	210124	法库县
141182	汾阳市	150521	科尔沁左翼中旗	150923	商都县	210181	新民市
150000	内蒙古自治区	150522	科尔沁左翼后旗	150924	兴和县	210200	大连市
150100	呼和浩特市	150523	开鲁县	150925	凉城县	210201	市辖区
150101	市辖区	150524	库伦旗	150926	察哈尔右翼前旗	210202	中山区
150102	新城区	150525	奈曼旗	150927	察哈尔右翼中旗	210203	西岗区
150103	回民区	150526	扎鲁特旗	150928	察哈尔右翼后旗	210204	沙河口区
150104	玉泉区	150581	霍林郭勒市	150929	四子王旗	210211	甘井子区
150105	赛罕区	150600	鄂尔多斯市	150981	丰镇市	210212	旅顺口区
150121	土默特左旗	150601	市辖区	152200	兴安盟	210213	金州区
150122	托克托县	150602	东胜区	152201	乌兰浩特市	210224	长海县
150123	和林格尔县	150621	达拉特旗	152202	阿尔山市	210281	瓦房店市
150124	清水河县	150622	准格尔旗	152221	科尔沁右翼前旗	210282	普兰店市
150125	武川县	150623	鄂托克前旗	152222	科尔沁右翼中旗	210283	庄河市
150200	包头市	150624	鄂托克旗	152223	扎赉特旗	210300	鞍山市
150201	市辖区	150625	杭锦旗	152224	突泉县	210301	市辖区
150202	东河区	150626	乌审旗	152500	锡林郭勒盟	210302	铁东区
150203	昆都仑区	150627	伊金霍洛旗	152501	二连浩特市	210303	铁西区
150204	青山区	150700	呼伦贝尔市	152502	锡林浩特市	210304	立山区
150205	石拐区	150701	市辖区	152522	阿巴嘎旗	210311	千山区
150206	白云鄂博矿区	150702	海拉尔区	152523	苏尼特左旗	210321	台安县

210323	岫岩满族自治县	210903	新邱区	211481	兴城市	220582	集安市
210381	海城市	210904	太平区	220000	吉林省	220600	白山市
210400	抚顺市	210905	清河门区	220100	长春市	220601	市辖区
210401	市辖区	210911	细河区	220101	市辖区	220602	八道江区
210402	新抚区	210921	阜新蒙古族自治县	220102	南关区	220605	江源区
210403	东洲区	210922	彰武县	220103	宽城区	220621	抚松县
210404	望花区	211000	辽阳市	220104	朝阳区	220622	靖宇县
210411	顺城区	211001	市辖区	220105	二道区	220623	长白朝鲜族自治县
210421	抚顺县	211002	白塔区	220106	绿园区	220681	临江市
210422	新宾满族自治县	211003	文圣区	220112	双阳区	220700	松原市
210423	清原满族自治县	211004	宏伟区	220122	农安县	220701	市辖区
210500	本溪市	211005	弓长岭区	220181	九台市	220702	宁江区
210501	市辖区	211011	太子河区	220182	榆树市	220721	前郭尔罗斯蒙古族
210502	平山区	211021	辽阳县	220183	德惠市		自治县
210503	溪湖区	211081	灯塔市	220200	吉林市	220722	长岭县
210504	明山区	211100	盘锦市	220201	市辖区	220723	乾安县
210505	南芬区	211101	市辖区	220202	昌邑区	220724	扶余县
210521	本溪满族自治县	211102	双台子区	220203	龙潭区	220800	白城市
210522	桓仁满族自治县	211103	兴隆台区	220204	船营区	220801	市辖区
210600	丹东市	211121	大洼县	220211	丰满区	220802	洮北区
210601	市辖区	211122	盘山县	220221	永吉县	220821	镇赉县
210602	元宝区	211200	铁岭市	220281	蛟河市	220822	通榆县
210603	振兴区	211201	市辖区	220282	桦甸市	220881	洮南市
210604	振安区	211202	银州区	220283	舒兰市	220882	大安市
210624	宽甸满族自治县	211204	清河区	220284	磐石市	222400	延边朝鲜族自治州
210681	东港市	211221	铁岭县	220300	四平市	222401	延吉市
210682	凤城市	211223	西丰县	220301	市辖区	222402	图们市
210700	锦州市	211224	昌图县	220302	铁西区	222403	敦化市
210701	市辖区	211281	调兵山市	220303	铁东区	222404	珲春市
210702	古塔区	211282	开原市	220322	梨树县	222405	龙井市
210703	凌河区	211300	朝阳市	220323	伊通满族自治县	222406	和龙市
210711	太和区	211301	市辖区	220381	公主岭市	222424	汪清县
210726	黑山县	211302	双塔区	220382	双辽市	222426	安图县
210727	义县	211303	龙城区	220400	辽源市	230000	黑龙江省
210781	凌海市	211321	朝阳县	220401	市辖区	230100	哈尔滨市
210782	北镇市	211322	建平县	220402	龙山区	230101	市辖区
210800	营口市	211324	喀喇沁左翼蒙古族	220403	西安区	230102	道里区
210801	市辖区		自治县	220421	东丰县	230103	南岗区
210802	站前区	211381	北票市	220422	东辽县	230104	道外区
210803	西市区	211382	凌源市	220500	通化市	230108	平房区
210804	鲅鱼圈区	211400	葫芦岛市	220501	市辖区	230109	松北区
210811	老边区	211401	市辖区	220502	东昌区	230110	香坊区
210881	盖州市	211402	连山区	220503	二道江区	230111	呼兰区
210882	大石桥市	211403	龙港区	220521	通化县	230112	阿城区
210900	阜新市	211404	南票区	220523	辉南县	230123	依兰县
210901	市辖区	211421	绥中县	220524	柳河县	230124	方正县
210902	海州区	211422	建昌县	220581	梅河口市	230125	宾县

230126	巴彦县	230501	市辖区	230826	桦川县	232704	呼中区
230127	木兰县	230502	尖山区	230828	汤原县	232721	呼玛县
230128	通河县	230503	岭东区	230833	抚远县	232722	塔河县
230129	延寿县	230505	四方台区	230881	同江市	232723	漠河县
230182	双城市	230506	宝山区	230882	富锦市	310000	上海市
230183	尚志市	230521	集贤县	230900	七台河市	310100	市辖区
230184	五常市	230522	友谊县	230901	市辖区	310101	黄浦区
230200	齐齐哈尔市	230523	宝清县	230902	新兴区	310103	卢湾区
230201	市辖区	230524	饶河县	230903	桃山区	310104	徐汇区
230202	龙沙区	230600	大庆市	230904	茄子河区	310105	长宁区
230203	建华区	230601	市辖区	230921	勃利县	310106	静安区
230204	铁锋区	230602	萨尔图区	231000	牡丹江市	310107	普陀区
230205	昂昂溪区	230603	龙凤区	231001	市辖区	310108	闸北区
230206	富拉尔基区	230604	让胡路区	231002	东安区	310109	虹口区
230207	碾子山区	230605	红岗区	231003	阳明区	310110	杨浦区
230208	梅里斯达斡尔族区	230606	大同区	231004	爱民区	310112	闵行区
230221	龙江县	230621	肇州县	231005	西安区	310113	宝山区
230223	依安县	230622	肇源县	231024	东宁县	310114	嘉定区
230224	泰来县	230623	林甸县	231025	林口县	310115	浦东新区
230225	甘南县	230624	杜尔伯特蒙古族自	231081	绥芬河市	310116	金山区
230227	富裕县		治县	231083	海林市	310117	松江区
230229	克山县	230700	伊春市	231084	宁安市	310118	青浦区
230230	克东县	230701	市辖区	231085	穆棱市	310120	奉贤区
230231	拜泉县	230702	伊春区	231100	黑河市	310200	县
230281	讷河市	230703	南岔区	231101	市辖区	310230	崇明县
230300	鸡西市	230704	友好区	231102	爱辉区	320000	江苏省
230301	市辖区	230705	西林区	231121	嫩江县	320100	南京市
230302	鸡冠区	230706	翠峦区	231123	逊克县	320101	市辖区
230303	恒山区	230707	新青区	231124	孙吴县	320102	玄武区
230304	滴道区	230708	美溪区	231181	北安市	320103	白下区
230305	梨树区	230709	金山屯区	231182	五大连池市	320104	秦淮区
230306	城子河区	230710	五营区	231200	绥化市	320105	建邺区
230307	麻山区	230711	乌马河区	231201	市辖区	320106	鼓楼区
230321	鸡东县	230712	汤旺河区	231202	北林区	320107	下关区
230381	虎林市	230713	带岭区	231221	望奎县	320111	浦口区
230382	密山市	230714	乌伊岭区	231222	兰西县	320113	栖霞区
230400	鹤岗市	230715	红星区	231223	青冈县	320114	雨花台区
230401	市辖区	230716	上甘岭区	231224	庆安县	320115	江宁区
230402	向阳区	230722	嘉荫县	231225	明水县	320116	六合区
230403	工农区	230781	铁力市	231226	绥棱县	320124	溧水县
230404	南山区	230800	佳木斯市	231281	安达市	320125	高淳县
230405	兴安区	230801	市辖区	231282	肇东市	320200	无锡市
230406	东山区	230803	向阳区	231283	海伦市	320201	市辖区
230407	兴山区	230804	前进区	232700	大兴安岭地区	320202	崇安区
230421	萝北县	230805	东风区	232701	加格达奇区	320203	南长区
230422	绥滨县	230811	郊区	232702	松岭区	320204	北塘区
230500	双鸭山市	230822	桦南县	232703	新林区	320205	锡山区

320206	惠山区	320684	海门市	321183	句容市	330302	鹿城区
320211	滨湖区	320700	连云港市	321200	泰州市	330303	龙湾区
320281	江阴市	320701	市辖区	321201	市辖区	330304	瓯海区
320282	宜兴市	320703	连云区	321202	海陵区	330322	洞头县
320300	徐州市	320705	新浦区	321203	高港区	330324	永嘉县
320301	市辖区	320706	海州区	321281	兴化市	330326	平阳县
320302	鼓楼区	320721	赣榆县	321282	靖江市	330327	苍南县
320303	云龙区	320722	东海县	321283	泰兴市	330328	文成县
320305	贾汪区	320723	灌云县	321284	姜堰市	330329	泰顺县
320311	泉山区	320724	灌南县	321300	宿迁市	330381	瑞安市
320312	铜山区	320800	淮安市	321301	市辖区	330382	乐清市
320321	丰县	320801	市辖区	321302	宿城区	330400	嘉兴市
320322	沛县	320802	清河区	321311	宿豫区	330401	市辖区
320324	睢宁县	320803	楚州区	321322	沭阳县	330402	南湖区
320381	新沂市	320804	淮阴区	321323	泗阳县	330411	秀洲区
320382	邳州市	320811	清浦区	321324	泗洪县	330421	嘉善县
320400	常州市	320826	涟水县	330000	浙江省	330424	海盐县
320401	市辖区	320829	洪泽县	330100	杭州市	330481	海宁市
320402	天宁区	320830	盱眙县	330101	市辖区	330482	平湖市
320404	钟楼区	320831	金湖县	330102	上城区	330483	桐乡市
320405	戚墅堰区	320900	盐城市	330103	下城区	330500	湖州市
320411	新北区	320901	市辖区	330104	江干区	330501	市辖区
320412	武进区	320902	亭湖区	330105	拱墅区	330502	吴兴区
320481	溧阳市	320903	盐都区	330106	西湖区	330503	南浔区
320482	金坛市	320921	响水县	330108	滨江区	330521	德清县
320500	苏州市	320922	滨海县	330109	萧山区	330522	长兴县
320501	市辖区	320923	阜宁县	330110	余杭区	330523	安吉县
320502	沧浪区	320924	射阳县	330122	桐庐县	330600	绍兴市
320503	平江区	320925	建湖县	330127	淳安县	330601	市辖区
320504	金阊区	320981	东台市	330182	建德市	330602	越城区
320505	虎丘区	320982	大丰市	330183	富阳市	330621	绍兴县
320506	吴中区	321000	扬州市	330185	临安市	330624	新昌县
320507	相城区	321001	市辖区	330200	宁波市	330681	诸暨市
320581	常熟市	321002	广陵区	330201	市辖区	330682	上虞市
320582	张家港市	321003	邗江区	330203	海曙区	330683	嵊州市
320583	昆山市	321011	维扬区	330204	江东区	330700	金华市
320584	吴江市	321023	宝应县	330205	江北区	330701	市辖区
320585	太仓市	321081	仪征市	330206	北仑区	330702	婺城区
320600	南通市	321084	高邮市	330211	镇海区	330703	金东区
320601	市辖区	321088	江都市	330212	鄞州区	330723	武义县
320602	崇川区	321100	镇江市	330225	象山县	330726	浦江县
320611	港闸区	321101	市辖区	330226	宁海县	330727	磐安县
320612	通州区	321102	京口区	330281	余姚市	330781	兰溪市
320621	海安县	321111	润州区	330282	慈溪市	330782	义乌市
320623	如东县	321112	丹徒区	330283	奉化市	330783	东阳市
320681	启东市	321181	丹阳市	330300	温州市	330784	永康市
320682	如皋市	321182	扬中市	330301	市辖区	330800	衢州市

330801	市辖区	340202	镜湖区	340822	怀宁县	341421	庐江县
330802	柯城区	340203	弋江区	340823	枞阳县	341422	无为县
330803	衢江区	340207	鸠江区	340824	潜山县	341423	含山县
330822	常山县	340208	三山区	340825	太湖县	341424	和县
330824	开化县	340221	芜湖县	340826	宿松县	341500	六安市
330825	龙游县	340222	繁昌县	340827	望江县	341501	市辖区
330881	江山市	340223	南陵县	340828	岳西县	341502	金安区
330900	舟山市	340300	蚌埠市	340881	桐城市	341503	裕安区
330901	市辖区	340301	市辖区	341000	黄山市	341521	寿县
330902	定海区	340302	龙子湖区	341001	市辖区	341522	霍邱县
330903	普陀区	340303	蚌山区	341002	屯溪区	341523	舒城县
330921	岱山县	340304	禹会区	341003	黄山区	341524	金寨县
330922	嵊泗县	340311	淮上区	341004	徽州区	341525	霍山县
331000	台州市	340321	怀远县	341021	歙县	341600	亳州市
331001	市辖区	340322	五河县	341022	休宁县	341601	市辖区
331002	椒江区	340323	固镇县	341023	黟县	341602	谯城区
331003	黄岩区	340400	淮南市	341024	祁门县	341621	涡阳县
331004	路桥区	340401	市辖区	341100	滁州市	341622	蒙城县
331021	玉环县	340402	大通区	341101	市辖区	341623	利辛县
331022	三门县	340403	田家庵区	341102	琅琊区	341700	池州市
331023	天台县	340404	谢家集区	341103	南谯区	341701	市辖区
331024	仙居县	340405	八公山区	341122	来安县	341702	贵池区
331081	温岭市	340406	潘集区	341124	全椒县	341721	东至县
331082	临海市	340421	凤台县	341125	定远县	341722	石台县
331100	丽水市	340500	马鞍山市	341126	凤阳县	341723	青阳县
331101	市辖区	340501	市辖区	341181	天长市	341800	宣城市
331102	莲都区	340502	金家庄区	341182	明光市	341801	市辖区
331121	青田县	340503	花山区	341200	阜阳市	341802	宣州区
331122	缙云县	340504	雨山区	341201	市辖区	341821	郎溪县
331123	遂昌县	340521	当涂县	341202	颍州区	341822	广德县
331124	松阳县	340600	淮北市	341203	颍东区	341823	泾县
331125	云和县	340601	市辖区	341204	颍泉区	341824	绩溪县
331126	庆元县	340602	杜集区	341221	临泉县	341825	旌德县
331127	景宁畲族自治县	340603	相山区	341222	太和县	341881	宁国市
331181	龙泉市	340604	烈山区	341225	阜南县	350000	福建省
340000	安徽省	340621	濉溪县	341226	颍上县	350100	福州市
340100	合肥市	340700	铜陵市	341282	界首市	350101	市辖区
340101	市辖区	340701	市辖区	341300	宿州市	350102	鼓楼区
340102	瑶海区	340702	铜官山区	341301	市辖区	350103	台江区
340103	庐阳区	340703	狮子山区	341302	埇桥区	350104	仓山区
340104	蜀山区	340711	郊区	341321	砀山县	350105	马尾区
340111	包河区	340721	铜陵县	341322	萧县	350111	晋安区
340121	长丰县	340800	安庆市	341323	灵璧县	350121	闽侯县
340122	肥东县	340801	市辖区	341324	泗县	350122	连江县
340123	肥西县	340802	迎江区	341400	巢湖市	350123	罗源县
340200	芜湖市	340803	大观区	341401	市辖区	350124	闽清县
340201	市辖区	340811	宜秀区	341402	居巢区	350125	永泰县

350128	平潭县	350601	市辖区	360102	东湖区	360701	市辖区
350181	福清市	350602	芗城区	360103	西湖区	360702	章贡区
350182	长乐市	350603	龙文区	360104	青云谱区	360721	赣县
350200	厦门市	350622	云霄县	360105	湾里区	360722	信丰县
350201	市辖区	350623	漳浦县	360111	青山湖区	360723	大余县
350203	思明区	350624	诏安县	360121	南昌县	360724	上犹县
350205	海沧区	350625	长泰县	360122	新建县	360725	崇义县
350206	湖里区	350626	东山县	360123	安义县	360726	安远县
350211	集美区	350627	南靖县	360124	进贤县	360727	龙南县
350212	同安区	350628	平和县	360200	景德镇市	360728	定南县
350213	翔安区	350629	华安县	360201	市辖区	360729	全南县
350300	莆田市	350681	龙海市	360202	昌江区	360730	宁都县
350301	市辖区	350700	南平市	360203	珠山区	360731	于都县
350302	城厢区	350701	市辖区	360222	浮梁县	360732	兴国县
350303	涵江区	350702	延平区	360281	乐平市	360733	会昌县
350304	荔城区	350721	顺昌县	360300	萍乡市	360734	寻乌县
350305	秀屿区	350722	浦城县	360301	市辖区	360735	石城县
350322	仙游县	350723	光泽县	360302	安源区	360781	瑞金市
350400	三明市	350724	松溪县	360313	湘东区	360782	南康市
350401	市辖区	350725	政和县	360321	莲花县	360800	吉安市
350402	梅列区	350781	邵武市	360322	上栗县	360801	市辖区
350403	三元区	350782	武夷山市	360323	芦溪县	360802	吉州区
350421	明溪县	350783	建瓯市	360400	九江市	360803	青原区
350423	清流县	350784	建阳市	360401	市辖区	360821	吉安县
350424	宁化县	350800	龙岩市	360402	庐山区	360822	吉水县
350425	大田县	350801	市辖区	360403	浔阳区	360823	峡江县
350426	尤溪县	350802	新罗区	360421	九江县	360824	新干县
350427	沙县	350821	长汀县	360423	武宁县	360825	永丰县
350428	将乐县	350822	永定县	360424	修水县	360826	泰和县
350429	泰宁县	350823	上杭县	360425	永修县	360827	遂川县
350430	建宁县	350824	武平县	360426	德安县	360828	万安县
350481	永安市	350825	连城县	360427	星子县	360829	安福县
350500	泉州市	350881	漳平市	360428	都昌县	360830	永新县
350501	市辖区	350900	宁德市	360429	湖口县	360881	井冈山市
350502	鲤城区	350901	市辖区	360430	彭泽县	360900	宜春市
350503	丰泽区	350902	蕉城区	360481	瑞昌市	360901	市辖区
350504	洛江区	350921	霞浦县	360482	共青城市	360902	袁州区
350505	泉港区	350922	古田县	360500	新余市	360921	奉新县
350521	惠安县	350923	屏南县	360501	市辖区	360922	万载县
350524	安溪县	350924	寿宁县	360502	渝水区	360923	上高县
350525	永春县	350925	周宁县	360521	分宜县	360924	宜丰县
350526	德化县	350926	柘荣县	360600	鹰潭市	360925	靖安县
350527	金门县	350981	福安市	360601	市辖区	360926	铜鼓县
350581	石狮市	350982	福鼎市	360602	月湖区	360981	丰城市
350582	晋江市	360000	江西省	360622	余江县	360982	樟树市
350583	南安市	360100	南昌市	360681	贵溪市	360983	高安市
350600	漳州市	360101	市辖区	360700	赣州市	361000	抚州市

361001	市辖区	370214	城阳区	370702	潍城区	371201	市辖区
361002	临川区	370281	胶州市	370703	寒亭区	371202	莱城区
361021	南城县	370282	即墨市	370704	坊子区	371203	钢城区
361022	黎川县	370283	平度市	370705	奎文区	371300	临沂市
361023	南丰县	370284	胶南市	370724	临朐县	371301	市辖区
361024	崇仁县	370285	莱西市	370725	昌乐县	371302	兰山区
361025	乐安县	370300	淄博市	370781	青州市	371311	罗庄区
361026	宜黄县	370301	市辖区	370782	诸城市	371312	河东区
361027	金溪县	370302	淄川区	370783	寿光市	371321	沂南县
361028	资溪县	370303	张店区	370784	安丘市	371322	郯城县
361029	东乡县	370304	博山区	370785	高密市	371323	沂水县
361030	广昌县	370305	临淄区	370786	昌邑市	371324	苍山县
361100	上饶市	370306	周村区	370800	济宁市	371325	费县
361101	市辖区	370321	桓台县	370801	市辖区	371326	平邑县
361102	信州区	370322	高青县	370802	市中区	371327	莒南县
361121	上饶县	370323	沂源县	370811	任城区	371328	蒙阴县
361122	广丰县	370400	枣庄市	370826	微山县	371329	临沭县
361123	玉山县	370401	市辖区	370827	鱼台县	371400	德州市
361124	铅山县	370402	市中区	370828	金乡县	371401	市辖区
361125	横峰县	370403	薛城区	370829	嘉祥县	371402	德城区
361126	弋阳县	370404	峄城区	370830	汶上县	371421	陵县
361127	余干县	370405	台儿庄区	370831	泗水县	371422	宁津县
361128	鄱阳县	370406	山亭区	370832	梁山县	371423	庆云县
361129	万年县	370481	滕州市	370881	曲阜市	371424	临邑县
361130	婺源县	370500	东营市	370882	兖州市	371425	齐河县
361181	德兴市	370501	市辖区	370883	邹城市	371426	平原县
370000	山东省	370502	东营区	370900	泰安市	371427	夏津县
370100	济南市	370503	河口区	370901	市辖区	371428	武城县
370101	市辖区	370521	垦利县	370902	泰山区	371481	乐陵市
370102	历下区	370522	利津县	370911	岱岳区	371482	禹城市
370103	市中区	370523	广饶县	370921	宁阳县	371500	聊城市
370104	槐荫区	370600	烟台市	370923	东平县	371501	市辖区
370105	天桥区	370601	市辖区	370982	新泰市	371502	东昌府区
370112	历城区	370602	芝罘区	370983	肥城市	371521	阳谷县
370113	长清区	370611	福山区	371000	威海市	371522	莘县
370124	平阴县	370612	牟平区	371001	市辖区	371523	茌平县
370125	济阳县	370613	莱山区	371002	环翠区	371524	东阿县
370126	商河县	370634	长岛县	371081	文登市	371525	冠县
370181	章丘市	370681	龙口市	371082	荣成市	371526	高唐县
370200	青岛市	370682	莱阳市	371083	乳山市	371581	临清市
370201	市辖区	370683	莱州市	371100	日照市	371600	滨州市
370202	市南区	370684	蓬莱市	371101	市辖区	371601	市辖区
370203	市北区	370685	招远市	371102	东港区	371602	滨城区
370205	四方区	370686	栖霞市	371103	岚山区	371621	惠民县
370211	黄岛区	370687	海阳市	371121	五莲县	371622	阳信县
370212	崂山区	370700	潍坊市	371122	莒县	371623	无棣县
370213	李沧区	370701	市辖区	371200	莱芜市	371624	沾化县

371625	博兴县	410311	洛龙区	410724	获嘉县	411224	卢氏县
371626	邹平县	410322	孟津县	410725	原阳县	411281	义马市
371700	菏泽市	410323	新安县	410726	延津县	411282	灵宝市
371701	市辖区	410324	栾川县	410727	封丘县	411300	南阳市
371702	牡丹区	410325	嵩县	410728	长垣县	411301	市辖区
371721	曹县	410326	汝阳县	410781	卫辉市	411302	宛城区
371722	单县	410327	宜阳县	410782	辉县市	411303	卧龙区
371723	成武县	410328	洛宁县	410800	焦作市	411321	南召县
371724	巨野县	410329	伊川县	410801	市辖区	411322	方城县
371725	郓城县	410381	偃师市	410802	解放区	411323	西峡县
371726	鄄城县	410400	平顶山市	410803	中站区	411324	镇平县
371727	定陶县	410401	市辖区	410804	马村区	411325	内乡县
371728	东明县	410402	新华区	410811	山阳区	411326	淅川县
410000	河南省	410403	卫东区	410821	修武县	411327	社旗县
410100	郑州市	410404	石龙区	410822	博爱县	411328	唐河县
410101	市辖区	410411	湛河区	410823	武陟县	411329	新野县
410102	中原区	410421	宝丰县	410825	温县	411330	桐柏县
410103	二七区	410422	叶县	410882	沁阳市	411381	邓州市
410104	管城回族区	410423	鲁山县	410883	孟州市	411400	商丘市
410105	金水区	410425	郏县	410900	濮阳市	411401	市辖区
410106	上街区	410481	舞钢市	410901	市辖区	411402	梁园区
410108	惠济区	410482	汝州市	410902	华龙区	411403	睢阳区
410122	中牟县	410500	安阳市	410922	清丰县	411421	民权县
410181	巩义市	410501	市辖区	410923	南乐县	411422	睢县
410182	荥阳市	410502	文峰区	410926	范县	411423	宁陵县
410183	新密市	410503	北关区	410927	台前县	411424	柘城县
410184	新郑市	410505	殷都区	410928	濮阳县	411425	虞城县
410185	登封市	410506	龙安区	411000	许昌市	411426	夏邑县
410200	开封市	410522	安阳县	411001	市辖区	411481	永城市
410201	市辖区	410523	汤阴县	411002	魏都区	411500	信阳市
410202	龙亭区	410526	滑县	411023	许昌县	411501	市辖区
410203	顺河回族区	410527	内黄县	411024	鄢陵县	411502	浉河区
410204	鼓楼区	410581	林州市	411025	襄城县	411503	平桥区
410205	禹王台区	410600	鹤壁市	411081	禹州市	411521	罗山县
410211	金明区	410601	市辖区	411082	长葛市	411522	光山县
410221	杞县	410602	鹤山区	411100	漯河市	411523	新县
410222	通许县	410603	山城区	411101	市辖区	411524	商城县
410223	尉氏县	410611	淇滨区	411102	源汇区	411525	固始县
410224	开封县	410621	浚县	411103	郾城区	411526	潢川县
410225	兰考县	410622	淇县	411104	召陵区	411527	淮滨县
410300	洛阳市	410700	新乡市	411121	舞阳县	411528	息县
410301	市辖区	410701	市辖区	411122	临颍县	411600	周口市
410302	老城区	410702	红旗区	411200	三门峡市	411601	市辖区
410303	西工区	410703	卫滨区	411201	市辖区	411602	川汇区
410304	瀍河回族区	410704	凤泉区	411202	湖滨区	411621	扶沟县
410305	涧西区	410711	牧野区	411221	渑池县	411622	西华县
410306	吉利区	410721	新乡县	411222	陕县	411623	商水县

411624	沈丘县	420302	茅箭区	420901	市辖区	422822	建始县
411625	郸城县	420303	张湾区	420902	孝南区	422823	巴东县
411626	淮阳县	420321	郧县	420921	孝昌县	422825	宣恩县
411627	太康县	420322	郧西县	420922	大悟县	422826	咸丰县
411628	鹿邑县	420323	竹山县	420923	云梦县	422827	来凤县
411681	项城市	420324	竹溪县	420981	应城市	422828	鹤峰县
411700	驻马店市	420325	房县	420982	安陆市	429000	省直辖县级行政区
411701	市辖区	420381	丹江口市	420984	汉川市		划
411702	驿城区	420500	宜昌市	421000	荆州市	429004	仙桃市
411721	西平县	420501	市辖区	421001	市辖区	429005	潜江市
411722	上蔡县	420502	西陵区	421002	沙市区	429006	天门市
411723	平舆县	420503	伍家岗区	421003	荆州区	429021	神农架林区
411724	正阳县	420504	点军区	421022	公安县	430000	湖南省
411725	确山县	420505	猇亭区	421023	监利县	430100	长沙市
411726	泌阳县	420506	夷陵区	421024	江陵县	430101	市辖区
411727	汝南县	420525	远安县	421081	石首市	430102	芙蓉区
411728	遂平县	420526	兴山县	421083	洪湖市	430103	天心区
411729	新蔡县	420527	秭归县	421087	松滋市	430104	岳麓区
419000	省直辖县级行政区	420528	长阳土家族自治县	421100	黄冈市	430105	开福区
	划	420529	五峰土家族自治县	421101	市辖区	430111	雨花区
419001	济源市	420581	宜都市	421102	黄州区	430121	长沙县
420000	湖北省	420582	当阳市	421121	团风县	430122	望城县
420100	武汉市	420583	枝江市	421122	红安县	430124	宁乡县
420101	市辖区	420600	襄樊市	421123	罗田县	430181	浏阳市
420102	江岸区	420601	市辖区	421124	英山县	430200	株洲市
420103	江汉区	420602	襄城区	421125	浠水县	430201	市辖区
420104	硚口区	420606	樊城区	421126	蕲春县	430202	荷塘区
420105	汉阳区	420607	襄阳区	421127	黄梅县	430203	芦淞区
420106	武昌区	420624	南漳县	421181	麻城市	430204	石峰区
420107	青山区	420625	谷城县	421182	武穴市	430211	天元区
420111	洪山区	420626	保康县	421200	咸宁市	430221	株洲县
420112	东西湖区	420682	老河口市	421201	市辖区	430223	攸县
420113	汉南区	420683	枣阳市	421202	咸安区	430224	茶陵县
420114	蔡甸区	420684	宜城市	421221	嘉鱼县	430225	炎陵县
420115	江夏区	420700	鄂州市	421222	通城县	430281	醴陵市
420116	黄陂区	420701	市辖区	421223	崇阳县	430300	湘潭市
420117	新洲区	420702	梁子湖区	421224	通山县	430301	市辖区
420200	黄石市	420703	华容区	421281	赤壁市	430302	雨湖区
420201	市辖区	420704	鄂城区	421300	随州市	430304	岳塘区
420202	黄石港区	420800	荆门市	421301	市辖区	430321	湘潭县
420203	西塞山区	420801	市辖区	421303	曾都区	430381	湘乡市
420204	下陆区	420802	东宝区	421321	随县	430382	韶山市
420205	铁山区	420804	掇刀区	421381	广水市	430400	衡阳市
420222	阳新县	420821	京山县	422800	恩施土家族苗族自	430401	市辖区
420281	大冶市	420822	沙洋县		治州	430405	珠晖区
420300	十堰市	420881	钟祥市	422801	恩施市	430406	雁峰区
420301	市辖区	420900	孝感市	422802	利川市	430407	石鼓区

430408	蒸湘区	430802	永定区	431227	新晃侗族自治县	440233	新丰县
430412	南岳区	430811	武陵源区	431228	芷江侗族自治县	440281	乐昌市
430421	衡阳县	430821	慈利县	431229	靖州苗族侗族自治	440282	南雄市
430422	衡南县	430822	桑植县		县	440300	深圳市
430423	衡山县	430900	益阳市	431230	通道侗族自治县	440301	市辖区
430424	衡东县	430901	市辖区	431281	洪江市	440303	罗湖区
430426	祁东县	430902	资阳区	431300	娄底市	440304	福田区
430481	耒阳市	430903	赫山区	431301	市辖区	440305	南山区
430482	常宁市	430921	南县	431302	娄星区	440306	宝安区
430500	邵阳市	430922	桃江县	431321	双峰县	440307	龙岗区
430501	市辖区	430923	安化县	431322	新化县	440308	盐田区
430502	双清区	430981	沅江市	431381	冷水江市	440400	珠海市
430503	大祥区	431000	郴州市	431382	涟源市	440401	市辖区
430511	北塔区	431001	市辖区	433100	湘西土家族苗族自	440402	香洲区
430521	邵东县	431002	北湖区		治州	440403	斗门区
430522	新邵县	431003	苏仙区	433101	吉首市	440404	金湾区
430523	邵阳县	431021	桂阳县	433122	泸溪县	440500	汕头市
430524	隆回县	431022	宜章县	433123	凤凰县	440501	市辖区
430525	洞口县	431023	永兴县	433124	花垣县	440507	龙湖区
430527	绥宁县	431024	嘉禾县	433125	保靖县	440511	金平区
430528	新宁县	431025	临武县	433126	古丈县	440512	濠江区
430529	城步苗族自治县	431026	汝城县	433127	永顺县	440513	潮阳区
430581	武冈市	431027	桂东县	433130	龙山县	440514	潮南区
430600	岳阳市	431028	安仁县	440000	广东省	440515	澄海区
430601	市辖区	431081	资兴市	440100	广州市	440523	南澳县
430602	岳阳楼区	431100	永州市	440101	市辖区	440600	佛山市
430603	云溪区	431101	市辖区	440103	荔湾区	440601	市辖区
430611	君山区	431102	零陵区	440104	越秀区	440604	禅城区
430621	岳阳县	431103	冷水滩区	440105	海珠区	440605	南海区
430623	华容县	431121	祁阳县	440106	天河区	440606	顺德区
430624	湘阴县	431122	东安县	440111	白云区	440607	三水区
430626	平江县	431123	双牌县	440112	黄埔区	440608	高明区
430681	汨罗市	431124	道县	440113	番禺区	440700	江门市
430682	临湘市	431125	江永县	440114	花都区	440701	市辖区
430700	常德市	431126	宁远县	440115	南沙区	440703	蓬江区
430701	市辖区	431127	蓝山县	440116	萝岗区	440704	江海区
430702	武陵区	431128	新田县	440183	增城市	440705	新会区
430703	鼎城区	431129	江华瑶族自治县	440184	从化市	440781	台山市
430721	安乡县	431200	怀化市	440200	韶关市	440783	开平市
430722	汉寿县	431201	市辖区	440201	市辖区	440784	鹤山市
430723	澧县	431202	鹤城区	440203	武江区	440785	恩平市
430724	临澧县	431221	中方县	440204	浈江区	440800	湛江市
430725	桃源县	431222	沅陵县	440205	曲江区	440801	市辖区
430726	石门县	431223	辰溪县	440222	始兴县	440802	赤坎区
430781	津市市	431224	溆浦县	440224	仁化县	440803	霞山区
430800	张家界市	431225	会同县	440229	翁源县	440804	坡头区
430801	市辖区	431226	麻阳苗族自治县	440232	乳源瑶族自治县	440811	麻章区

440823	遂溪县	441601	市辖区	450101	市辖区	450404	蝶山区
440825	徐闻县	441602	源城区	450102	兴宁区	450405	长洲区
440881	廉江市	441621	紫金县	450103	青秀区	450421	苍梧县
440882	雷州市	441622	龙川县	450105	江南区	450422	藤县
440883	吴川市	441623	连平县	450107	西乡塘区	450423	蒙山县
440900	茂名市	441624	和平县	450108	良庆区	450481	岑溪市
440901	市辖区	441625	东源县	450109	邕宁区	450500	北海市
440902	茂南区	441700	阳江市	450122	武鸣县	450501	市辖区
440903	茂港区	441701	市辖区	450123	隆安县	450502	海城区
440923	电白县	441702	江城区	450124	马山县	450503	银海区
440981	高州市	441721	阳西县	450125	上林县	450512	铁山港区
440982	化州市	441723	阳东县	450126	宾阳县	450521	合浦县
440983	信宜市	441781	阳春市	450127	横县	450600	防城港市
441200	肇庆市	441800	清远市	450200	柳州市	450601	市辖区
441201	市辖区	441801	市辖区	450201	市辖区	450602	港口区
441202	端州区	441802	清城区	450202	城中区	450603	防城区
441203	鼎湖区	441821	佛冈县	450203	鱼峰区	450621	上思县
441223	广宁县	441823	阳山县	450204	柳南区	450681	东兴市
441224	怀集县	441825	连山壮族瑶族自治县	450205	柳北区	450700	钦州市
441225	封开县			450221	柳江县	450701	市辖区
441226	德庆县	441826	连南瑶族自治县	450222	柳城县	450702	钦南区
441283	高要市	441827	清新县	450223	鹿寨县	450703	钦北区
441284	四会市	441881	英德市	450224	融安县	450721	灵山县
441300	惠州市	441882	连州市	450225	融水苗族自治县	450722	浦北县
441301	市辖区	441900	东莞市	450226	三江侗族自治县	450800	贵港市
441302	惠城区	442000	中山市	450300	桂林市	450801	市辖区
441303	惠阳区	445100	潮州市	450301	市辖区	450802	港北区
441322	博罗县	445101	市辖区	450302	秀峰区	450803	港南区
441323	惠东县	445102	湘桥区	450303	叠彩区	450804	覃塘区
441324	龙门县	445121	潮安县	450304	象山区	450821	平南县
441400	梅州市	445122	饶平县	450305	七星区	450881	桂平市
441401	市辖区	445200	揭阳市	450311	雁山区	450900	玉林市
441402	梅江区	445201	市辖区	450321	阳朔县	450901	市辖区
441421	梅县	445202	榕城区	450322	临桂县	450902	玉州区
441422	大埔县	445221	揭东县	450323	灵川县	450921	容县
441423	丰顺县	445222	揭西县	450324	全州县	450922	陆川县
441424	五华县	445224	惠来县	450325	兴安县	450923	博白县
441426	平远县	445281	普宁市	450326	永福县	450924	兴业县
441427	蕉岭县	445300	云浮市	450327	灌阳县	450981	北流市
441481	兴宁市	445301	市辖区	450328	龙胜各族自治县	451000	百色市
441500	汕尾市	445302	云城区	450329	资源县	451001	市辖区
441501	市辖区	445321	新兴县	450330	平乐县	451002	右江区
441502	城区	445322	郁南县	450331	荔蒲县	451021	田阳县
441521	海丰县	445323	云安县	450332	恭城瑶族自治县	451022	田东县
441523	陆河县	445381	罗定市	450400	梧州市	451023	平果县
441581	陆丰市	450000	广西壮族自治区	450401	市辖区	451024	德保县
441600	河源市	450100	南宁市	450403	万秀区	451025	靖西县

451026	那坡县	460106	龙华区	500117	合川区	510182	彭州市
451027	凌云县	460107	琼山区	500118	永川区	510183	邛崃市
451028	乐业县	460108	美兰区	500119	南川区	510184	崇州市
451029	田林县	460200	三亚市	500200	县	510300	自贡市
451030	西林县	460201	市辖区	500222	綦江县	510301	市辖区
451031	隆林各族自治县	469000	省直辖县级行政区	500223	潼南县	510302	自流井区
451100	贺州市		划	500224	铜梁县	510303	贡井区
451101	市辖区	469001	五指山市	500225	大足县	510304	大安区
451102	八步区	469002	琼海市	500226	荣昌县	510311	沿滩区
451119	平桂管理区	469003	儋州市	500227	璧山县	510321	荣县
451121	昭平县	469005	文昌市	500228	梁平县	510322	富顺县
451122	钟山县	469006	万宁市	500229	城口县	510400	攀枝花市
451123	富川瑶族自治县	469007	东方市	500230	丰都县	510401	市辖区
451200	河池市	469021	定安县	500231	垫江县	510402	东区
451201	市辖区	469022	屯昌县	500232	武隆县	510403	西区
451202	金城江区	469023	澄迈县	500233	忠县	510411	仁和区
451221	南丹县	469024	临高县	500234	开县	510421	米易县
451222	天峨县	469025	白沙黎族自治县	500235	云阳县	510422	盐边县
451223	凤山县	469026	昌江黎族自治县	500236	奉节县	510500	泸州市
451224	东兰县	469027	乐东黎族自治县	500237	巫山县	510501	市辖区
451225	罗城仫佬族自治县	469028	陵水黎族自治县	500238	巫溪县	510502	江阳区
451226	环江毛南族自治县	469029	保亭黎族苗族自治	500240	石柱土家族自治县	510503	纳溪区
451227	巴马瑶族自治县		县	500241	秀山土家族苗族自	510504	龙马潭区
451228	都安瑶族自治县	469030	琼中黎族苗族自治		治县	510521	泸县
451229	大化瑶族自治县		县	500242	酉阳土家族苗族自	510522	合江县
451281	宜州市	469031	西沙群岛		治县	510524	叙永县
451300	来宾市	469032	南沙群岛	500243	彭水苗族土家族自	510525	古蔺县
451301	市辖区	469033	中沙群岛的岛礁及		治县	510600	德阳市
451302	兴宾区		其海域	510000	四川省	510601	市辖区
451321	忻城县	500000	重庆市	510100	成都市	510603	旌阳区
451322	象州县	500100	市辖区	510101	市辖区	510623	中江县
451323	武宣县	500101	万州区	510104	锦江区	510626	罗江县
451324	金秀瑶族自治县	500102	涪陵区	510105	青羊区	510681	广汉市
451381	合山市	500103	渝中区	510106	金牛区	510682	什邡市
451400	崇左市	500104	大渡口区	510107	武侯区	510683	绵竹市
451401	市辖区	500105	江北区	510108	成华区	510700	绵阳市
451402	江洲区	500106	沙坪坝区	510112	龙泉驿区	510701	市辖区
451421	扶绥县	500107	九龙坡区	510113	青白江区	510703	涪城区
451422	宁明县	500108	南岸区	510114	新都区	510704	游仙区
451423	龙州县	500109	北碚区	510115	温江区	510722	三台县
451424	大新县	500110	万盛区	510121	金堂县	510723	盐亭县
451425	天等县	500111	双桥区	510122	双流县	510724	安县
451481	凭祥市	500112	渝北区	510124	郫县	510725	梓潼县
460000	海南省	500113	巴南区	510129	大邑县	510726	北川羌族自治县
460100	海口市	500114	黔江区	510131	蒲江县	510727	平武县
460101	市辖区	500115	长寿区	510132	新津县	510781	江油市
460105	秀英区	500116	江津区	510181	都江堰市	510800	广元市

510801	市辖区	511401	市辖区	511902	巴州区	513423	盐源县
510802	利州区	511402	东坡区	511921	通江县	513424	德昌县
510811	元坝区	511421	仁寿县	511922	南江县	513425	会理县
510812	朝天区	511422	彭山县	511923	平昌县	513426	会东县
510821	旺苍县	511423	洪雅县	512000	资阳市	513427	宁南县
510822	青川县	511424	丹棱县	512001	市辖区	513428	普格县
510823	剑阁县	511425	青神县	512002	雁江区	513429	布拖县
510824	苍溪县	511500	宜宾市	512021	安岳县	513430	金阳县
510900	遂宁市	511501	市辖区	512022	乐至县	513431	昭觉县
510901	市辖区	511502	翠屏区	512081	简阳市	513432	喜德县
510903	船山区	511521	宜宾县	513200	阿坝藏族羌族自治	513433	冕宁县
510904	安居区	511522	南溪县		州	513434	越西县
510921	蓬溪县	511523	江安县	513221	汶川县	513435	甘洛县
510922	射洪县	511524	长宁县	513222	理县	513436	美姑县
510923	大英县	511525	高县	513223	茂县	513437	雷波县
511000	内江市	511526	珙县	513224	松潘县	520000	贵州省
511001	市辖区	511527	筠连县	513225	九寨沟县	520100	贵阳市
511002	市中区	511528	兴文县	513226	金川县	520101	市辖区
511011	东兴区	511529	屏山县	513227	小金县	520102	南明区
511024	威远县	511600	广安市	513228	黑水县	520103	云岩区
511025	资中县	511601	市辖区	513229	马尔康县	520111	花溪区
511028	隆昌县	511602	广安区	513230	壤塘县	520112	乌当区
511100	乐山市	511621	岳池县	513231	阿坝县	520113	白云区
511101	市辖区	511622	武胜县	513232	若尔盖县	520114	小河区
511102	市中区	511623	邻水县	513233	红原县	520121	开阳县
511111	沙湾区	511681	华蓥市	513300	甘孜藏族自治州	520122	息烽县
511112	五通桥区	511700	达州市	513321	康定县	520123	修文县
511113	金口河区	511701	市辖区	513322	泸定县	520181	清镇市
511123	犍为县	511702	通川区	513323	丹巴县	520200	六盘水市
511124	井研县	511721	达县	513324	九龙县	520201	钟山区
511126	夹江县	511722	宣汉县	513325	雅江县	520203	六枝特区
511129	沐川县	511723	开江县	513326	道孚县	520221	水城县
511132	峨边彝族自治县	511724	大竹县	513327	炉霍县	520222	盘县
511133	马边彝族自治县	511725	渠县	513328	甘孜县	520300	遵义市
511181	峨眉山市	511781	万源市	513329	新龙县	520301	市辖区
511300	南充市	511800	雅安市	513330	德格县	520302	红花岗区
511301	市辖区	511801	市辖区	513331	白玉县	520303	汇川区
511302	顺庆区	511802	雨城区	513332	石渠县	520321	遵义县
511303	高坪区	511821	名山县	513333	色达县	520322	桐梓县
511304	嘉陵区	511822	荥经县	513334	理塘县	520323	绥阳县
511321	南部县	511823	汉源县	513335	巴塘县	520324	正安县
511322	营山县	511824	石棉县	513336	乡城县	520325	道真仡佬族苗族自
511323	蓬安县	511825	天全县	513337	稻城县		治县
511324	仪陇县	511826	芦山县	513338	得荣县	520326	务川仡佬族苗族自
511325	西充县	511827	宝兴县	513400	凉山彝族自治州		治县
511381	阆中市	511900	巴中市	513401	西昌市	520327	凤冈县
511400	眉山市	511901	市辖区	513422	木里藏族自治县	520328	湄潭县

520329	余庆县	522600	黔东南苗族侗族自		县	530630	水富县
520330	习水县		治州	530129	寻甸回族彝族自治	530700	丽江市
520381	赤水市	522601	凯里市		县	530701	市辖区
520382	仁怀市	522622	黄平县	530181	安宁市	530702	古城区
520400	安顺市	522623	施秉县	530300	曲靖市	530721	玉龙纳西族自治县
520401	市辖区	522624	三穗县	530301	市辖区	530722	永胜县
520402	西秀区	522625	镇远县	530302	麒麟区	530723	华坪县
520421	平坝县	522626	岑巩县	530321	马龙县	530724	宁蒗彝族自治县
520422	普定县	522627	天柱县	530322	陆良县	530800	普洱市
520423	镇宁布依族苗族自	522628	锦屏县	530323	师宗县	530801	市辖区
	治县	522629	剑河县	530324	罗平县	530802	思茅区
520424	关岭布依族苗族自	522630	台江县	530325	富源县	530821	宁洱哈尼族彝族自
	治县	522631	黎平县	530326	会泽县		治县
520425	紫云苗族布依族自	522632	榕江县	530328	沾益县	530822	墨江哈尼族自治县
	治县	522633	从江县	530381	宣威市	530823	景东彝族自治县
522200	铜仁地区	522634	雷山县	530400	玉溪市	530824	景谷傣族彝族自治
522201	铜仁市	522635	麻江县	530401	市辖区		县
522222	江口县	522636	丹寨县	530402	红塔区	530825	镇沅彝族哈尼族拉
522223	玉屏侗族自治县	522700	黔南布依族苗族自	530421	江川县		祜族自治县
522224	石阡县		治州	530422	澄江县	530826	江城哈尼族彝族自
522225	思南县	522701	都匀市	530423	通海县		治县
522226	印江土家族苗族自	522702	福泉市	530424	华宁县	530827	孟连傣族拉祜族佤
	治县	522722	荔波县	530425	易门县		族自治县
522227	德江县	522723	贵定县	530426	峨山彝族自治县	530828	澜沧拉祜族自治县
522228	沿河土家族自治县	522725	瓮安县	530427	新平彝族傣族自治	530829	西盟佤族自治县
522229	松桃苗族自治县	522726	独山县		县	530900	临沧市
522230	万山特区	522727	平塘县	530428	元江哈尼族彝族傣	530901	市辖区
522300	黔西南布依族苗族	522728	罗甸县		族自治县	530902	临翔区
	自治州	522729	长顺县	530500	保山市	530921	凤庆县
522301	兴义市	522730	龙里县	530501	市辖区	530922	云县
522322	兴仁县	522731	惠水县	530502	隆阳区	530923	永德县
522323	普安县	522732	三都水族自治县	530521	施甸县	530924	镇康县
522324	晴隆县	530000	云南省	530522	腾冲县	530925	双江拉祜族佤族布
522325	贞丰县	530100	昆明市	530523	龙陵县		朗族傣族自治县
522326	望谟县	530101	市辖区	530524	昌宁县	530926	耿马傣族佤族自治
522327	册亨县	530102	五华区	530600	昭通市		县
522328	安龙县	530103	盘龙区	530601	市辖区	530927	沧源佤族自治县
522400	毕节地区	530111	官渡区	530602	昭阳区	532300	楚雄彝族自治州
522401	毕节市	530112	西山区	530621	鲁甸县	532301	楚雄市
522422	大方县	530113	东川区	530622	巧家县	532322	双柏县
522423	黔西县	530121	呈贡县	530623	盐津县	532323	牟定县
522424	金沙县	530122	晋宁县	530624	大关县	532324	南华县
522425	织金县	530124	富民县	530625	永善县	532325	姚安县
522426	纳雍县	530125	宜良县	530626	绥江县	532326	大姚县
522427	威宁彝族回族苗族	530126	石林彝族自治县	530627	镇雄县	532327	永仁县
	自治县	530127	嵩明县	530628	彝良县	532328	元谋县
522428	赫章县	530128	禄劝彝族苗族自治	530629	威信县	532329	武定县

532331	禄丰县		治州	542227	措美县	542623	米林县
532500	红河哈尼族彝族自	533102	瑞丽市	542228	洛扎县	542624	墨脱县
	治州	533103	芒市	542229	加查县	542625	波密县
532501	个旧市	533122	梁河县	542231	隆子县	542626	察隅县
532502	开远市	533123	盈江县	542232	错那县	542627	朗县
532503	蒙自市	533124	陇川县	542233	浪卡子县	610000	陕西省
532523	屏边苗族自治县	533300	怒江傈僳族自治州	542300	日喀则地区	610100	西安市
532524	建水县	533321	泸水县	542301	日喀则市	610101	市辖区
532525	石屏县	533323	福贡县	542322	南木林县	610102	新城区
532526	弥勒县	533324	贡山独龙族怒族自	542323	江孜县	610103	碑林区
532527	泸西县		治县	542324	定日县	610104	莲湖区
532528	元阳县	533325	兰坪白族普米族自	542325	萨迦县	610111	灞桥区
532529	红河县		治县	542326	拉孜县	610112	未央区
532530	金平苗族瑶族傣族	533400	迪庆藏族自治州	542327	昂仁县	610113	雁塔区
	自治县	533421	香格里拉县	542328	谢通门县	610114	阎良区
532531	绿春县	533422	德钦县	542329	白朗县	610115	临潼区
532532	河口瑶族自治县	533423	维西傈僳族自治县	542330	仁布县	610116	长安区
532600	文山壮族苗族自治	540000	西藏自治区	542331	康马县	610122	蓝田县
	州	540100	拉萨市	542332	定结县	610124	周至县
532621	文山县	540101	市辖区	542333	仲巴县	610125	户县
532622	砚山县	540102	城关区	542334	亚东县	610126	高陵县
532623	西畴县	540121	林周县	542335	吉隆县	610200	铜川市
532624	麻栗坡县	540122	当雄县	542336	聂拉木县	610201	市辖区
532625	马关县	540123	尼木县	542337	萨嘎县	610202	王益区
532626	丘北县	540124	曲水县	542338	岗巴县	610203	印台区
532627	广南县	540125	堆龙德庆县	542400	那曲地区	610204	耀州区
532628	富宁县	540126	达孜县	542421	那曲县	610222	宜君县
532800	西双版纳傣族自治	540127	墨竹工卡县	542422	嘉黎县	610300	宝鸡市
	州	542100	昌都地区	542423	比如县	610301	市辖区
532801	景洪市	542121	昌都县	542424	聂荣县	610302	渭滨区
532822	勐海县	542122	江达县	542425	安多县	610303	金台区
532823	勐腊县	542123	贡觉县	542426	申扎县	610304	陈仓区
532900	大理白族自治州	542124	类乌齐县	542427	索县	610322	凤翔县
532901	大理市	542125	丁青县	542428	班戈县	610323	岐山县
532922	漾濞彝族自治县	542126	察雅县	542429	巴青县	610324	扶风县
532923	祥云县	542127	八宿县	542430	尼玛县	610326	眉县
532924	宾川县	542128	左贡县	542500	阿里地区	610327	陇县
532925	弥渡县	542129	芒康县	542521	普兰县	610328	千阳县
532926	南涧彝族自治县	542132	洛隆县	542522	札达县	610329	麟游县
532927	巍山彝族回族自治	542133	边坝县	542523	噶尔县	610330	凤县
	县	542200	山南地区	542524	日土县	610331	太白县
532928	永平县	542221	乃东县	542525	革吉县	610400	咸阳市
532929	云龙县	542222	扎囊县	542526	改则县	610401	市辖区
532930	洱源县	542223	贡嘎县	542527	措勤县	610402	秦都区
532931	剑川县	542224	桑日县	542600	林芝地区	610403	杨陵区
532932	鹤庆县	542225	琼结县	542621	林芝县	610404	渭城区
533100	德宏傣族景颇族自	542226	曲松县	542622	工布江达县	610422	三原县

610423	泾阳县	610727	略阳县	620121	永登县	620826	静宁县
610424	乾县	610728	镇巴县	620122	皋兰县	620900	酒泉市
610425	礼泉县	610729	留坝县	620123	榆中县	620901	市辖区
610426	永寿县	610730	佛坪县	620200	嘉峪关市	620902	肃州区
610427	彬县	610800	榆林市	620201	市辖区	620921	金塔县
610428	长武县	610801	市辖区	620300	金昌市	620922	瓜州县
610429	旬邑县	610802	榆阳区	620301	市辖区	620923	肃北蒙古族自治县
610430	淳化县	610821	神木县	620302	金川区	620924	阿克塞哈萨克族自
610431	武功县	610822	府谷县	620321	永昌县		治县
610481	兴平市	610823	横山县	620400	白银市	620981	玉门市
610500	渭南市	610824	靖边县	620401	市辖区	620982	敦煌市
610501	市辖区	610825	定边县	620402	白银区	621000	庆阳市
610502	临渭区	610826	绥德县	620403	平川区	621001	市辖区
610521	华县	610827	米脂县	620421	靖远县	621002	西峰区
610522	潼关县	610828	佳县	620422	会宁县	621021	庆城县
610523	大荔县	610829	吴堡县	620423	景泰县	621022	环县
610524	合阳县	610830	清涧县	620500	天水市	621023	华池县
610525	澄城县	610831	子洲县	620501	市辖区	621024	合水县
610526	蒲城县	610900	安康市	620502	秦州区	621025	正宁县
610527	白水县	610901	市辖区	620503	麦积区	621026	宁县
610528	富平县	610902	汉滨区	620521	清水县	621027	镇原县
610581	韩城市	610921	汉阴县	620522	秦安县	621100	定西市
610582	华阴市	610922	石泉县	620523	甘谷县	621101	市辖区
610600	延安市	610923	宁陕县	620524	武山县	621102	安定区
610601	市辖区	610924	紫阳县	620525	张家川回族自治县	621121	通渭县
610602	宝塔区	610925	岚皋县	620600	武威市	621122	陇西县
610621	延长县	610926	平利县	620601	市辖区	621123	渭源县
610622	延川县	610927	镇坪县	620602	凉州区	621124	临洮县
610623	子长县	610928	旬阳县	620621	民勤县	621125	漳县
610624	安塞县	610929	白河县	620622	古浪县	621126	岷县
610625	志丹县	611000	商洛市	620623	天祝藏族自治县	621200	陇南市
610626	吴起县	611001	市辖区	620700	张掖市	621201	市辖区
610627	甘泉县	611002	商州区	620701	市辖区	621202	武都区
610628	富县	611021	洛南县	620702	甘州区	621221	成县
610629	洛川县	611022	丹凤县	620721	肃南裕固族自治县	621222	文县
610630	宜川县	611023	商南县	620722	民乐县	621223	宕昌县
610631	黄龙县	611024	山阳县	620723	临泽县	621224	康县
610632	黄陵县	611025	镇安县	620724	高台县	621225	西和县
610700	汉中市	611026	柞水县	620725	山丹县	621226	礼县
610701	市辖区	620000	甘肃省	620800	平凉市	621227	徽县
610702	汉台区	620100	兰州市	620801	市辖区	621228	两当县
610721	南郑县	620101	市辖区	620802	崆峒区	622900	临夏回族自治州
610722	城固县	620102	城关区	620821	泾川县	622901	临夏市
610723	洋县	620103	七里河区	620822	灵台县	622921	临夏县
610724	西乡县	620104	西固区	620823	崇信县	622922	康乐县
610725	勉县	620105	安宁区	620824	华亭县	622923	永靖县
610726	宁强县	620111	红古区	620825	庄浪县	622924	广河县

622925 和政县	632525 贵南县	640423 隆德县	652800 巴音郭楞蒙古自治州
622926 东乡族自治县	632600 果洛藏族自治州	640424 泾源县	652801 库尔勒市
622927 积石山保安族东乡族撒拉族自治县	632621 玛沁县	640425 彭阳县	652822 轮台县
	632622 班玛县	640500 中卫市	652823 尉犁县
623000 甘南藏族自治州	632623 甘德县	640501 市辖区	652824 若羌县
623001 合作市	632624 达日县	640502 沙坡头区	652825 且末县
623021 临潭县	632625 久治县	640521 中宁县	652826 焉耆回族自治县
623022 卓尼县	632626 玛多县	640522 海原县	652827 和静县
623023 舟曲县	632700 玉树藏族自治州	650000 新疆维吾尔自治区	652828 和硕县
623024 迭部县	632721 玉树县	650100 乌鲁木齐市	652829 博湖县
623025 玛曲县	632722 杂多县	650101 市辖区	652900 阿克苏地区
623026 碌曲县	632723 称多县	650102 天山区	652901 阿克苏市
623027 夏河县	632724 治多县	650103 沙依巴克区	652922 温宿县
630000 青海省	632725 囊谦县	650104 新市区	652923 库车县
630100 西宁市	632726 曲麻莱县	650105 水磨沟区	652924 沙雅县
630101 市辖区	632800 海西蒙古族藏族自治州	650106 头屯河区	652925 新和县
630102 城东区		650107 达坂城区	652926 拜城县
630103 城中区	632801 格尔木市	650109 米东区	652927 乌什县
630104 城西区	632802 德令哈市	650121 乌鲁木齐县	652928 阿瓦提县
630105 城北区	632821 乌兰县	650200 克拉玛依市	652929 柯坪县
630121 大通回族土族自治县	632822 都兰县	650201 市辖区	653000 克孜勒苏柯尔克孜自治州
	632823 天峻县	650202 独山子区	
630122 湟中县	640000 宁夏回族自治区	650203 克拉玛依区	653001 阿图什市
630123 湟源县	640100 银川市	650204 白碱滩区	653022 阿克陶县
632100 海东地区	640101 市辖区	650205 乌尔禾区	653023 阿合奇县
632121 平安县	640104 兴庆区	652100 吐鲁番地区	653024 乌恰县
632122 民和回族土族自治县	640105 西夏区	652101 吐鲁番市	653100 喀什地区
	640106 金凤区	652122 鄯善县	653101 喀什市
632123 乐都县	640121 永宁县	652123 托克逊县	653121 疏附县
632126 互助土族自治县	640122 贺兰县	652200 哈密地区	653122 疏勒县
632127 化隆回族自治县	640181 灵武市	652201 哈密市	653123 英吉沙县
632128 循化撒拉族自治县	640200 石嘴山市	652222 巴里坤哈萨克自治县	653124 泽普县
632200 海北藏族自治州	640201 市辖区		653125 莎车县
632221 门源回族自治县	640202 大武口区	652223 伊吾县	653126 叶城县
632222 祁连县	640205 惠农区	652300 昌吉回族自治州	653127 麦盖提县
632223 海晏县	640221 平罗县	652301 昌吉市	653128 岳普湖县
632224 刚察县	640300 吴忠市	652302 阜康市	653129 伽师县
632300 黄南藏族自治州	640301 市辖区	652323 呼图壁县	653130 巴楚县
632321 同仁县	640302 利通区	652324 玛纳斯县	653131 塔什库尔干塔吉克自治县
632322 尖扎县	640303 红寺堡区	652325 奇台县	
632323 泽库县	640323 盐池县	652327 吉木萨尔县	653200 和田地区
632324 河南蒙古族自治县	640324 同心县	652328 木垒哈萨克自治县	653201 和田市
632500 海南藏族自治州	640381 青铜峡市	652700 博尔塔拉蒙古自治州	653221 和田县
632521 共和县	640400 固原市		653222 墨玉县
632522 同德县	640401 市辖区	652701 博乐市	653223 皮山县
632523 贵德县	640402 原州区	652722 精河县	653224 洛浦县
632524 兴海县	640422 西吉县	652723 温泉县	

653225	策勒县	654024	巩留县	654224	托里县	654324	哈巴河县
653226	于田县	654025	新源县	654225	裕民县	654325	青河县
653227	民丰县	654026	昭苏县	654226	和布克赛尔蒙古自	654326	吉木乃县
654000	伊犁哈萨克自治州	654027	特克斯县		治县	659000	自治区直辖县级行
654002	伊宁市	654028	尼勒克县	654300	阿勒泰地区		政区划
654003	奎屯市	654200	塔城地区	654301	阿勒泰市	659001	石河子市
654021	伊宁县	654201	塔城市	654321	布尔津县	659002	阿拉尔市
654022	察布查尔锡伯自治	654202	乌苏市	654322	富蕴县	659003	图木舒克市
	县	654221	额敏县	654323	福海县	659004	五家渠市
654023	霍城县	654223	沙湾县				

附 录 B
世界各国和地区名称代码（GB/T 2659—2000）

序号	中文简称	英文简称	两字符代码	三字符代码	数字代码	中文和英文全称
1	阿富汗	AFGHANISTAN	AF	AFG	004	阿富汗伊斯兰国 Islamic State of Afghanistan
2	阿尔巴尼亚	ALBANIA	AL	ALB	008	阿尔马尼亚共和国 Republic of Albania
3	阿尔及利亚	ALGERIA	DZ	DZA	012	阿尔及利亚民主人民共和国 Democratic People's Republic of Algeria
4	美属萨摩亚	AMERICAN SAMOA	AS	ASM	016	美属萨摩亚 American Samoa
5	安道尔	ANDORRA	AD	AND	020	安道尔公国 Principality of Andorra
6	安哥拉	ANGOLA	AO	AGO	024	安哥拉共和国 Republic of Angola
7	安圭拉	ANGUILLA	AI	AIA	660	安圭拉 Anguilla
8	南极洲	ANTARCTICA	AQ	ATA	010	南极洲 Antarctica
9	安提瓜和巴布达	ANTIGUA AND BARBUDA	AG	ATG	028	安提瓜和巴布达 Antigua and Barbuda
10	阿根廷	ARGENTINA	AR	ARG	032	阿根廷共和国 Republic of Argentina
11	亚美尼亚	ARMENIA	AM	ARM	051	亚美尼亚共和国 Republic of Armenia
12	阿鲁巴	ARUBA	AW	ABW	533	阿鲁巴 Aruba
13	澳大利亚	AUSTRALIA	AU	AUS	036	澳大利亚联邦 Commonwealth of Australia
14	奥地利	AUSTRIA	AT	AUT	040	奥地利共和国 Republic of Austria
15	阿塞拜疆	AZERBAIJAN	AZ	AZE	031	阿塞拜疆共和国 Republic of Azerbaijan
16	巴哈马	BAHAMAS	BS	BHS	044	巴哈马联邦 Commonwealth of the Bahamas
17	巴林	BAHRAIN	BH	BHR	048	巴林国 State of Bahrain
18	孟加拉国	BANGLADESH	BD	BGD	050	孟加拉人民共和国 People's Republic of Bangladesh
19	巴巴多斯	BARBADOS	BB	BRB	052	巴巴多斯 Barbados
20	白俄罗斯	BELARUS	BY	BLR	112	白俄罗斯共和国 Republic of Belarus
21	比利时	BELGIUM	BE	BEL	056	比利时王国 Kingdom of belgium
22	伯利兹	BELIZE	BZ	BLZ	084	伯利兹 Belize
23	贝宁	BENIN	BJ	BEN	204	贝宁共和国 Republic of Benin
24	百慕大	BERMUDA	BM	BMU	060	百慕大群岛 Bermuda Islands
25	不丹	BHUTAN	BT	BTN	064	不丹王国 Kingdom of Bhutan
26	玻利维亚	BOLIVIA	BO	BOL	068	玻利维亚共和国 Republic of Bolivia

续表

序号	中文简称	英文简称	两字符代码	三字符代码	数字代码	中文和英文全称
27	波黑	BOSNIA AND HERZEGOVI-NA	BA	BIH	070	波斯尼亚和黑塞哥维那 Bosnia and Herzegovina
28	博茨瓦纳	BOTSWANA	BW	BWA	072	博茨瓦纳共和国 Republic of Botswana
29	布维岛	BOUVET ISLAND	BV	BVT	074	布维岛 Bouvet Island
30	巴西	BRAZIL	BR	BRA	076	巴西联邦共和国 Federative Republic of Brazil
31	英属印度洋领土	BRITISH INDIAN OCEAN TER–RITORY	IO	IOT	086	英属印度洋领土 British Indian Ocean Territory
32	文莱	BRUNEI DARUSSALAM	BN	BRN	096	文莱达鲁萨兰国 Brunei Darussalam
33	保加利亚	BULGARIA	BG	BGR	100	保加利亚共和国 Republic of Bulgaria
34	布基纳法索	BURKINA FASO	BF	BFA	854	布基纳法索 Burkina Faso
35	布隆迪	BURUNDI	BI	BDI	108	布隆迪共和国 Republic of Burundi
36	柬埔寨	CAMBODIA	KH	KHM	116	柬埔寨王国 Kingdom of Cambodia
37	喀麦隆	CAMEROON	CM	CMR	120	喀麦隆共和国 Republic of Cameroon
38	加拿大	CANADA	CA	CAN	124	加拿大 Canada
39	佛得角	CAPE VERDE	CV	CPV	132	佛得角共和国 Republic of Cape Verde
40	开曼群岛	CAYMAN ISLANDS	KY	CYM	136	开曼群岛 Cayman Islands
41	中非	CENTRAL AFRICA	CF	CAF	140	中非共和国 Central African Republic
42	乍得	CHAD	TD	TCD	148	乍得共和国 Republic of Chad
43	智利	CHILE	CL	CHL	152	智利共和国 Republic of Chile
44	中国	CHINA	CN	CHN	156	中华人民共和国 People's Republic of China
45	香港	HONG KONG	HK	HKG	344	香港 Hong Kong
46	澳门	MACAU	MO	MAC	446	澳门 Macau
47	台湾	TAIWAN，PROVINCE OF CHINA	TW	TWN	158	中国台湾 Taiwan，Province of China
48	圣诞岛	CHRISTMAS ISLAND	CS	CSR	162	圣诞岛 Christmas Island
49	科科斯（基林）群岛	COCOS（KEELING）ISLANDS	CC	CCK	166	科科斯（基林）群岛 Cocos（Keeling）Islands
50	哥伦比亚	COLOMBIA	Co	COL	170	哥伦比亚共和国 Republic of Colombia
51	科摩罗	COMOROS	KM	COM	174	科摩罗伊斯兰联邦共和国 Federal Islamic Republic of the Co–moros
52	刚果（布）	CONGO	CG	COG	178	刚果共和国 Republic of Congo

续表

序号	中文简称	英文简称	两字符代码	三字符代码	数字代码	中文和英文全称
53	刚果（金）	CONGO, THE DEMOCRATIC REPUBLIC OF THE	CD	COD	180	刚果民主共和国 Democratic Republic of Congo
54	库克群岛	COOK ISLANDS	CK	COK	184	库克群岛 Cook Islands
55	哥斯达黎加	COSTA RICA	CR	CR	188	哥斯达黎加共和国 Republic of Costa Rica
56	科特迪瓦	COTE D' IVOIRE	CI	CIV	384	科特迪瓦共和国 Republic of Cote d' Ivire
57	克罗地亚	CROATIA	HR	HRV	191	克罗地亚共和国 Republic of Croatia
58	古巴	CUBA	CU	CUB	192	古巴共和国 Republic of Cuba
59	塞浦路斯	CYPRUS	CY	CYP	196	塞浦路斯共和国 Republic of Cyprus
60	捷克	CZECH REPOUBLIC	CZ	CZE	203	捷克共和国 Czech Republic
61	丹麦	DENMARK	DK	DNK	208	丹麦王国 Kingdom of Denmark
62	吉布提	DJIBOUTI	DJ	DJI	262	吉布提共和国 Republic of Djibouti
63	多米尼克	DOMINICA	DM	DMA	212	多米尼克联邦 Commonwealth of Dominica
64	多米尼加共和国	DOMINICAN REPUBLIC	DO	DOM	214	多米尼加共和国 Dominican Republic
65	东帝汶	EAST TIMOR	TP	TMP	626	东帝汶 East Timor
66	厄瓜多尔	ECUADOR	EC	ECU	218	厄瓜多尔共和国 Republic of Ecuador
67	埃及	EGYPT	EG	EGY	818	阿拉伯埃及共和国 Arab Republic of Egypt
68	萨尔瓦多	EL SALVADOR	SV	SLV	222	萨尔瓦多共和国 Republic of El Salvador
69	赤道几内亚	EQUATORIAL GUINEA	GQ	GNQ	226	赤道几内亚共和国 Republic of Equatorial Guinea
70	厄立特里亚	ERITREA	ER	ERI	232	厄立特里亚国 State of Eritrea
71	爱沙尼亚	ESTONIA	EE	EST	233	爱沙尼亚共和国 Republic of Estonia
72	埃塞俄比亚	ETHIOPIA	ET	ETH	231	埃塞俄比亚 Ethiopia
73	福克兰群岛（马尔维纳斯）	FALKLAND ISLANDS (MALVINAS)	FK	FLK	238	福克兰群岛（马尔维纳斯）Falkland Islands（Malvinas）
74	法罗群岛	FAROE ISLANDS	FO	FRO	234	法罗群岛 Faroe Islands
75	斐济	FIJI	FJ	FJI	242	斐济共和国 Republic of Fiji
76	芬兰	FINLAND	FI	FIN	246	芬兰共和国 Republic of Finland
77	法国	FRANCE	FR	FRA	250	法兰西共和国 French Republic

续表

序号	中文简称	英文简称	两字符代码	三字符代码	数字代码	中文和英文全称
78	法属圭亚那	FRENCH GUIANA	GF	GUF	254	法属圭亚那 French Guiana
79	法属波利尼西亚	FRENCH POLYNESIA	PF	PYF	258	法属波利尼西亚 French Polynesia
80	法属南部领土	FRENCH SOUTHERN TERRITO – RIES	TF	ATF	260	法属南部领土 French Southern Territories
81	加蓬	GABON	GA	GAB	266	加蓬共和国 Gabonese Republic
82	冈比亚 Gambia		GM	GMB	270	冈比亚共和国 Republic of Gambia
83	格鲁吉亚	GEORGIA	GE	GEO	268	格鲁吉亚共和国 Republic of Georgia
84	德国	GERMANY	DE	DEU	276	德意志联邦共和国 Federal Republic of Germany
85	加纳	GHANA	GH	GHA	288	加纳共和国 Republic of Ghana
86	直布罗陀	GIBRALTAR	GI	GIB	292	直布罗陀 Gibraltar
87	希腊	GREECE	GR	GRC	300	希腊共和国 Hellenic Republic
88	格陵兰	GREENLAND	GL	GRL	304	格陵兰 Greenland
89	格林纳达	GRENADA	GD	GRD	308	格林纳达 Grenada
90	瓜德罗普	GUADELOUPE	GP	GLP	312	瓜德罗普 Guadeloupe
91	关岛	GUAM	GU	GUM	316	关岛 Guam
92	危地马拉	GUATEMALA	GT	GTM	320	危地马拉共和国 Republic of Guatemala
93	几内亚	GUINEA	GN	GIN	324	几内亚共和国 Republic of Guinea
94	几内亚比绍	GUINE – BISSAU	GW	GNB	624	几内亚比绍共和国 Republic of Guine – bissau
95	圭亚那	GUYANA	GY	GUY	328	圭亚那合作共和国 Cooperative Republic of Guyana
96	海地	HAITI	HT	HTI	332	海地共和国 Republic of Haiti
97	赫德岛和麦克唐纳岛	HEARD ISLANDS AND MC DONALD ISLANDS	HM	HMD	334	赫德岛和麦克唐纳岛 Heard islands and Mc Donald Islands
98	洪都拉斯	HONDURAS	HN	HND	340	洪都拉斯共和国 Republic of honduras
99	匈牙利	HUNGARY	HU	HUN	348	匈牙利共和国 Republic of Hungary
100	冰岛	ICELAND	IS	ISL	352	冰岛共和国 Republic of Iceland
101	印度	INDIA	IN	IND	356	印度共和国 Republic of India
102	印度尼西亚	INDONESIA	ID	IDN	360	印度尼西亚共和国 Republic of Indonesia

续表

序号	中文简称	英文简称	两字符代码	三字符代码	数字代码	中文和英文全称
103	伊朗	IRAN	IR	IRN	364	伊朗伊斯兰共和国 Islamic Republic of Iran
104	伊拉克	IRAQ	IQ	IRQ	368	伊拉克共和国 Republic of Iraq
105	爱尔兰	IRELAND	IE	IRL	372	爱尔兰 Ireland
106	以色列	ISRAEL	IL	ISR	376	以色列国 State of Israel
107	意大利	ITALY	IT	ITA	380	意大利共和国 Republic of Italy
108	牙买加	JAMAICA	JM	JAM	388	牙买加 Jamaica
109	日本	JAPAN	JP	JPN	392	日本国 Japan
110	约旦	JORDAN	JO	JOR	400	约旦哈希姆王国 Hashemite Kingdom of Jordan
111	哈萨克斯坦	KAZAKHSTAN	KZ	KAZ	398	哈萨克斯坦共和国 Republic of Kazakhstan
112	肯尼亚	KENYA	KE	KEN	404	肯尼亚共和国 Republic of Kenya
113	基里巴斯	KIRIBATI	KI	KIR	296	基里巴斯共和国 Republic of Kiribati
114	朝鲜	KOREA, DEMOCRATIC PEOPLE'S REPUBLIC OF	KP	PRK	408	朝鲜民主主义人民共和国 Democratic People's Republic of Korea
115	韩国	KOREA, REPUBLIC OF	KR	KOR	410	大韩民国 Republic of Korea
116	科威特	KUWAIT	KW	KWT	414	科威特国 State of Kuwait
117	吉尔吉斯斯坦	KYRGYZSTAN	KG	KGZ	417	吉尔吉斯共和国 Kyrgyz Republic
118	老挝	LAOS	LA	LAO	418	老挝人民民主共和国 Lao People's Democratic Republic
119	拉脱维亚	LATVIA	LV	LVA	428	拉脱维亚共和国 Republic of Latvia
120	黎巴嫩	LEBANON	LB	LBN	422	黎巴嫩共和国 Republic of Lebanon
121	莱索托	LESOTHO	LS	LSO	426	莱索托王国 Kingdom of Lesoto
122	利比里亚	LIBERIA	LR	LBR	430	利比里亚共和国 Republic of Liberia
123	利比亚	LIBYA	LY	LBY	434	大阿拉伯利比亚人民社会主义民众国 Great Socialist People's Libyan Arab jamahiriya
124	列支敦士登	LIECHTENSTEIN	LI	LIE	438	列支敦士登公国 Principality of Liechtenstein
125	立陶宛	LITHUANIA	LT	LTU	440	立陶宛共和国 Republic of Lithuania
126	卢森堡	LUXEMBOURG	LU	LUX	442	卢森堡大公国 Grand Duchy of Luxembourg

续表

序号	中文简称	英文简称	两字符代码	三字符代码	数字代码	中文和英文全称
127	前南马其顿	MACEDONIA, THE FORMER YUGOSLAV REPUBLIC OF	MK	MKD	807	前南斯拉夫马其顿共和国 The Former Yu, goslav Republic of Macedonia
128	马达加斯加	MADAGASCAR	MG	MDG	450	马达加斯加共和国 Republic of Madagascar
129	马拉维	MALAWI	MW	MWI	454	马拉维共和国 Republic of Malawi
130	马来西亚	MALAYSIA	MY	MYS	458	马来西亚 Malaysia
131	马尔代夫	MALDIVES	MV	MDV	462	马尔代夫共和国 Republic of maldives
132	马里	MALI	ML	MLI	466	马里共和国 Republic of Mali
133	马耳他	MALTA	MT	MLT	470	马耳他共和国 Republic of Malta
134	马绍尔群岛	MARSHALL ISLANDS	MH	MHL	584	马绍尔群岛共和国 Republic of the marshall Islands
135	马提尼克	MARTINIQUE	MQ	MTQ	474	马提尼克 Martinique
136	毛里塔尼亚	MAURITANIA	MR	MRT	478	毛里塔尼亚伊斯兰共和国 Islamic Republic of Mauritania
137	毛里求斯	MAURITIUS	MU	MUS	480	毛里求斯共和国 Republic of Mauritius
138	马约特	MAYOTTE	YT	MYT	175	马约特 Mayotte
139	墨西哥	MEXICO	MX	MEX	484	墨西哥合众国 United States of Mexico
140	密克罗尼西亚联邦	MICRONESIA, FEDERATED STATES OF	FM	FSM	583	密克罗尼西亚联邦 Federated States of Micronesia
141	摩尔多瓦	MOLDOVA	MD	MDA	498	摩尔多瓦共和国 Republic of Moldova
142	摩纳哥	MONACO	MC	MCO	492	摩纳哥公国 Principality of Monaco
143	蒙古	MONGOLIA	MN	MNG	496	蒙古国 Mongolia
144	蒙特塞拉特	MONTSERRAT	MS	MSR	500	蒙特塞拉特 Montserrat
145	摩洛哥	MOROCCO	MA	MAR	504	摩洛哥王国 Kingdom of Morocco
146	莫桑比克	MOZAMBIQUE	MZ	MOZ	508	莫桑比克共和国 Republic of Mozambique
147	缅甸	MYANMAR	MM	MMR	104	缅甸联邦 Union of Myanmar
148	纳米比亚	NAMIBIA	NA	NAM	516	纳米比亚共和国 Republic of Namibia
149	瑙鲁	NAURU	NR	NRU	520	瑙鲁共和国 Republic of Nauru
150	尼泊尔	NEPAL	NP	NPL	524	尼泊尔王国 Kingdom of Nepal
151	荷兰	NETHERLANDS	NL	NLD	528	荷兰王国 Kingdom of the Netherlands
152	荷属安的列斯	NETHERLANDS ANTILLES	AN	ANT	530	荷属安的列斯 Netherlands Antilles
153	新喀里多尼亚	NEW CALEDONIA	NC	NCL	540	新喀里多尼亚 New Caledonia
154	新西兰	NEW ZEALAND	NZ	NZL	554	新西兰 New Zealand

序号	中文简称	英文简称	两字符代码	三字符代码	数字代码	中文和英文全称
155	尼加拉瓜	NICARAGUA	NI	NIC	558	尼加拉瓜共和国 Republic of Nicaragua
156	尼日尔	NIGER	NE	NER	562	尼日尔共和国 Republic of Niger
157	尼日利亚	NIGERIA	NG	NGA	566	尼日利亚联邦共和国 Federal Republic of Nigeria
158	纽埃	NIUE	NU	NIU	570	纽埃 Niue
159	诺福克岛	NORFOLK ISLAND	NF	NFK	574	诺福克岛 Norfolk Island
160	北马里亚纳	NORTHERN MARIANAS	MP	MNP	580	北马里亚纳自由联邦 Commonwealth of the Northern Marianas
161	挪威	NORWAY	NO	NOR	578	挪威王国 Kingdom of Norway
162	阿曼	OMAN	OM	OMN	512	阿曼苏丹国 Sultanate of Oman
163	巴基斯坦	PAKISTAN	PK	PAK	586	巴基斯坦伊斯兰共和国 Islamic Republic of Pakistan
164	帕劳	PALAU	PW	PLW	585	帕劳共和国 Republic of Palau
165	巴勒斯坦	PALESTINE	PS	PST	374	巴勒斯坦国 State of Palestine
166	巴拿马	PANAMA	PA	PAN	591	巴拿马共和国 Republic of Panama
167	巴布亚新几内亚	PAPUA NEW GUINEA	PG	PNG	598	巴布亚新几内亚独立国 Independent State of Papua New Guinea
168	巴拉圭	PARAGUAY	PY	PRY	600	巴拉圭共和国 Republic of Paraguay
169	秘鲁	PERU	PE	PER	604	秘鲁共和国 Republic of Peru
170	菲律宾	PHILIPPINES	PH	PHL	608	菲律宾共和国 Republic of the Philippines
171	皮特凯恩群岛	PITCAIRN ISLANDS GROUP	PN	PCN	612	皮特凯恩群岛 Pitcairn Islands Group
172	波兰	POLAND	PL	POL	616	波兰共和国 Republic of Poland
173	葡萄牙	PORTUGAL	PT	PRT	620	葡萄牙共和国 Portuguese Republic
174	波多黎各	PUERTO RICO	PR	PRI	630	波多黎各自由联邦 Commonwealth of Puerto Rico
175	卡塔尔	QATAR	QA	QAT	634	卡塔尔国 State of Qatar
176	留尼汪	REUNION	RE	REU	638	留尼汪 Reunion
177	罗马尼亚	ROMANIA	RO	ROM	642	罗马尼亚 Romania
178	俄罗斯联邦	RUSSIAN FEDERATION	RU	RUS	643	俄罗斯联邦 Russian Federation
179	卢旺达	RWANDA	RW	RWA	646	卢旺达共和国 Republic of Rwanda
180	圣赫勒拿	SAINT HELENA	Sh	SHN	654	对赫勒拿 Saint Helena
181	圣基茨和尼维斯	SAINT KITTS AND NEVIS	KN	KNA	659	圣革茨和尼维斯联邦 Federation of Saint Kitts and nevis

续表

序号	中文简称	英文简称	两字符代码	三字符代码	数字代码	中文和英文全称
182	圣卢西亚	SAINT LUCIA	LC	LCA	662	圣卢西亚 Saint Lucia
183	圣皮埃尔和密克隆	SAINT PIERRE AND MIQUELON	PM	SPM	666	圣皮埃尔和密克隆 Saint Pierre and Miquelon
184	圣文森特和格林纳丁斯	SAINT VINCENT AND THE GRENADINES	VC	VCT	670	圣文森特和格林纳丁斯 Saint Vincent and the Grenadines
185	萨摩亚	SAMOA	WS	WSM	882	萨摩亚独立国 Independent State of Samoa
186	圣马力诺	SAN MARION	SM	SMR	674	圣马力诺共和国 Republic of San Marino
187	圣多美和普林西比	SAO TOME AND PRINCIPE	St	STp	678	圣多美和普林西比民主共和国 Democratic Republic of Sao Tome and Principe
188	沙特阿拉伯	SAUDI ARABIA	SA	SAU	682	沙特阿拉伯王国 Kingdom of Saudi Arabia
189	塞内加尔	SENEGAL	SN	SEN	686	塞内加尔共和国 Republic of Senegal
190	塞舌尔	SEYCHELLS	SC	SYC	690	塞舌尔共和国 Republic of Seychelles
191	塞拉利昂	SIERRA LEONE	SL	SLE	694	塞拉利昂共和国 Republic of Sierra Leone
192	新加坡	SINGAPORE	SG	SGP	702	新加坡共和国 Republic of Singapore
193	斯洛伐克	SLOVAKIA	SK	SVK	703	斯洛伐克共和国 Slovak Republic
194	斯洛文尼亚	SLOVENIA	SI	SVN	705	斯洛文尼亚共和国 Republic of Slovenia
195	所罗门群岛	SOLOMON ISLANDS	SB	SLB	090	所罗门群岛 Solomon Islands
196	索马里	SOMALIA	SO	SOM	706	索马里共和国 Somali Republic
197	南非	SOUTH AFRICA	ZA	ZAF	710	南非共和国 Republic of South Africa
198	南乔治亚岛和南桑德韦奇岛	SOUTH GEORGIA AND SOUTH SANDWICH ISLANDS	GS	SGS	239	南乔治亚岛和南桑德韦奇岛 South Georgia and South Sandwich Islands
199	西班牙	SPAIN	ES	ESP	724	西班牙 Spain
200	斯里兰卡	SRI LANKA	LK	LKA	144	斯里兰卡民主社会主义共和国 Democratic Socialist Republic of Srilanka
201	苏丹	SUDAN	SD	SDN	736	苏丹共和国 Republic of the Sudan
202	苏里南	SURINAME	SR	SUR	740	苏里南共和国 Republic of Suriname
203	斯瓦尔巴群岛	SVALBARD AND JAN MAYEN ISLANDS	SJ	SJM	744	斯瓦尔巴群岛 Svalbard and Jan mayen islands
204	斯威士兰	SWAZILAND	SZ	SWZ	748	斯威士兰王国 Kingdom of Swaziland
205	瑞典	SWEDEN	SE	SWE	752	瑞典王国 Kingdom of Sweden
206	瑞士	SWITZERLAND	CH	CHE	756	瑞士联邦 Swiss Confederation
207	叙利亚	SYRIA	SY	SYR	760	阿拉伯叙利亚共和国 Syrian Arab Republic

序号	中文简称	英文简称	两字符代码	三字符代码	数字代码	中文和英文全称
208	塔吉克斯坦	TAJIKISTAN	TJ	TJK	762	塔吉克斯坦共和国 Republic of Tajikistan
209	坦桑尼亚	TANZANIA	TZ	TZA	834	坦桑尼亚联合共和国 United Republic of Tanzania
210	泰国	THAILAND	TH	THA	764	泰王国 Kingdom of Thailand
211	多哥	TOGO	TG	TGO	768	多哥共和国 Republic of Tago
212	托克劳	TOKELAU	TK	TKL	772	托克劳 Tokelau
213	汤加	TONGA	TO	TON	776	汤加王国 Kingdom of Tonga
214	特立尼达和多巴哥	TRINIDAD AND TOBAGO	TT	TTO	780	特立尼达和多巴哥共和国 Republic of Trinidad and Tobago
215	突尼斯	TUNISIA	TN	TUN	788	突尼斯共和国 Republic of Tunisia
216	土耳其	TURKEY	TR	TUR	792	土耳其共和国 Republic of Turkey
217	土库曼斯坦	TURKMENISTAN	TM	TKM	795	土库曼斯坦 Turkmenistan
218	特克斯科斯群岛	TURKS AND CAICOS ISLANDS	TC	TCA	796	特克斯和凯科斯群岛 Turks and Caicos Islands
219	图瓦卢	TUVALU	TV	TUV	798	图瓦卢 Tuvalu
220	乌干达	UGANDA	UG	UGA	800	乌干达共和国 Republic of Uganda
221	乌克兰	UKRAINE	UA	UKR	804	乌克兰 Ukraine
222	阿联酋	UNITED ARAB EMIRATES	AE	ARE	784	拉伯联合酋长国 United Arab Emirates
223	英国	UNITED KINGDOM	GB	GBR	826	大不列颠及北爱尔兰联合王国 United Kingdom of Great Britain and Northern ireland
224	美国	UNITED STATES	US	USA	840	美利坚合众国 United States of America
225	美国本土外小岛屿	UNITED STATES MINOR OUTLYING ISLANDS	UM	UMI	581	美国本土外小岛屿 United States Minor Outlying Islands
226	乌拉圭	URUGUAY	UY	URY	858	乌拉圭东岸共和国 Oriental Republic of Uruguay
227	乌兹别克斯坦	UZBEKISTAN	UZ	UZB	860	乌兹别克斯坦共和国 Republic of Uzbekistan
228	瓦努阿图	VANUATU	VU	VUT	548	瓦努阿图共和国 Republic of Vanuatu
229	梵蒂冈	VATICAN	VA	VAT	336	梵蒂冈城国 Vatican City State
230	委内瑞拉	VENEZUELA	VE	VEN	862	委内瑞拉共和国 Republic of Venezuela
231	越南	VIET NAM	VN	VNM	704	越南社会主席共和国 Socialist Republic of Viet Nam

续表

序号	中文简称	英文简称	两字符代码	三字符代码	数字代码	中文和英文全称
232	英属维尔京群岛	VIRGIN ISLANDS, BRITISH	VG	VGB	092	英属维尔京群岛 British Virgin Islands
233	美属维尔京群岛	VIRGIN ISLANDS, U. S.	VI	VIR	850	美属维尔京群岛 Virgin Islands of the United States
234	瓦利斯和富图纳	WALLIS AND FUTUNA	WF	WLF	876	瓦利斯和富图纳群岛 Wallis and Futuna
235	西撒哈拉	WESTERN SAHARA	EH	ESH	732	西撒哈拉 Western Sahara
236	也门	YEMEN	YE	YEM	887	也门共和国 Republic of Yemen
237	南斯拉夫	YUGOSLAVIA	YU	YUG	891	南斯拉夫联盟共和国 Federal Republic of Yugoslavia
238	赞比亚	ZAMBIA	ZM	ZMB	894	赞比亚共和国 Republic of Zambia
239	津巴布韦	ZIMBABWE	ZW	ZWE	716	津巴布韦共和国 Republic of Zimbabwe

附录 C　商品条码注册流程

一、商品条码注册流程

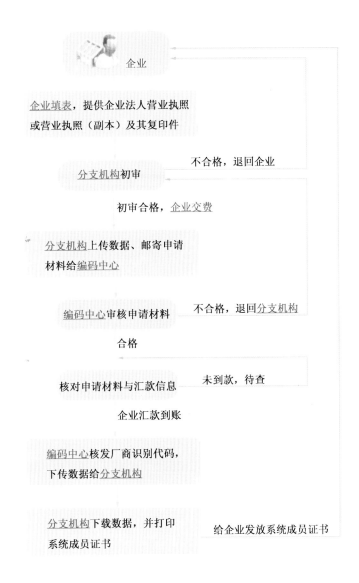

二、商品条码续展流程

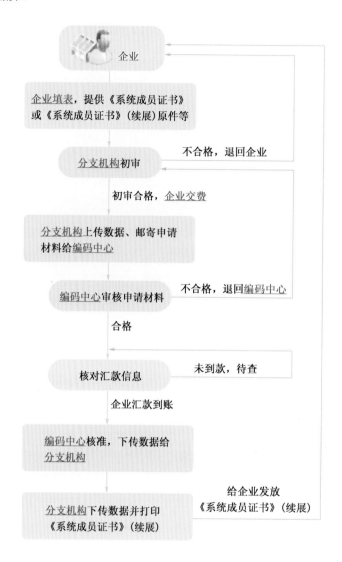

三、商品条码变更流程

企业

企业填表，提供《系统成员证书》
或《系统成员证书》（续展）原件
及相关变更证明文件

分支机构，初审　　　　　　不合格，退回企业

初审合格

分支机构，上传数据、邮寄申请
材料给编码中心

编码中心审核申请材料　　　不合格，退回分支机构

合格

编码中心
下传数据给分支机构

分支机构下载数据，并打印　　给企业发放系统成员变更证书
系统系统成员变更证书

网址：http：//www.ancc.org.cn/manage/barcode.aspx

207

参 考 文 献

一、法律

中华人民共和国药品管理法，主席令（第 45 号），2001 年 2 月 28 日公布，2001 年 12 月 1 日起施行

二、法规

［1］麻醉药品和精神药品管理条例，国务院令（第 442 号），2005 年 8 月 3 日公布，2005 年 11 月 1 日起施行

［2］中华人民共和国药品管理法实施条例，国务院令（第 360 号），2002 年 8 月 4 日公布，2002 年 9 月 15 日起施行

［3］医疗用毒性药品管理办法，国务院令（第 23 号），1988 年 12 月 27 日公布，1988 年 12 月 27 日起施行

［4］深圳经济特区中医药条例，深圳市第四届人民代表大会常务委员会（第 128 号），2010 年 4 月 23 日公布，2010 年 7 月 1 日起施行

三、规章

［1］处方管理办法，卫生部令（第 53 号），2007 年 2 月 14 日公布，2007 年 5 月 1 日起施行

［2］药品经营质量管理规范，国家药品监督管理局令（第 20 号），2000 年 4 月 30 日公布，2000 年 7 月 1 日起施行

四、规范

［1］国家药典委员会．中华人民共和国药典（一部）．北京：中国医药科技出版社，2010

［2］中华人民共和国药政管理局．全国中药炮制规范（1988 年版）．北京：人民卫生出版社，1988

［3］广东省食品药品监督管理局．广东省中药饮片炮制规范（第一册）．广州：广东科技出版社，2011

［4］北京市药品监督管理局．北京市中药饮片炮制规范．北京：化学工业出版社，2008

［5］江西省食品药品监督管理局．江西省中药饮片炮制规范．上海：上海科学技术出版社，2008

［6］安徽省食品药品监督管理局．安徽省中药饮片炮制规范．合肥：安徽科学技术出版社，2005

［7］四川省药品监督管理局．四川省中药饮片炮制规范．成都：四川人民出版社，2002

［8］河北省食品药品监督管理局．河北省中药饮片炮制规范．北京：学苑出版社，2003

［9］浙江省食品药品监督管理局．浙江省中药炮制规范．杭州：浙江科学技术出版社，2005

［10］上海市食品药品监督管理局．上海市中药饮片炮制规范．上海：上海科学技术出版社，2008

［11］山东省食品药品监督管理局．山东省中药炮制规范．济南：山东人民出版社，2002

［12］贵州省食品药品监督管理局．贵州省中药饮片炮制规范．贵阳：贵州科技出版社，2005

五、文件

［1］医院中药房基本标准，国中医药发〔2009〕4 号，2009 年 3 月 16 日印发，2009 年 3 月 16 日起施行

［2］医疗机构中药煎药室管理规范，国中医药发〔2009〕3 号，2009 年 3 月 16 日印发，2009 年 3 月 16 日起施行

［3］小包装中药饮片医疗机构应用指南，国家中医药办发〔2008〕34 号，国家中医药管理局 2008 年印发

［4］医院中药饮片管理规范，国中医药发〔2007〕11 号，2007 年 3 月 12 日印发，2007 年 3 月 12 日起施行

［5］药品经营质量管理规范实施细则，国药管市〔2000〕526 号，2000 年 11 月 16 日公布，2000 年 11 月 16 日起施行

［6］罂粟壳管理暂行规定，国药管安〔1998〕127 号，1998 年 10 月 30 日公布，1999 年 1 月 1 日起施行

［7］2010 年中医医院管理年活动三级中医医院检查评估专家手册（国家中医药管理局办公室关于开展

2010 年中医医院管理年活动检查评估工作的通知），国中医药办医政函〔2011〕39 号

［8］2010 年中医医院管理年活动二级中医医院检查评估专家手册（国家中医药管理局办公室关于开展 2010 年中医医院管理年活动检查评估工作的通知），国中医药办医政函〔2011〕39 号

［9］广西壮族自治区中药饮片处方用名与调剂给付规定，桂卫中〔2009〕35 号

［10］深圳市卫生和人口计划生育委员会部分行政许可实施办法，深圳市卫生和人口计划生育委员会，深卫人规〔2011〕5 号，深圳市人民政府公报 2011 年第 39 期（总第 763 期）

［11］深圳市中医馆和中医坐堂医诊所的设置行政许可实施办法，深圳市卫生和人口计划生育委员会，深卫人规〔2011〕4 号，深圳市人政府公报 2011 年第 20 期（总第 744 期）

［12］深圳市卫生和人口计划生育委员会行政许可实施办法，深圳市卫生和人口计划生育委员会，深卫人规〔2011〕3 号，深圳市人政府公报 2011 年第 15 期（总第 739 期）

［13］深圳市中医馆和中医坐堂医诊所的基本标准，深圳市卫生和人口计划生育委员会，深卫人规〔2011〕1 号，深圳市人政府公报 2011 年第 7 期（总第 731 期）

［14］深圳市医疗机构设置规范，深圳市卫生和人口计划生育委员会，深卫人规〔2010〕4 号，深圳市人政府公报 2010 年第 35 期（总第 715 期）

［15］深圳市卫生和人口计划生育委员会行政许可实施办法，深圳市卫生和人口计划生育委员会，深卫人规〔2010〕2 号，深圳市人民政府公报 2010 年第 16 期（总第 695 期）

六、专著

［1］国家中医药管理局专业技术资格考试专家委员会．中药学（中级）〔M〕．北京：中国中医药出版社，2009

［2］国家食品药品监督管理局执业药师资格认证中心．中药学综合知识与技能〔M〕．北京：中国医药科技出版社，2008

［3］高学敏．中药学〔M〕．北京：中国中医药出版社，2007

［4］康廷国．中药鉴定学〔M〕．北京：中国中医药出版社，2007

［5］姚振生．药用植物学〔M〕．北京：中国中医药出版社，2007

［6］周仲英．中医内科学〔M〕．北京：中国中医药出版社，2007

［7］李曰庆．中医外科学〔M〕．北京：中国中医药出版社，2007

［8］汪受传．中医儿科学〔M〕．北京：中国中医药出版社，2007

［9］张玉珍．中医妇科学〔M〕．北京：中国中医药出版社，2007

［10］龚千锋．中药炮制学〔M〕．北京：中国中医药出版社，2007

［11］阎萍．中药调剂技术〔M〕．北京：化学工业出版社，2006

［12］张元忠，等．实用中药调剂手册〔M〕．长沙：湖南科学技术出版社，2006

［13］南京中医药大学．中药大辞典（上、下册）〔M〕．上海：上海科学技术出版社，2006

［14］中医大辞典编委会．中医大辞典〔M〕．北京：中国中医药出版社，2006

［15］许锦柏．中药调剂员〔M〕．北京：中国劳动社会保障出版社，2006

［16］廖利平，刘荣禄．中药处方与调剂规范〔M〕．北京：中国中医药出版社，2005

［17］施杞．中医骨伤科学〔M〕．北京：中国中医药出版社，2005

［18］杨梓懿．中药调剂与养护学〔M〕．北京：中国中医药出版社，2005

［19］栗德林，等．美国针灸中药执业医师资格考试指南（中英文对照）．哈尔滨：黑龙江人民出版社，2003

［20］谭德福．中药调剂学（修订版）〔M〕．北京：中国中医药出版社，2003

［21］邓中甲．方剂学〔M〕．北京：中国中医药出版社，2003

［22］王士贞．中医耳鼻咽喉科学〔M〕．北京：中国中医药出版社，2003

［23］彭怀仁，项平．中医方剂大辞典精选本（上、下册）［M］．北京：人民卫生出版社，1999

［24］彭怀仁．中华名医方剂大全［M］．北京：金盾出版社，1990

七、论文

［1］廖利平．中药饮片检品的质量分析．中成药，1987，11：14

［2］廖利平．试论中药检验及其检验报告的书写法．中药通报，1988，4：54

［3］廖利平．隐血实验鉴别麝香掺有动物性组织的分析．中草药，1988，4：54

［4］廖利平．关于中草药混用及其加强管理的刍议．中成药，1989，5：43

［5］廖利平．关于"草拟《气功医疗机构管理条例（试行）》"的探讨．中国卫生管理杂志，1991，11：580

［6］廖利平．"方对药不灵"探析．北京中药杂志，1991，4：32

［7］廖利平．关于"深圳市气功和特异功能从医情况"的调查报告．中国卫生事业管理，1991，3：108

［8］廖利平．理顺深圳市中医药统一管理体制之管见．中医药管理杂志，1991，2：44

［9］廖利平．关于《中药处方与调剂规范》（试行）起草的几点说明［J］．深圳中西医结合杂志，2006，16（1）：3～9

［10］李顺民．加强中药处方与调剂管理，确保医疗安全与临床疗效［J］．深圳中西医结合杂志，2006，16（1）：10～11

［11］肖劲夫．加强中药处方与调剂规范管理，推动深圳中医药的发展［J］．深圳中西医结合杂志，2006，16（1）：11

［12］夏洪生．无规矩不能成方圆——在深圳市卫生局贯彻执行《中药处方与调剂规范》工作会议上的发言［J］．深圳中西医结合杂志，2006，16（1）：12

［13］胡爱平，敖琳，王绍龄，等．中药汤剂饮片调配中的问题及建议［J］．当代医学，2009，15（15）：141

［14］李卫真，江照云．中药调剂操作规程与中药疗效［J］．温州医学院学报，2003，12（6）：419～420

［15］张建华，刘玲，高军，等．中药分类编码及其应用价值［J］．中国中药杂志，2003，28（6）：583～583

［16］刘玲，高军，沈绍武．《中药分类与代码》研究［J］．中国中医药信息杂志，2002，9（9）：4～5

［17］张静茹，王映辉，杨辉，等．医院信息系统中药饮片编码规范研究［J］．中国中医药信息杂志，2007，14（9）：99～100

［18］宋华．医院中药饮片的编码研究［J］．中国药学杂志，2004，39（9）：712～714

［19］江国荣，蒋斌，张露蓉．中医院计算机管理中药品编码的设计［J］．中国药业，1998，7（4）：22～23

［20］廖利平，林晓生，吴宗彬，等．关于中药饮片编码的研究［J］．中国中医药信息杂志，2010，17（12）：103～105

［21］廖利平，林晓生，易炳学，等．关于中药方剂编码的研究［J］．中国中医药信息杂志，2011，18（1）：34～35

［22］廖利平，张敖，翁思妹，等．中药饮片在供应链管理中的编码表示与应用的研究［J］．世界中医药，2012，7（7）

国医大师邓铁涛先生对深圳中医药同仁的寄语：

衷心希望

深圳市的中医工作成为广东省

中医药强省之先锋全中国的

模范。

邓铁涛 敬祝

2009.1.20